熊田　博光著

まるごと一冊

肝臓の本

日本プランニングセンター・発行

はじめに

著者の勤務する虎の門病院は、肝臓病の治療、とりわけ、ウイルス性の慢性肝炎や肝がんの治療に関しては、現在、日本の第一線にあると自負しています。これは、決して傲岸不遜な気持ちで申し上げているのではありません。第一線とは「戦い」の最前線にいる意味で、虎の門病院の医療スタッフは、事実その表現に値するだけの努力と苦闘を重ねているからです。戦いの相手は、いうまでもなく肝炎ウイルスであり、がん細胞です。

わたしたちはこれまでも、その戦いの成果、すなわち、ウイルス研究や新しい治療法の開発という成果を、いくつかあげることができました。これによって、少しでも多くの患者さんの命が救われ、天寿をまっとうされるための手助けができたとしたら、わたしたちの戦いも報われます。

しかし残念ながら、いまだに肝臓病で早世する人々が後を絶たないのも事実です。最近も、子供たちに楽しい夢を与えつづけてきた著名な漫画家が、まだ六十代そこそこの年齢で「肝不全」で亡くなったとの報道に接し、残念な思いを拭えませんでした。

一般論ですが、肝硬変や肝がんで寿命を縮める場合、本人が気づかないまま慢性肝炎の発見が遅れたり、早めに有効な治療を受けなかったりした結果として、肝硬変や肝がんの末期にまで進行してしまった、というケースが今なお少なくありません。

しかし現在では、慢性肝炎は「治る病気」になりました。もちろん、どんな病気も「絶対に」治るということはいえないにしても、たとえば、B型慢性肝炎の場合は治療法がほぼ確立していますし、C型慢性肝炎もHCV（C型肝炎ウイルス）のサブタイプを調べることによって、より確実な治療法の選択ができるようになってきました。ということは、きちんと治療を受ければ、肝硬変や肝がんへの進行をかなりの程度予防できるということで、かりに、肝硬変や肝がんになっても、進行を止める治療法があることは本書で述べています。つまり、治る可能性は大いに向上しているのです。

ですから、慢性肝炎の可能性があるなら、できるだけ早く検査を受け、早期発見することが望ましく、慢性肝炎の場合も、無症候性キャリア（体内にウイルスを保持していても外見上は健康な人）がいることを忘れてはなりません。無症候性キャリアのすべてが慢性肝炎に移行するというわけではありませんが、ウイルスが活動性にならないように、つねに監視することは

「一病息災」で天寿をまっとうする秘訣です。

とはいえ、肝臓病に対する一般の認識はなかなか向上していません。患者さんやそのご家族を別とすれば、一般には、肝臓という臓器そのものに対する認識すら低い状況です。

肝臓は、人体のなかで最大の臓器ですが、その大きいわりには外見が単純で（牛や豚のレバーを思い浮かべて下さい）脳や心臓や胃腸にくらべて、なぜか重要度が低いような印象があるようです。体内の臓器に優劣をつけるなどは無意味なことですが、本人の意識に直接信号を送ってくる脳、心臓、胃腸などとくらべると、肝臓は意識にのぼることがほとんどないのも事実で、だからといって、軽んじてよい臓器ではありません。

むしろ外見は単純ですが、その働きは実に多様で、とても一言では表現できないほど複雑なのです。そのややこしさが、肝臓への正当な認識を妨げている面がないともいえません。

そこで本書では、まず、正常な肝臓の構造とその働きについて、できるだけページ数を割いて解説しました。従来、肝臓の本というと、病気の説明に終始しているものがほとんどでしたが、本書は、類書よりはかなり詳しい解説になっています。

正常肝の仕組みや働きについての知識（第一章）があれば、肝機能検査（第二章）の意味も今までよりは、たやすく理解できるでしょう。また、肝臓病がなぜ怖いかということもよくわかります。

肝臓病については第三章で概説し、第四章で肝炎ウイルスの解説をしました。現在、判明している肝炎ウイルスには、A型・B型・C型・D型・E型の五つがありますが、これに、未確認ながら存在が確実なF型、および最近、米国で遺伝子が確認され、虎の門病院の研究で輸血による感染が確認されたG型の二種類も加えますと、合計七種類の肝炎ウイルスが存在することになります。このうち、日本で問題となっている慢性肝炎のウイルスとしては、B型とC型が重要です。とくに、急性から慢性へ移行し、肝硬変や肝がんに直結しやすいC型は、当面、最大の「敵」なのです。

そこで、第五章ではB型とC型を中心に、肝炎の診断と治療について詳述し、とりわけ、C型慢性肝炎については、診断と治療とに分けて解説しました。もちろん、肝硬変や肝がんの治療にもふれています。

第六章は、肝臓にいい食事と悪い食事を知っていただくために付け加えました。第七章は、肝臓病に関してよく受ける質問を、Q&Aのかたちで答えていますので、簡単ですが、参考にしてください。

本書によって読者のみなさんは、肝臓と肝臓病に関する全般的な知識を得ることができるはずです。

本書の解説の背景には、著者自身の長年の診療経験があります。著者は、肝臓の臨床医として何万人もの症例に接することを通じて、慢性肝炎の治療法に改善を加えてきました。その治療法のなかには、著者が病理学研究から臨床現場に移って間もないころに開発したステロイド離脱療法のように、すでに医療界に定着した治療法もありますが、C型慢性肝炎に関しては、インターフェロン療法など改善と工夫の余地が残された療法があるのも事実です。今後とも治療法は改善されていくでしょう。虎の門病院でも、現にその努力を重ねているところです。

思えば当然のことながら、患者さんにとって、闘病・治療は人生の一部で、人生の目標は闘病ではなく、本来別のところにあるはずです。とはいえ、命を落としてしまっては元も子もありません。ですから患者さんには、人生の目標実現のために病気を克服するという気概をもっていただきたいのです。医師の治療と患者さんの闘病精神は、治癒のための車の両輪であるといっても過言ではありません。本書をお読みになればおわかりのように、治療法は確実に向上しているのです。

なお、本書の作成にあたっては、虎の門病院で共に診療に従事している医師・検査技師・看護婦など、医療スタッフのみなさんの医療活動や症例分析、ウイルス研究、その他の協力が不可欠であり、記して感謝の意を表します。

本書が、肝臓と肝臓病への認識を高め、少しでも多くの患者さんの闘病のお役に立てれば、著者としては本望です。

熊田　博光

目　次

第二章　肝臓の検査

目　次

第四章　肝炎ウイルス

目　次

目次

第六章　肝臓にいい食事

第七章　肝臓のQ＆A

目次

第一章　肝臓のしくみと働き

本章で、正常な肝臓がどういう構造になっているか、また、どんな働きをしているかを、紙数の許す範囲でくわしく解説します。

一で肝臓の構造を中心に、全体像から肝小葉や肝細胞の微細構造、さらに、血液や胆汁の流れまでを説明し、二で肝臓における代謝、排泄、解毒などのさまざまな働き、役割について述べます。

一　正常な肝臓の仕組み

肝臓の全体像

肝臓は、人体内でもっとも大きな臓器です。その働きも精密さをきわめ、脳とともに複雑多様な働きをする臓器の代表格といえます。よく知られているように、肝臓は「体内の化学工場」と呼ばれますが、その機能的な予備力はすこぶる大きく、強い再生力をもつことも、肝臓の重要な特徴の一つです。

●肝臓の発生

肝臓は、いつ胎児の中に発生するのでしょうか。発生学的にみると、胎生第四週に、肝臓の原基となる芽（肝芽）が胎児の中に発生し、これが急速に増大して、大きな部分と小さな部分に分かれます。肝芽の大きな部分を頭側部といい、これが肝臓へと成長します。小さな部分は尾側部で、これが胆嚢や総胆管になります。

初めの段階では、肝臓の右葉と左葉は同じ大きさですが、胎生第六週になると、左葉より右葉のほうが大きくなり、以後、胎児の成長とともにこの傾向がはっきりとし、肝臓の完成へ向けて発育していきます。

●肝臓の重さと位置

成人の肝臓は一〇〇〇～一五〇〇グラムほどもあり、二一～五〇歳の日本人男性で平均一四〇〇グラム、女性で一二五〇グラムです。成人の肝重量は体重と関係が深く、おおよそ体重の四〇分の一～五〇分の一の重さがあります。

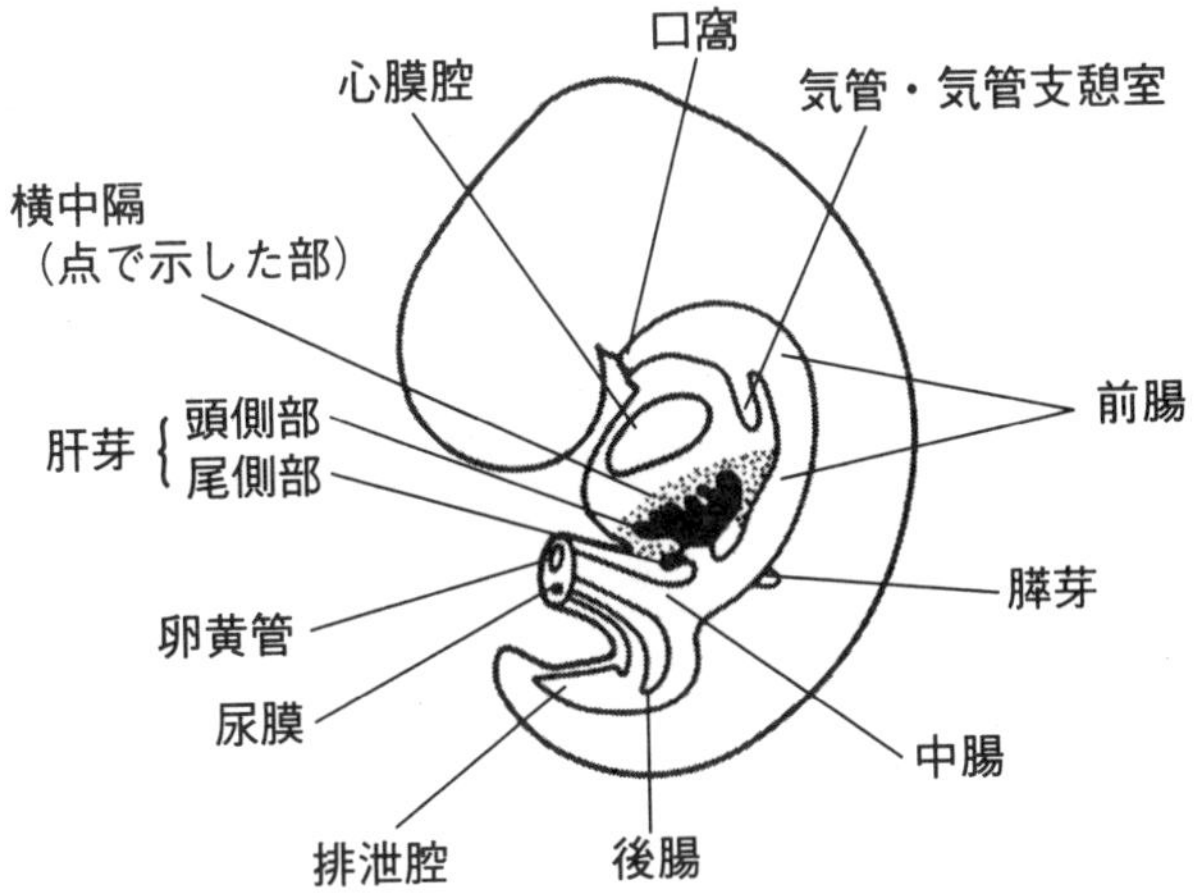

図１　肝臓の発生
（30日胚子、Tuchmann-Duplessis & Haegelによる）

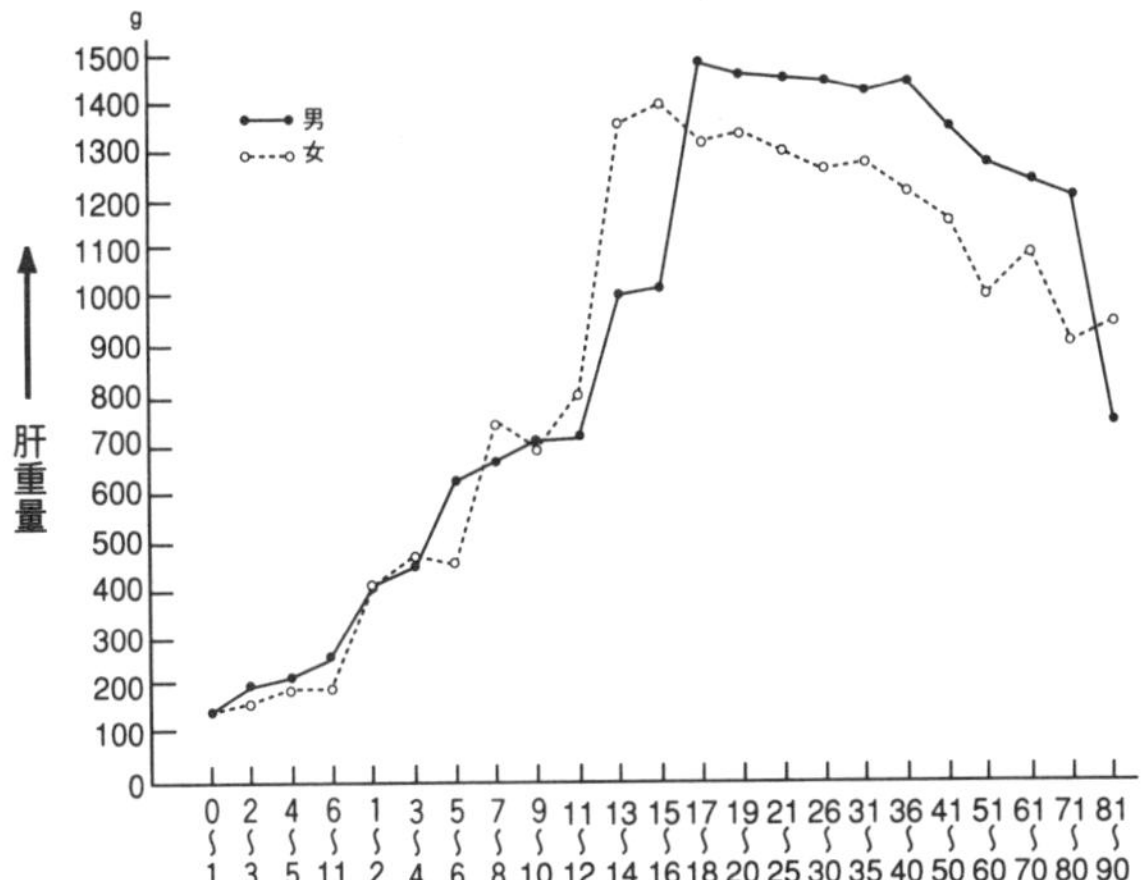

図２　月齢・年齢別にみた日本人の肝重量
(Aimi, et al)

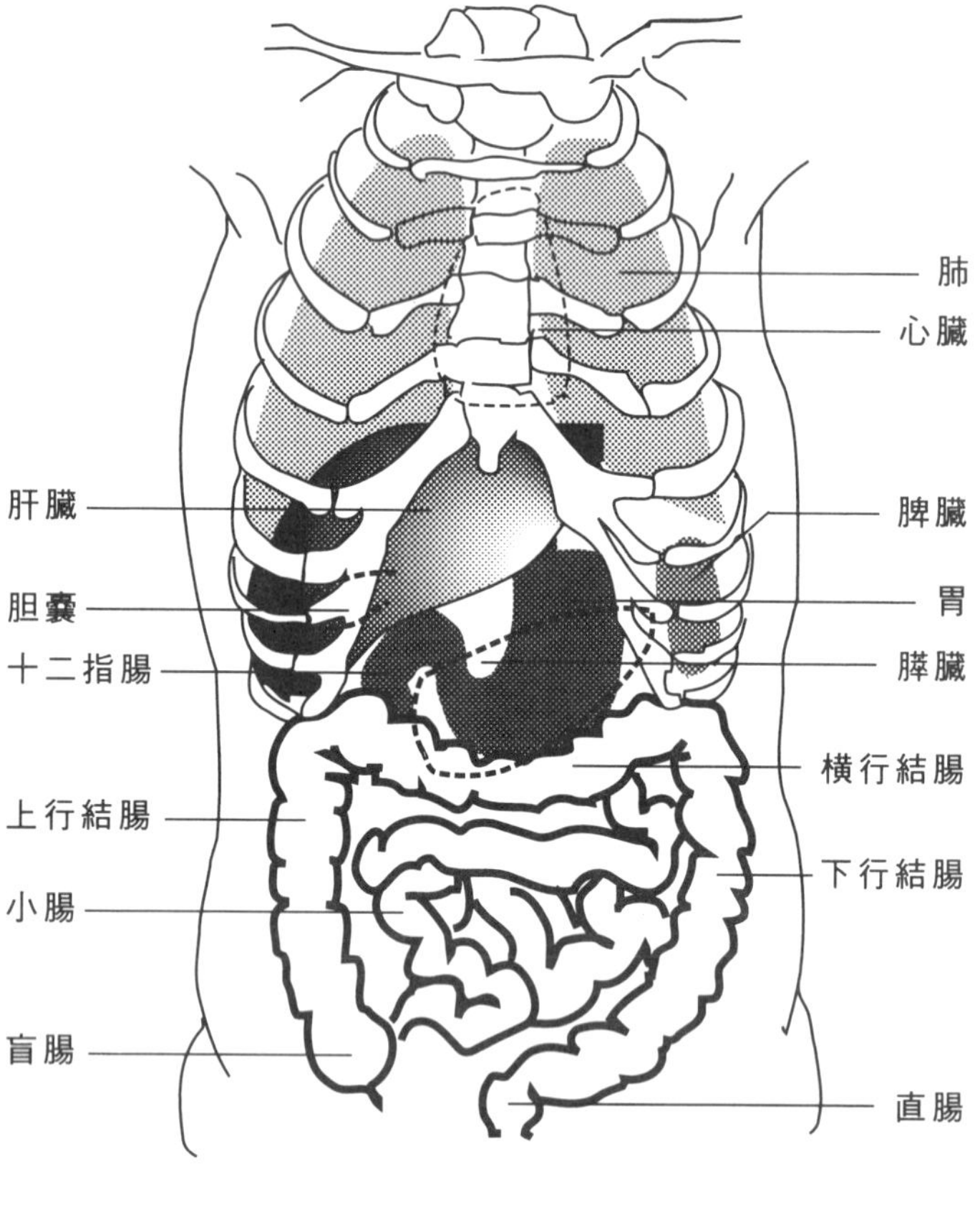

図 3　肝臓の位置

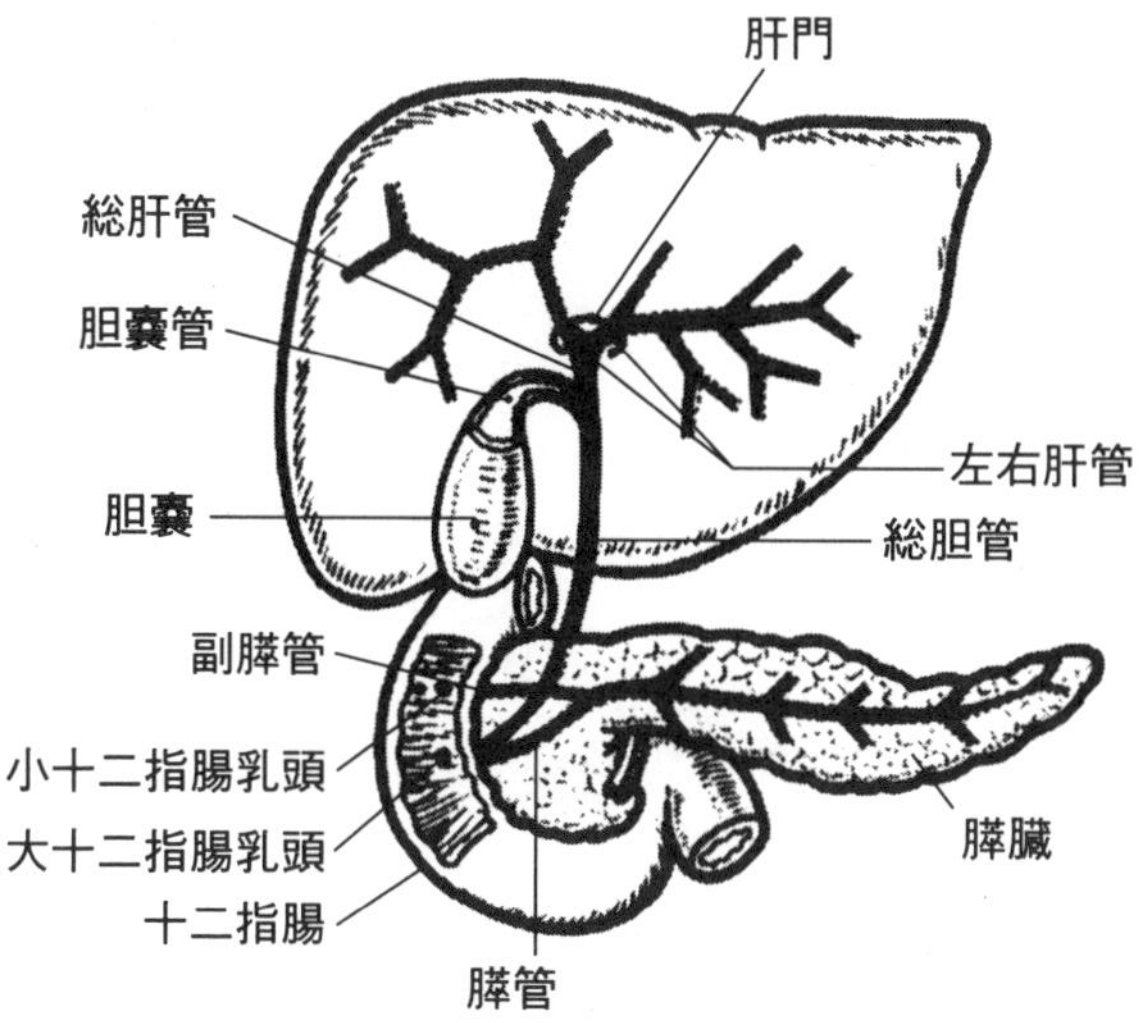

図４　十二指腸・肝臓・胆嚢・膵臓の位置関係

肝臓は、横隔膜のすぐ下にあります。冠状間膜や鎌状間膜という靭帯によって横隔膜から吊り下げられている状態といえます。だから、呼吸をすると横隔膜とともに上下します。

大ざっぱにいって、肝臓の約四分の三（右葉）は右上腹部にあり、残り約四分の一（左葉）は左上腹部にあります。すなわち、肝臓の大部分は右下の肋骨のすぐ後ろあたり（右季肋部）にあり、そこから、胃の上方の心窩部にかけて位置しています。肝臓の右葉・左葉といっても、それは部分の名称で、肝臓そのものは一つです。

●肝臓の外形と区域

肝臓の外形をもう少しくわしく説明しておきましょう。図を参照しながら読んでいただけば、わかりやすいはずです。

肝臓は、全体がほぼ二等辺三角形、もしくはくさび形の形状をしており、右側が厚く、左側が薄いのですが、形状には個人差があります。

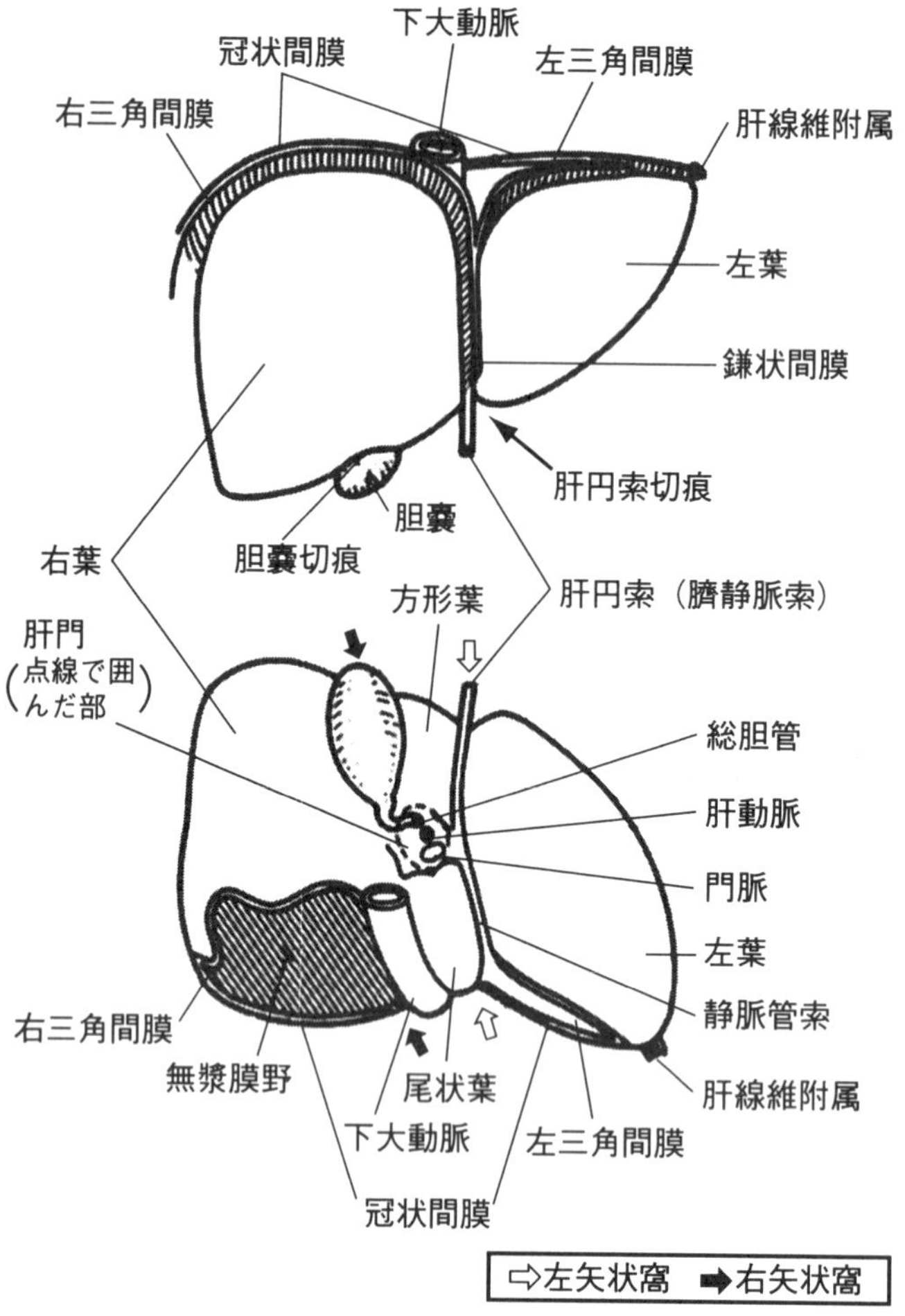

図５　肝臓表面の名称

上図：肝臓の前上面　下図：肝臓の下面

肝臓の表面を見ると、上面（横隔面）と下面（内臓面または臓側面）とでは「表情」が異なります。

上面は、横隔面とも呼ばれることからもわかるように、横隔膜の円蓋にはまり込むような形で、丸みを帯びて盛り上がっており、無漿膜野を除いてほぼ全面が腹膜に覆われています。

下面は、いろいろな臓器に接しているため不規則な形状をしており、各臓器と接する部分は凹んで圧痕を示しています。肝臓の下面に接している臓器は、食道（腹腔部）、胃、十二指腸、右腎臓、右副腎、右結腸曲、胆嚢などです。たとえば、食道と接する部分の凹みは食道圧痕と呼ばれ、胃と接する部分の凹みは胃圧痕と呼ばれます。

上面において右葉と左葉とを分けるのは、腹膜のヒダ、すなわち鎌状間膜で、これは上面を縦に走る靭帯です。右葉を下から見ると、左端部分の前方に方形葉、後方に尾状葉を区別することができます。

なお、右葉・左葉の区分方法には、門脈血管の流れにしたがって左右を分ける方法もあります。

門脈本幹は肝臓内で大きく左右に枝分かれし、それぞれが樹木の枝のように分岐・細分化していきますが、右と左の門脈枝の先端が肝臓内中央部で相接する面があります。この面で右葉と左葉を分けることができ、この面は、肝臓の表面（上面）でいうと、下大静脈と胆嚢を結ぶ線（カントリー線）に一致します。そこで、このカントリー線を境に、右葉と左葉を分けるのです。この場合、左葉の区域がやや広がることになります。

肝臓の下面を見ると、中央の溝に肝門がありますその肝門の左右両側に、前後に走る溝（矢状窩）があり、中央の溝と合わせてH状の溝をつくっています。この前後に走る溝のうち、右側の溝（右矢状窩）が上面のカントリー線につながり、左側の溝（左矢状窩）が上面の鎌状間膜につながっています。そして、肝門の前方部分が方形葉であり、肝門の後方部分が尾状葉という構成になっています。

カントリー線を基準とした区分方法にしたがえば、方形葉と尾状葉は、左葉に含まれることになります。

肝臓の細かい区域図には、「原発性肝がん取扱規約による肝区域図」と、外科領域で広く使われる「クイノーの肝区域図」の二種類がありますが、これらについては、図を参照してください。

●肝臓の分葉

既述のように、ヒトの肝臓は左右の二葉に分けられます。ほかに方形葉と尾状葉もありますが、これは小さいので、ヒトの肝臓は大きく右葉・左葉の二葉とみてよいでしょう。

しかし他の動物の場合、肝臓の分葉のしかたは二葉とはかぎりません。たとえば、ゾウは単葉です。また、鳥類は三葉、サル・ウシは四葉、イヌ・ブタ・ネズミは六葉です。ヒトと同じく二葉の肝臓をもつのは、魚類の大部分とカメ・ワニなどです。

なぜ、動物の種によって分葉のしかたが異なるのか、その理由はまだよくわかっていません。

●肝臓に特徴的な脈管

肝臓は、全体が網の目のように分岐した脈管（血管・リンパ管・胆管など）でできています。とくに、その血管床はきわめて大きく、肝臓は血液をたっぷり含んだ臓器だ、といってさしつかえありません。

成人の安静時に肝臓内を流れる血液量は、毎分一〇〇〇〜一八〇〇ミリリットルで、平均一四〇〇ミリリットルです。肝臓は、心臓からの送血量の約四分の一を受けており、血液循環量の調節もおこないます。

血管をはじめとする脈管の肝臓への入り口が、肝門です。肝門は前述のように、肝臓下面の中央部にあります。肝門とは、門脈、固有肝動脈、総肝管の出入り口であり、リンパ管、神経もこの肝門を通って外部と連絡しています。

このうち、門脈は静脈血が肝臓へ流入するための通路（入り口）であり、固有肝動脈は動脈血の流入路（入り口）、また、総肝管は肝臓から胆汁を排泄するための流出路（出口）です。

一般に他の臓器は、よく知られているように動脈と静脈という二種類の血管をもっています。動脈は酸素や栄養分を臓器に供給し、その臓器でつ

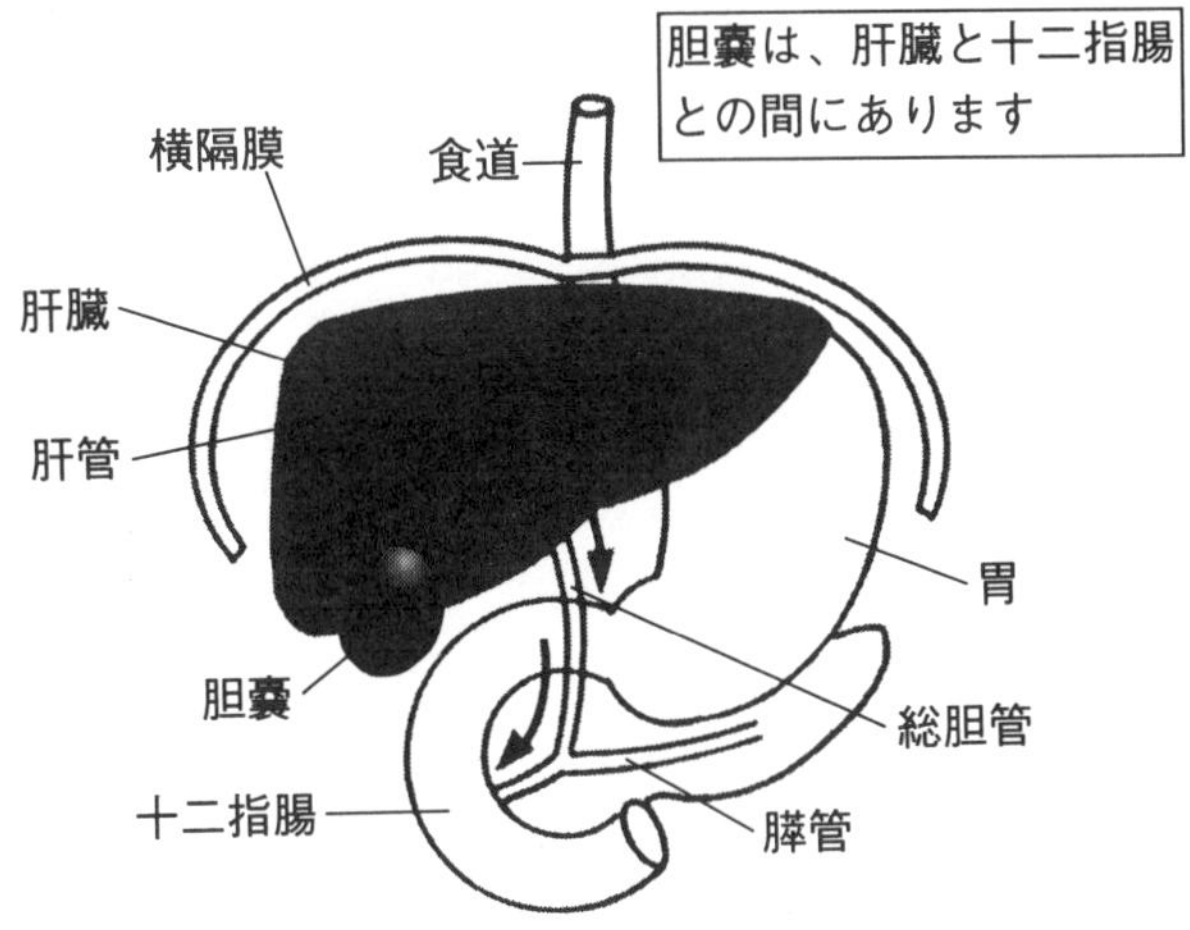

図６　胆嚢と胆管の位置

くられた新しい物質や老廃物は、静脈へと送り出されます。これがふつうの流れです。

しかし、肝臓は違います。前述のように、肝臓には動脈（固有肝動脈）だけでなく、静脈（門脈）も流れ込みます。それらが化学処理されて、別の静脈（肝静脈）から出ていくという構造になっています。要するに、肝臓は三種類の血管をもっているわけです。

門脈は胃、十二指腸、小腸、大腸、膵臓、脾臓から送られてくる栄養分の豊富な静脈です。この門脈という特別な静脈を受け入れることが、肝臓の脈管系の大きな特徴といえます。

● 胆道

肝臓の下面に密着しているナス形の胆嚢は、胆汁を濃縮して貯留する器官です。

胆汁は、肝臓の排泄物であると同時に、十二指腸へ流れ出て、脂肪の消化吸収を助ける働きをします。胆汁そのものは消化酵素を含んでいませんが、脂肪を乳化するなどして、他の消化酵素の働きを助けています。

肝臓で合成された胆汁は、総肝管から出て、胆嚢管をへて胆嚢に貯留されます。胆嚢で濃縮された胆汁は、必要に応じて胆嚢管から総胆管へ流出し、十二指腸へと送り出されます。この胆汁の流れる経路全体を、一般に胆道と称しています。

肝臓と胆道は、その発生からも生理的機能からも、きわめて緊密な関係にあり、切り離して考えることはできません。

肝臓の組織

肝臓は、三つの主要な系からなっています。第一が肝臓の約六〇％の重量を占める肝実質（肝細胞）で、第二が血管・リンパ管、第三が胆管です。これらをつなぐ結合組織が加わって、組織学的に肝小葉と呼ばれる単位を形成しています。

以下、本項では肝小葉を中心とした組織と細胞について解説します。さらに次項以下で、血管・リンパ管（血液・リンパの流れ）、胆管（胆汁の流れ）について解説しましょう。

● 細胞の種類

一般に肝細胞というと、肝臓の最大の特徴である化学工場の役割を果たす実質細胞のことを指します。肝細胞をより正確にいえば、肝実質細胞ということになります。肝実質細胞は上皮細胞です。

そのほかに、非実質細胞と呼ばれる内皮細胞、クッパー細胞、ピット細胞、伊東細胞なども、肝臓に存在する細胞群です。これらは、類洞（洞様毛細血管、シヌソイド）の壁に存在することから、類洞壁細胞ともいいます。

それ以外に、胆管・リンパ管・神経をつくる細胞も、肝臓を構成する細胞群です。

肝臓を構成するこれら何種類もの細胞のうち、肝実質細胞（いわゆる肝細胞）は、細胞数比でいうと全体の六五％、容積比でいうと細胞全体の八五％を占めています。肝細胞の細胞周期は約四〇〇日です。

● 肝小葉―組織単位

肝臓の組織単位を肝小葉といいます。肝小葉は

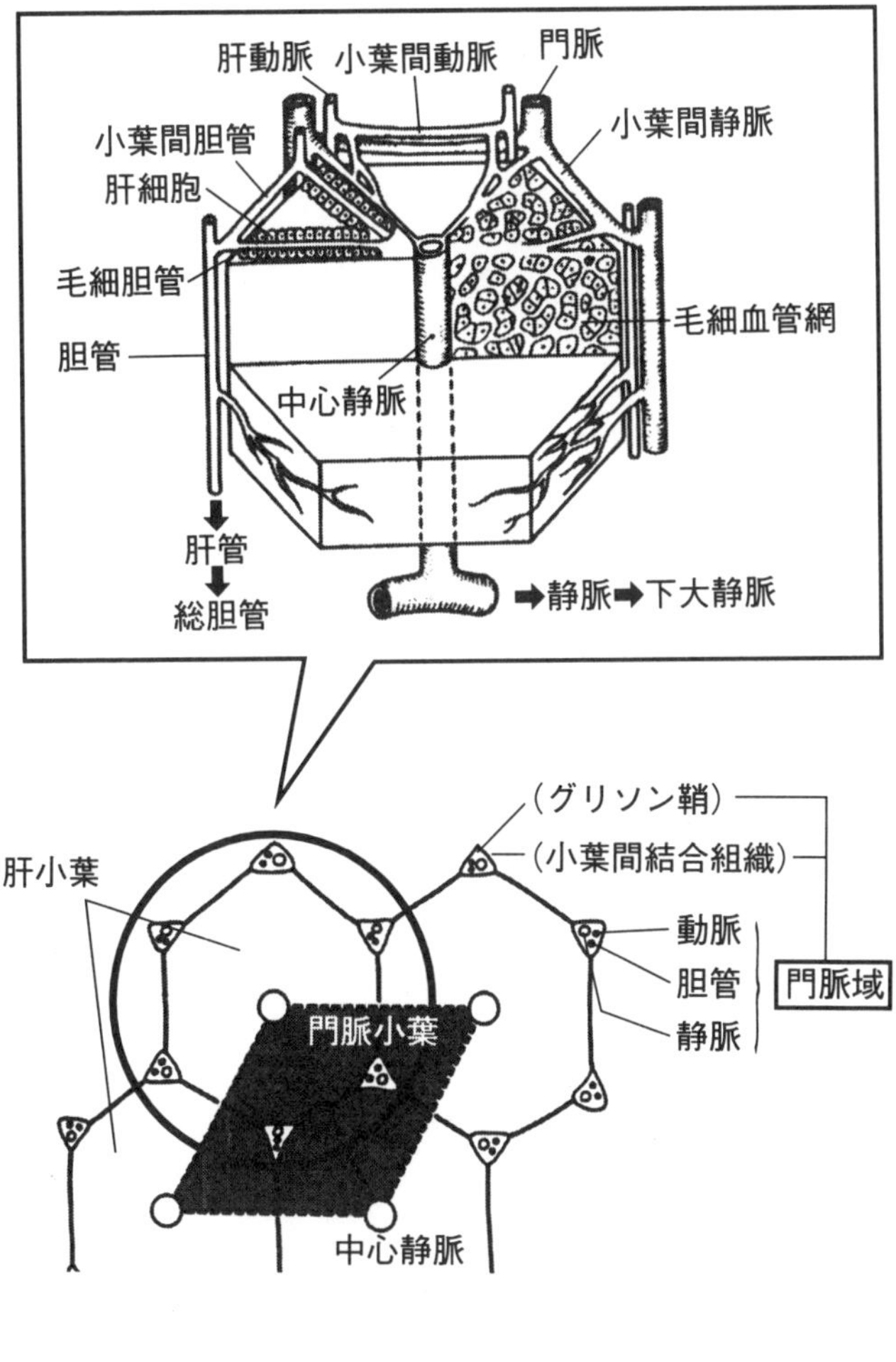
肝動脈
小葉間動脈
門脈
小葉間胆管
小葉間静脈
肝細胞
毛細胆管
毛細血管網
胆管
中心静脈
肝管
総胆管
静脈
下大静脈
(グリソン鞘)
(小葉間結合組織)
肝小葉
動脈
胆管
静脈
門脈域
門脈小葉
中心静脈

図７　肝小葉の構造

断面の直径が一～二ミリメートル程度で、多角柱の立体です。模式図的モデルとしては、六角柱をイメージするとわかりやすいでしょう。

肝小葉の容量は一～二ミリメートル程度です。一つの肝小葉の中には約五〇万個の肝細胞が放射状に配列しています。成人の場合、肝臓全体で約一〇〇万個の肝小葉が存在します。したがって、肝臓の中には、全部で約五〇〇〇億個もの肝細胞がつまっていることになります。

一つの肝小葉を顕微鏡で見ると、肝小葉の中央部には中心静脈が走っており、この中心静脈の周囲に、肝細胞が放射状に配列していることがわかります。その肝細胞の一列を、まず上から見てみましょう。中心から周辺の結合組織（小葉間結合組織）へ向かって数多くの肝細胞がほぼ一列につながっています。この一列を横から見れば、まるで板のように縦につながっています。これを、肝細胞索といいます。

肝小葉の辺縁は、小葉間結合組織によって他の肝小葉と区切られており、結合組織のところどころに門脈域（脈管の束）が散在しています。一つの肝小葉にだいたい四～六個の門脈域があることが多いです。

一本の中心静脈を中心として、これを取り囲む数個の門脈域によって一個の肝小葉が構成されています。肝小葉の中で、血液は、門脈域から中心静脈へ向かって流れます。

なお、これとは別に、門脈域を中心とした組織単位、すなわち、門脈小葉という見方もあることを付け加えておきます。門脈小葉は、ほぼ三角形の形をした小葉とみることができます。

この見方によれば、門脈小葉の中央部に一個の門脈域が、辺縁部（三角形の頂点）に三本の中心静脈が位置することになります。

門脈小葉では、血液は、中央の門脈域から周辺の中心静脈へ向かって流れる形になるので、肝内血行から生理機能や病態像を考える場合には合理的といえます。

●門脈域とグリソン鞘

門脈域は肝小葉の辺縁に点在します。門脈域とは、門脈枝（小葉間静脈）・肝動脈枝（小葉間動脈）・胆管（小葉間胆管）などが一組の束のようになって集まった部分のことです。これらの分枝はともに、肝小葉間のすきまを充たす結合組織（グリソン鞘）で包まれています。この部分を、門脈域と呼ぶのです。

グリソン鞘で包まれた門脈域には、必ず門脈枝・肝動脈枝・胆管の三つが走っています。これらは常に三本一組となって結合組織内を走っているので、これを「門脈三つ組」と呼ぶこともあります。門脈域には、ほかにリンパ管と神経も通っています。

肝門から肝臓に入り込んでいる太い門脈・固有肝動脈・胆管・リンパ管・神経の束は、肝臓内部で細かく枝分かれしながら次第に細くなり、最終的には、肝小葉の門脈域にまでつながっています。

血液は、この肝小葉の門脈域から、類洞を通って個々の肝細胞へと供給されます。類洞の血液は中心静脈へと注ぎ込みます。

一方、肝細胞から分泌された胆汁は、毛細胆管を通って、血液とは逆方向に流れ、門脈域へと導き出されます。

リンパ液も、胆汁と同じく、門脈域を通じて集配されます。

● 類洞（洞様毛細血管）とディッセ腔

肝臓へ流入した血液（門脈血と肝動脈血）は、門脈域から肝小葉の内部へ入り、肝細胞へといたります。この門脈域から中心静脈に向かって走っている毛細血管を、類洞（洞様毛細血管、シヌソイド）といいます。

この毛細血管は、肝細胞の列にそって走る形になっており、袋または洞穴のように広がっているため、類洞または洞様毛細血管という特別な名称がつけられています。類洞がこのような形態をとっているのは、血液と肝細胞の接触面積を大きくするためだと考えられます。

類洞は、個々の肝細胞に血液を供給するための通路（毛細血管）ですが、上皮細胞である肝細胞が直接、血液と接しているわけではありません。

肝細胞は一層の薄い内皮細胞に覆われており、血液とじかに接しているのは、この内皮細胞です。内皮細胞と肝細胞の間には組織間隙（すきま）が

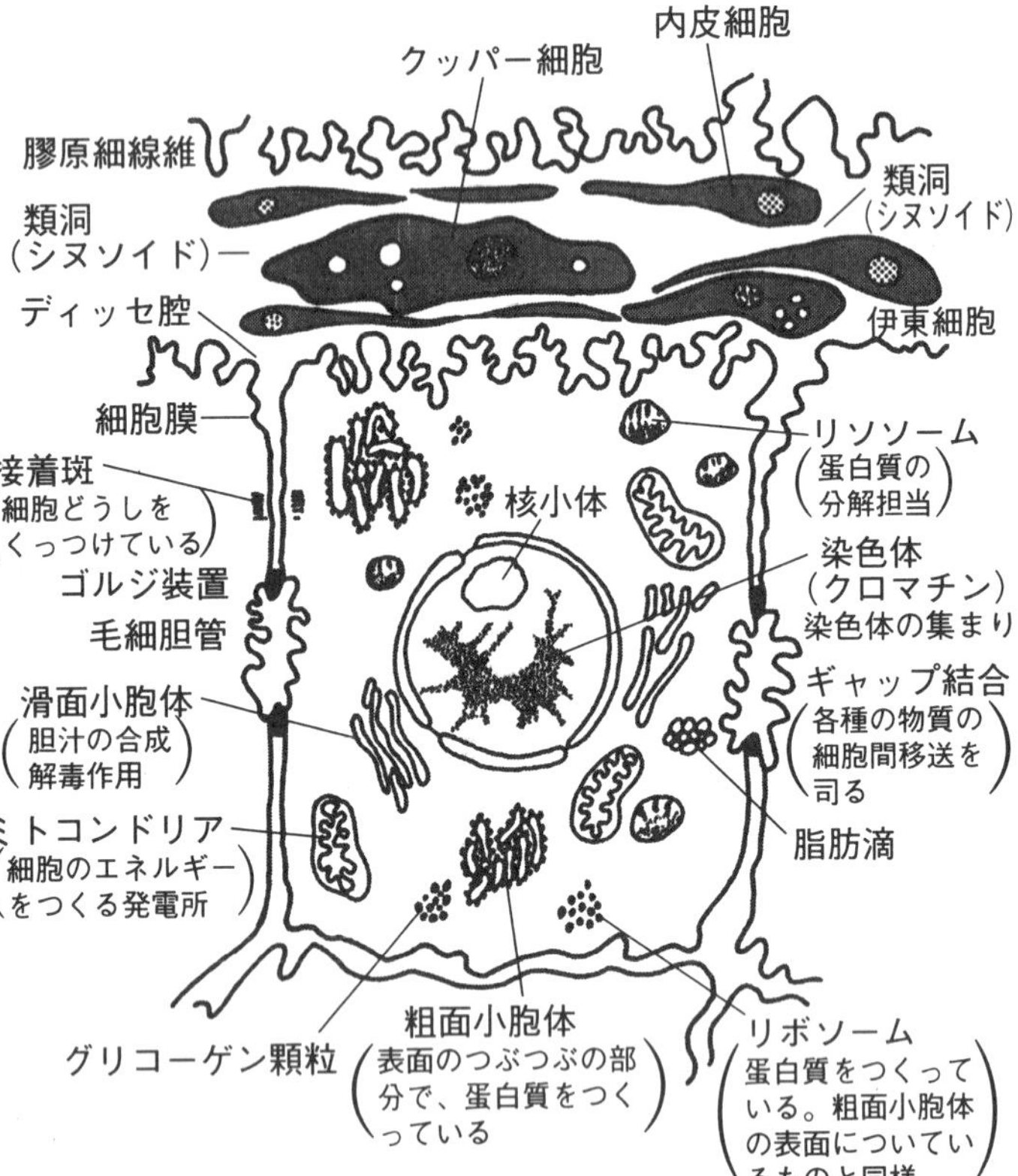
内皮細胞
クッパー細胞
膠原細線維
類洞
(シヌソイド)
類洞
(シヌソイド)
ディッセ腔
伊東細胞
細胞膜
リソソーム
(蛋白質の分解担当)
接着斑
(細胞どうしをくっつけている)
核小体
ゴルジ装置
染色体
(クロマチン)
染色体の集まり
毛細胆管
ギャップ結合
(各種の物質の細胞間移送を司る)
滑面小胞体
(胆汁の合成解毒作用)
ミトコンドリア
(細胞のエネルギーをつくる発電所)
脂肪滴
粗面小胞体
(表面のつぶつぶの部分で、蛋白質をつくっている)
リボソーム
(蛋白質をつくっている。粗面小胞体の表面についているものと同様)
グリコーゲン顆粒

図８　肝細胞の構造

あり、このすきまをディッセ腔といいます。

内皮細胞には小さな穴（小孔）や細胞間隙がたくさんあり、そこを介して血漿成分がディッセ腔へと入り込み、肝細胞に取り込まれます。そして、肝細胞で化学処理された成分は、ディッセ腔から内皮細胞を通じて類洞へと送り出されます。類洞へ送り出された成分は、血液の流れに乗って、中心静脈へと向かいます。

この静脈血は、中心静脈から小葉下静脈（介在静脈）へ、さらに肝静脈へと集められ、やがて、肝臓から出ていきます。

なお、門脈域から類洞へ流入した血液が中心静脈に達する時間は、わずか一秒程度です。この間に、各肝細胞は、血液との間で物質の受け渡しをしていることになります。

このように、類洞とディッセ腔は、物質移送の末端組織として重要な役割を果たしています。

●類洞壁細胞

類洞の壁に存在する細胞は、前述の内皮細胞のほか、クッパー細胞、ピット細胞、伊東細胞などがあります。これらを類洞壁細胞と総称し、いずれも、非実質細胞であることはいうまでもありません。

クッパー細胞は、類洞内にあって活発な貪食作用をいとなむ細胞です。これは、肝臓内に固着したマクロファージ（大食細胞）であると考えられています。血液とともに肝臓内に侵入した異物や変性蛋白などを、クッパー細胞は食べて分解してしまいます。その他、クッパー細胞自身は種々の酵素やモノカイン、活性酸素などを産生します。

ピット細胞も類洞内に存在する免疫細胞で、やはり異物を破壊します。これは、ナチュラルキラー（NK）細胞の一種であり、ウイルス感染細胞やがん細胞を破壊する力をもちます。ピット細胞は、クッパー細胞と協力して、肝臓内の防御システムの担い手となっています。

伊東細胞はディッセ腔の内部にあり、肝細胞に半ば挟まれるようにして散在します。これは脂肪貯留細胞です。細胞質の中に、豊富なビタミンAとともに脂肪を貯留しています。またコラーゲン線維を産生するので、肝臓の線維化に関与しているとみられています。

●肝細胞の微細構造

次に、一個の肝細胞の内部構造を見ておきます。肝細胞の細胞膜は、脂質、蛋白、糖質からなるが、かなり流動的な構造と働きをもっています。

肝細胞膜の基本構造をつくっているのは脂質（リン脂質の二重層）です。脂質分子は常温で流動しています。その脂質の表面や内部に蛋白粒子が分布して膜を構成していますが、蛋白は具体的には各種の酵素、レセプター、輸送体などの形をとっています。蛋白もまた脂質分子間を移動することができ、この蛋白が栄養物を取り込んだり、分泌物を送り出したりしています。糖質や糖脂質は、細胞増殖や分化、細胞相互間の認識や接着、免疫などに関与します。

肝細胞膜を微細に見ると、たくさんの絨毛が観察されます。肝細胞は、少なくとも二面で類洞（直接にはディッセ腔）に面していますが、その類洞に面した膜の部分（類洞面）は、多数の絨毛をもつことによって、血液との接触面積を大きくしています。

この類洞面では、細胞膜は一方で血液から栄養成分を肝細胞内に摂取し、他方で化学処理した成分を肝細胞から血液へと分泌します。つまり、類洞面の膜では「血液⇅肝細胞」という、双方向の物質授受が盛んにおこなわれているのです。

肝細胞と肝細胞の間には、毛細胆管が通っています。細胞膜の毛細胆管に面した部分（毛細胆管面）では、双方向ではなく、もっぱら肝細胞内で合成された胆汁を分泌・排泄するという、一方向の輸送作用がおこなわれています。

膜から細胞内部へ目を転じると、その中心には核が存在します。核の中にはクロマチン（染色質）と呼ばれる染色体の集合体があり、遺伝情報を保持しているDNAは、クロマチンの中に含まれています。DNAの情報をもとに、肝細胞内でさまざまな蛋白が合成されることは、あえて説明するまでもないでしょう。

その蛋白を実際に合成するのは、細胞質にある粗面小胞体です。粗面小胞体の表面にはリボソームという多数の粒子があり、このリボソームが

「蛋白合成工場」なのです。リボソームは、リボ核酸（ＲＮＡ）と蛋白の複合体粒子です。小腸で消化・吸収されたアミノ酸は、門脈を通じて肝臓へ送られ、個々の肝細胞に取り込まれたのち、ＤＮＡ情報に基づいて、リボソームで新たな蛋白に合成されます。

肝硬変などになると、肝細胞がひどく障害されます。その結果、リボソームの数が激減し、蛋白を合成する能力が急激に低下します。そうなると、血液中の蛋白量が減ってしまいます。低アルブミン血症などは、その代表的な症状です。

肝細胞内でつくられる蛋白は、各種の酵素、構造蛋白など（細胞自身が利用するもの）と、外部へ供給するもの（など）さまざまですが、肝細胞でとくに重要なのは、アルブミン、プロトロンビン、フィブリノーゲンなど、他の臓器や組織に供給するための蛋白を合成することです。

粗面小胞体でつくられたアルブミンなどの蛋白は、ゴルジ装置（ゴルジ体）の中を通過してから細胞外へ分泌されます。

細胞質内には滑面小胞体もあります。この小胞体は、表面にリボソームをもっていませんが、多数の代謝酵素をもっており、薬物などの異物を分解処理したり、老廃物を処理して胆汁を合成したりしています。

滑面小胞体で合成された胆汁も、ゴルジ装置を通過して、毛細胆管へと排泄されます。

また、リソソームという粒子は、細胞内に取り込まれた蛋白などの高分子を加水分解して、低分子の物質に変えます。つまり、細胞内消化をおこなう細胞内小器官です。

ミトコンドリアは、以上のような細胞の活動に必要なエネルギーをつくりだします。血液に乗って運ばれてきた酸素を使って、糖質や脂肪を酸化し、そこで生まれたエネルギーをＡＴＰ（アデノシン三リン酸）に蓄え、必要に応じて供給する役割を担っています。

肝細胞の中でおこなわれる蛋白・糖質・脂質の代謝、胆汁の合成、解毒、その他の活動は、さまざまな種類の化学反応をともないます。一個の肝細胞の中で、じつに五〇〇種類以上もの化学反応が、同時に、かつ整然と進行しているのです。

肝臓はよく「人体の化学工場」といわれますが、その実態は、五〇〇〇億個にのぼる肝細胞の一つ一つが、それぞれ「独立した化学工場」として稼働しているということにほかなりません。そのすべての工場を総合したものが、肝臓という臓器なのです。だから、肝臓は「巨大な化学コンビナート」と表現しても決して言いすぎではありません。

血液・リンパの流れ

●血管

すでに必要に応じて触れてきました。ここであらためて肝臓における血液の流れ、血管系をまとめておきましょう。

まず、外部から肝臓へ入ってくる血液は二種類です。一つは門脈から静脈血が、もう一つは固有肝動脈から動脈血が流入します。既述のように、門脈という特別な静脈をもつことが、肝臓の脈管系の大きな特徴となっています。

門脈を流れる血液は、胃腸などの消化管で吸収された栄養分を豊富に含む静脈血です。わかりやすくいえば、門脈は、栄養分や異物を運搬する輸送路なのです。肝臓は門脈によって胃、十二指腸、小腸、大腸、膵臓、脾臓とつながっています。これらの臓器から門脈を通じて肝臓へ流れ込む静脈血は、肝臓を循環する血液量の約七〇%を占めています。門脈は、肝臓の機能である「血液成分の化学処理」の材料を供給する血管であることから、機能血管ともいわれます。

一方、固有肝動脈から流入する血液量は約三〇%。これは、心臓から送られてくる、酸素に富んだ新鮮な血液です。固有肝動脈は、細胞にエネルギー源を供給する血管であることから、栄養血管ともいわれます。

門脈と固有肝動脈は、それぞれ肝臓内に網の目のような血管網をはりめぐらしています。その末端にある門脈枝と肝動脈枝は、肝小葉の門脈域から類洞（洞様毛細血管）に注ぎ込み、合流します。類洞に流れ込んだ血液は、ここで肝細胞に取り込まれます。こうして、血液中の栄養分や酸素は、肝細胞で化学的に処理されます。すなわち、アミノ酸から蛋白の合成、糖質・脂質の代謝、胆汁の合成と排泄、有害物質の解毒、その他の化学反応を推進して、新しい物質や老廃物をつくりだすのです。

その後、肝細胞は外部に供給する成分を血液中に分泌し、それを受けた血液は、類洞から中心静脈へと注ぎ込みます。中心静脈は小葉下静脈（介在静脈）につらなり、最終的には、三本の大きな肝静脈（右肝静脈、中肝静脈、左肝静脈）をへて下大静脈へと流れ出ます。

肝臓で合成された新成分を積み込んだ静脈血は、こうして肝臓を出て、下大静脈から心臓へ送り返されます。そこから動脈に乗って、全身へ配達されるわけです。

● リンパ管

肝臓には、リンパ管も分布しています。肝臓のリンパ管は、表在リンパ管と深在リンパ管に大別されます。どちらのリンパ管にも、毛細リンパ管、肝リンパ管、肝リンパ本幹の三種類があります。

表在リンパ管は、肝表面の被膜内にびっしりとリンパ管網を形成しています。一方、深在リンパ管は、グリソン鞘や肝静脈周囲に分布しています。表在リンパ管と深在リンパ管は互いに連絡しており、細い毛細管がやがて太いリンパ本幹となって、肝門部に集まります。

肝臓のリンパ液は最終的には、胆汁と同様、肝門から外へ出ていき、肝門部で肝リンパ節に注ぎ、そこをへて腹腔リンパ節へ流れ込む、という流れを形成しています。

胆汁の流れ

肝臓内には、血管とともに胆管も網の目のようにはりめぐらされています。門脈・肝動脈という流入血管を上水路だとすれば、胆管はいわば下水路（排泄路）だから、流れが逆向きになっています。胆汁にとって、肝門は入り口ではなく、出口です。

では、胆汁はどのような流れを形成しているのでしょうか。

胆汁の出発点は肝細胞です。肝細胞では老廃物などから胆汁を合成しています。胆汁成分の大部分は水（九七％）ですが、残り（三％）は胆汁酸を主成分として、そのほか胆汁色素（ビリルビン）、コレステロール、リン脂質、無機塩類などからなります。

肝臓が一日に分泌する胆汁の量は、五〇〇〜一〇〇〇ミリリットルといわれています。夜よりも昼間のほうが分泌量が多いです。

肝細胞で合成された胆汁は、毛細胆管へと注ぎます。肝細胞と肝細胞の間に必ず毛細胆管が通っていることは既述のとおりです。

肝細胞から毛細胆管へ流れ込んだ胆汁は、肝小葉の門脈域にある胆管（小葉間胆管）に集められます。この小葉間胆管がしだいに合流して、肝内胆管（肝管）の大きな流れとなり、総肝管となって、肝門から肝臓の外へ出ます。

総肝管を通った胆汁は、胆嚢管をへて、いったん胆嚢というナス形の袋に貯留されます。ここで胆汁は五〜十倍に濃縮されるのです。濃縮された胆汁は、必要に応じて胆嚢管から総胆管へと流れ出し、総胆管を通って十二指腸に分泌されます。

胆汁は、肝臓の排泄物ではありますが、腸管で脂肪を消化吸収するのを助ける働きを担っています。いわば、排泄物が再利用されているわけです。それだけではありません。胆汁の主成分である胆汁酸は、腸の消化を助けたあと、腸管で再吸収され、ふたたび肝臓へ還っていきます。これを「腸肝循環」といいますが、胆汁酸は、再々利用されていることになります。

二　肝臓の働き

三大栄養素の代謝

肝臓の働きが多彩であることは、たびたび述べてきましたが、その働きのうち、まず第一にあげなければならないのは代謝機能です。肝臓は、蛋白質・糖質・脂質という三大栄養素の代謝（合成・分解・酸化など）をおこなっています。

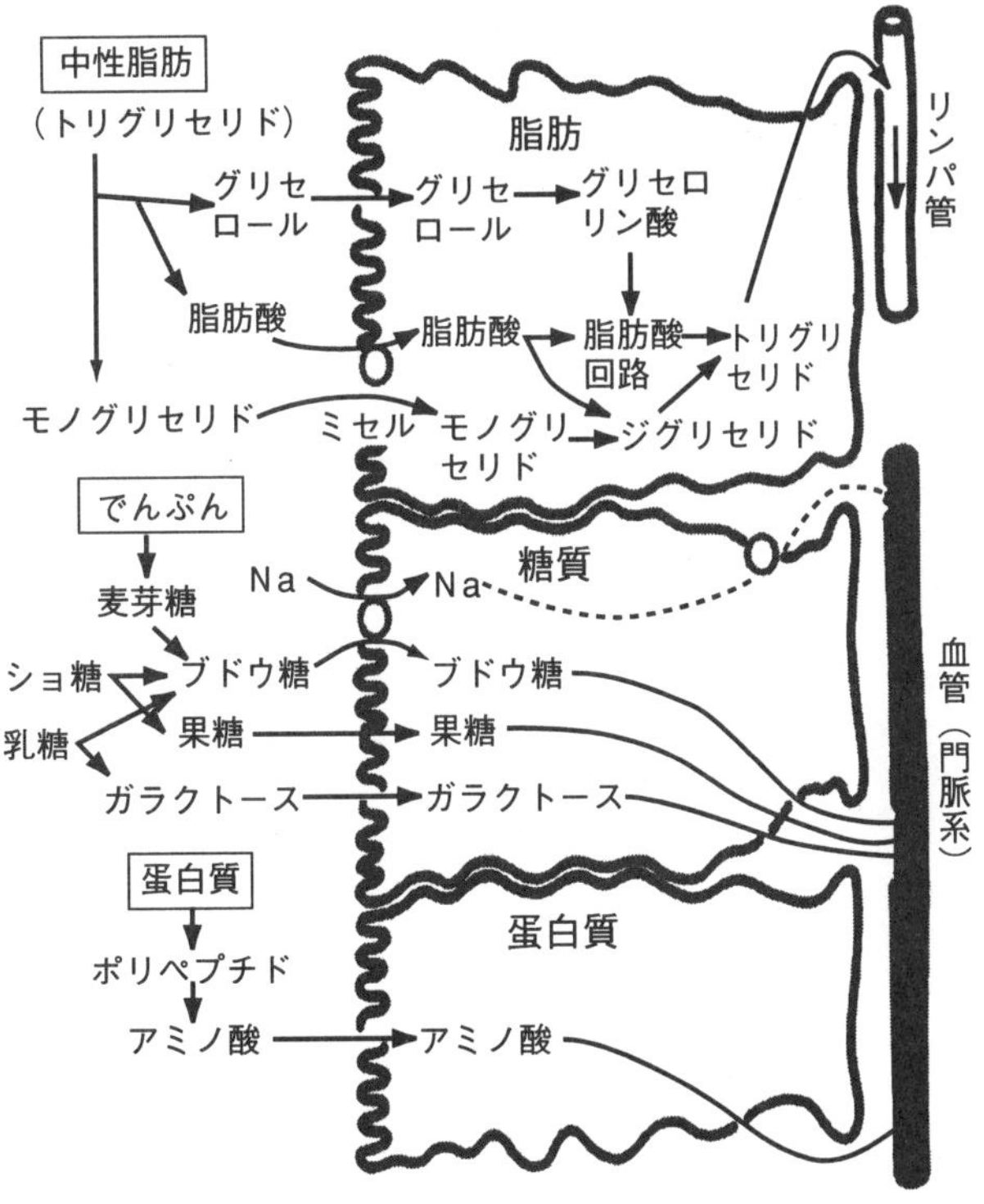

図９　腸管における三大栄養の吸収

●蛋白質の代謝

蛋白質（蛋白）は、生体にとってもっとも基本的な物質であり、生命の維持には欠かせません。水を除いて、細胞の主成分は蛋白であり、あらゆる組織の構成に関係しています。

蛋白は、生体内での役割によってたくさんの種類に分類することができます。たとえば、生体触媒（体内の化学反応を司るすべての酵素）、結合蛋白（各種のレセプター）、運搬蛋白（酸素を運ぶヘモグロビンなど）、代謝調整物質（各種のホルモン）、生体防御蛋白（各種の抗体、血液凝固物質）、毒蛋白（生物がつくる毒素）、栄養貯蔵蛋白（卵白アルブミンなど）、収縮蛋白（筋肉を構成するミオシン、アクチンなど）、構造蛋白（骨・皮膚・血管壁などをつくるコラーゲン、爪・毛髪・表皮などをつくるケラチンなど）というように、生体の主役は、蛋白といっても過言ではありません。

なかでも、生体触媒である酵素蛋白は重要で、人体内で働く酵素は数千種類にのぼります。そのうち二〇〇〇種類は肝臓にあるといわれています。肝機能検査でおなじみのＧＯＴ、ＧＰＴも酵素です。

蛋白は、各種のアミノ酸を合成してできた高分子の物質です。アミノ酸の結合数が五〇個以下の化合物はペプチドと呼ばれ、アミノ酸が五〇個～数千個も結合してできた化合物が、蛋白と呼ばれています。

蛋白の構成要素となるアミノ酸は二〇種類ありますが、そのうち、人間が体内で合成できるアミノ酸は一二種類だけ。あとの八種類は、食物を通じて摂取しなければなりません。これを、必須アミノ酸といいます。

われわれが肉や野菜から摂る蛋白は、そのまま人体の蛋白として使われるわけではありません。蛋白は、まず小腸でアミノ酸にまで分解されます。アミノ酸として吸収され、門脈を通って肝臓へ運ばれます。肝臓では、そのアミノ酸を人体に必要な各種の蛋白へと合成するのです。

肝細胞は非常にたくさんの種類の蛋白を合成しています。肝臓自身の維持に必要な蛋白はもちろん、体全体の維持に不可欠な分泌蛋白もたくさん

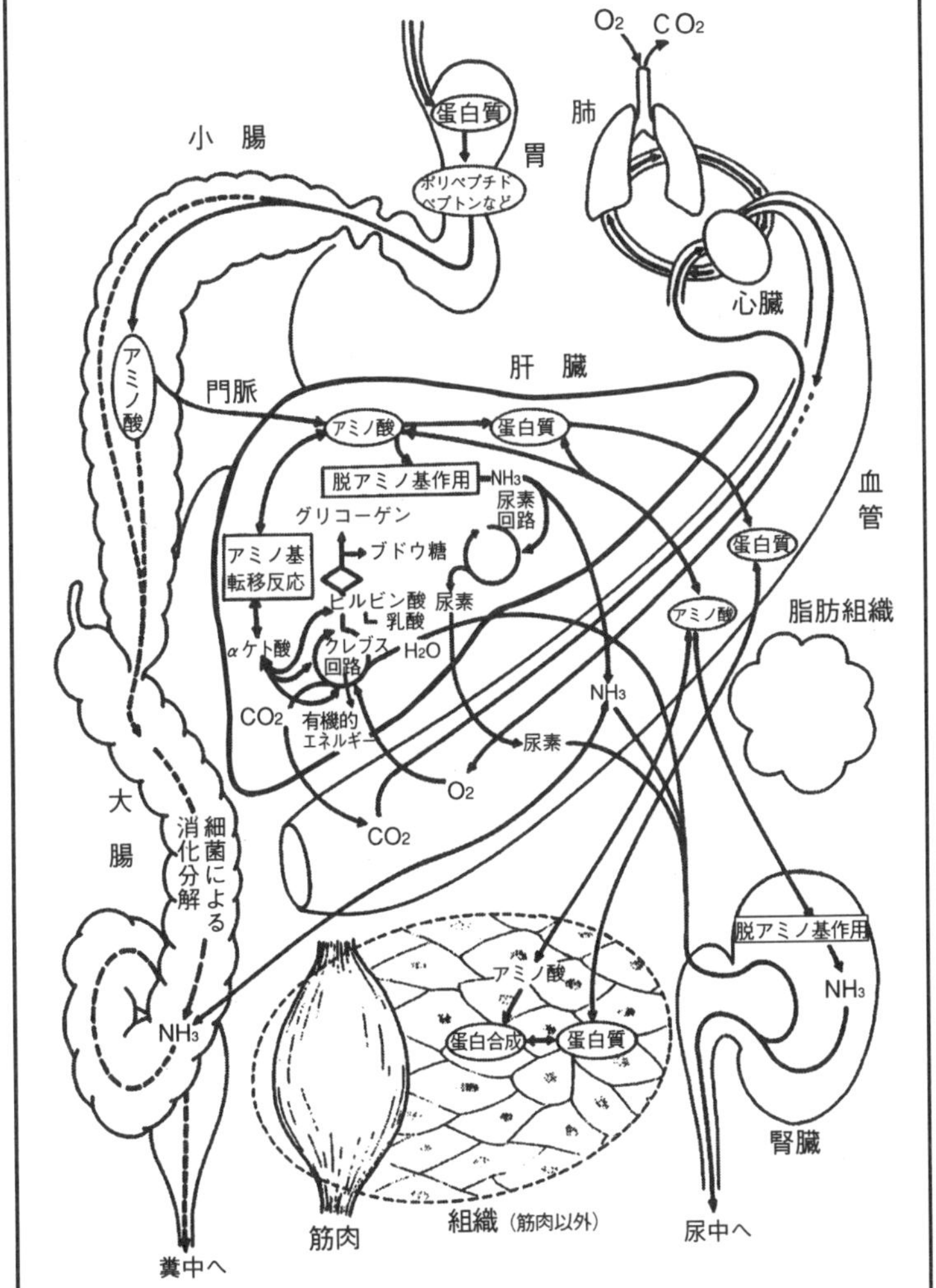

O_2
CO_2
肺
蛋白質
胃
ポリペプチド
ペプトンなど
小　腸
心臓
肝　臓
アミノ酸
門脈
アミノ酸
蛋白質
脱アミノ基作用
NH_3
尿素
回路
血
管
グリコーゲン
ブドウ糖
アミノ基
転移反応
ピルビン酸
尿素
乳酸
蛋白質
アミノ酸
脂肪組織
αケト酸
クレブス
回路
H_2O
NH_3
CO_2
有機的
エネルギー
尿素
O_2
CO_2
大
腸
消化分解
細菌による
脱アミノ基作用
NH_3
アミノ酸
NH_3
蛋白合成
蛋白質
腎臓
糞中へ
筋肉
組織（筋肉以外）
尿中へ

図10　蛋白質の代謝

つくられています。とくに、アルブミン、グロブリン、コリンエステラーゼ、血液凝固因子（プロトロンビン、フィブリノーゲン）など、血清蛋白の多くが肝臓でつくられます。

なかでも、アルブミンは肝臓でしかつくれません。1日の産生量は一〇～一五グラムです。アルブミンは血清の膠質浸透圧を維持する（血管から水が滲み出すのを防ぐ）働きや、ビリルビンなど水に溶けない物質を結合して血液中を運搬する働きなどをするので、血液中にはつねに一定量がなければなりません。肝臓が障害されて血中のアルブミン濃度が下がると、体にむくみ（浮腫）や腹水がたまるなどの症状があらわれますが、それは膠質浸透圧の維持・制御ができなくなるからです。

その他、肝細胞では二〇種類のアミノ酸相互間の転換もおこなわれます。また、余分な蛋白は、脂肪に変えられて皮下脂肪などになります。

アミノ酸や蛋白は、人体にとってもっとも基本的な物質ですから、肝臓の障害などで蛋白代謝機能に支障が生じると、生命が危ぶまれる事態にいたることも稀ではありません。

●糖質の代謝

日本人の主食は炭水化物ですが、炭水化物は小腸でブドウ糖（グルコース）や果糖などの単糖類にまで分解されます。消化管から吸収された単糖類は、門脈を通って肝臓へ運ばれ、肝細胞で酸化されて、エネルギー源となって消費されます。

糖質の消化吸収率はすこぶる高く、九九％まで吸収されるといわれています。また、糖質はたいへん酸化されやすく、短時間で酸化してエネルギー供給源となります。一グラム当たり四キロカロリーの熱量を発生します。

ブドウ糖は、われわれの生体維持にとって、なくてはならない重要なエネルギー源です。血液中のブドウ糖がつねに一定濃度に保たれているのは、脳をはじめとするあらゆる臓器が必要に応じていつでも使えるようにするためです。とくに神経系と筋肉組織ではブドウ糖の補充が欠かせません。

この血液中のブドウ糖の量を示す数値が、血糖値です。血糖値は食前（空腹時）と食後では変動しますが、正常な状態では、空腹時の血糖値は一

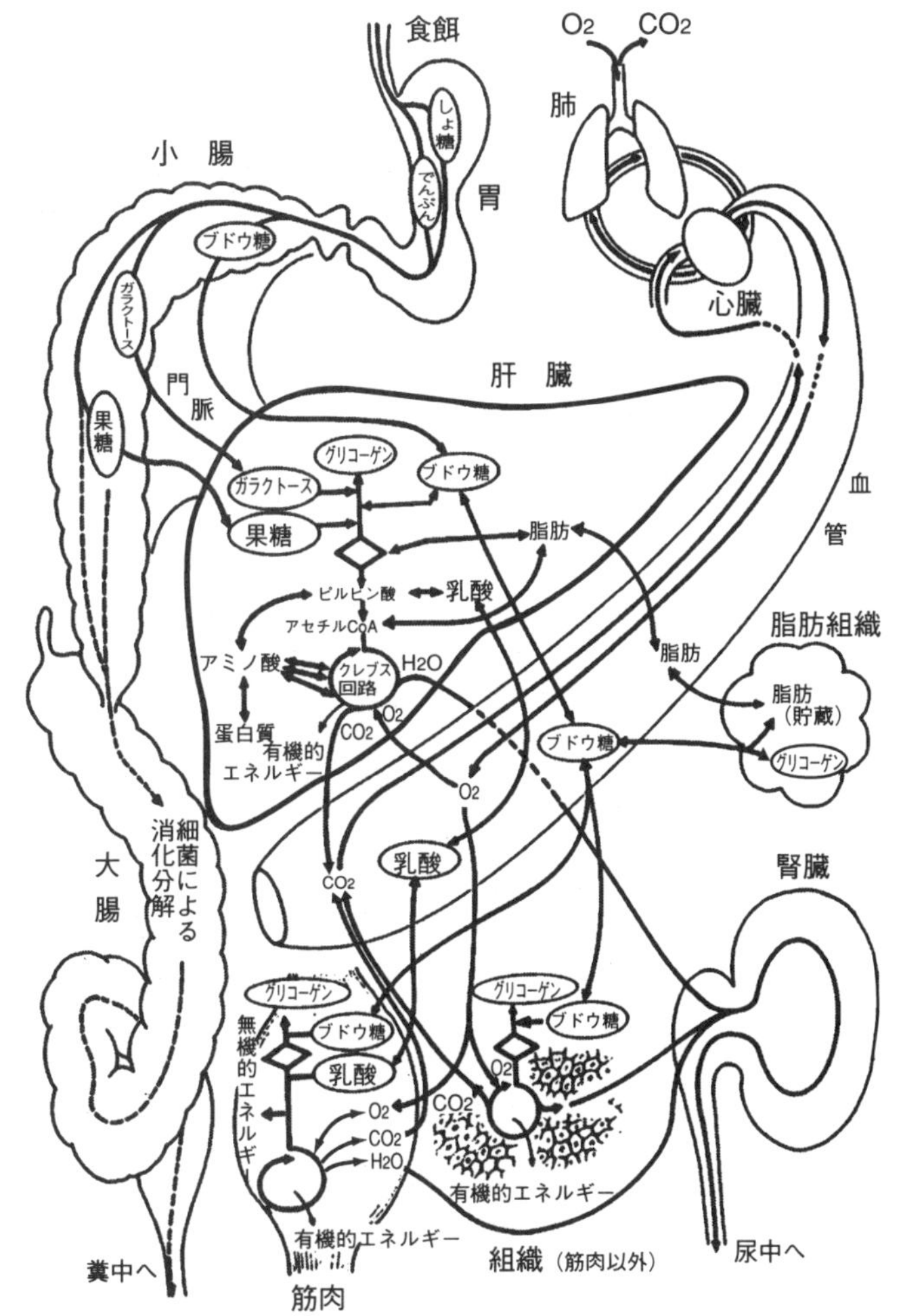
食餌
O_2
CO_2
肺
しょ糖
小　腸
でんぷん
胃
ブドウ糖
ガラクトース
心臓
門
脈
肝　臓
果糖
グリコーゲン
ブドウ糖
ガラクトース
血
果糖
脂肪
管
ピルビン酸
乳酸
アセチルCoA
脂肪組織
アミノ酸
クレブス回路
H_2O
脂肪
脂肪（貯蔵）
O_2
蛋白質
CO_2
有機的エネルギー
ブドウ糖
グリコーゲン
O_2
細菌による消化分解
大腸
乳酸
CO_2
腎臓
グリコーゲン
グリコーゲン
ブドウ糖
ブドウ糖
無機的エネルギー
乳酸
O_2
CO_2
O_2
CO_2
H_2O
有機的エネルギー
有機的エネルギー
組織（筋肉以外）
糞中へ
尿中へ
筋肉

図11　糖質の代謝

デシリットル当たり六〇〜一一〇ミリグラムとされます。

　肝臓は、この血糖量の調節もおこなっています。腸管から吸収されたブドウ糖などの単糖類が多いと、肝臓は余分なブドウ糖をグリコーゲン（多糖類）に変えて貯蔵します。血糖量が低下すると（つまり血液中のブドウ糖が減少すると）、貯蔵したグリコーゲンを分解し、ふたたびブドウ糖に変えて、血液中に放出します。

　そのほか、肝臓では糖から核酸を合成したり、アミノ酸や脂肪酸から糖を合成したりもします。

●脂質の代謝

　脂質の消化吸収は、他の栄養素とはやや異なっています。

　まず小腸で、脂肪は腸液のアルカリによって鹸化され、胆汁中の胆汁酸によって乳化されます。これによって容易に、膵液の脂肪分解酵素の作用が及ぶ状態になります。

　われわれが食べる天然の脂肪（動植物の脂肪）のほとんどは、トリグリセリド（いわゆる中性脂肪）ですが、これが消化酵素（膵液リパーゼ）によって、小腸でグリセロールと脂肪酸に分解されます。こうして、小腸の微小絨毛の膜から吸収されます。

　他の栄養素は、このように最小単位に分解された状態で、小腸の細胞から門脈系の血管へと送られますが、脂肪はそうではありません。

　小腸の細胞に吸収されたグリセロールと脂肪酸は、その細胞内でただちにトリグリセリドなどの脂質に再合成され、さらに、蛋白の膜に覆われたリポ蛋白となって、リンパ管へと流れ込みます。

　リンパ管に入った脂質（リポ蛋白）は、リンパの流れに乗って胸管へと送られ、左鎖骨静脈で血管へと移行します。その後、血液に乗って全身をめぐり（身体各部で利用され）、肝臓へたどり着くのです。したがって、リンパ管から門脈経由で肝臓に入る脂質もあれば、一部は、肝動脈経由で入るものもあります。

　肝臓では、脂肪は一部エネルギー源として消費されます。脂肪は一グラム当たり九キロカロリーの熱量を生み出します。また、貯蔵脂肪として皮

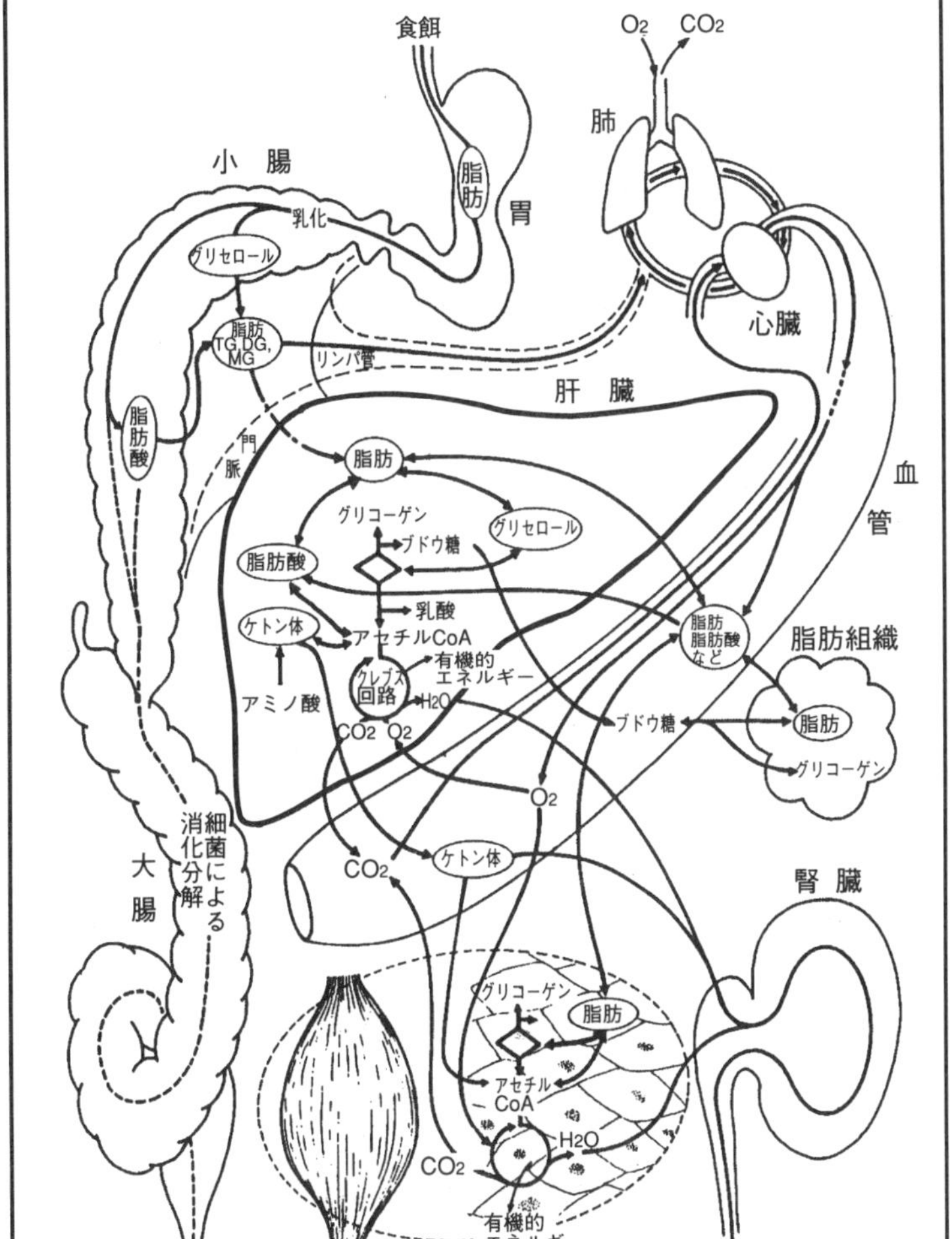
食餌
O2
CO2
肺
小　腸
脂肪
胃
乳化
グリセロール
心臓
脂肪 TG,DG, MG
リンパ管
肝　臓
脂肪酸
門脈
脂肪
血管
グリコーゲン
グリセロール
ブドウ糖
脂肪酸
乳酸
ケトン体
アセチルCoA
脂肪 脂肪酸 など
脂肪組織
有機的エネルギー
クレブス回路
H2O
アミノ酸
ブドウ糖
脂肪
CO2
O2
グリコーゲン
O2
細菌による消化分解
大腸
CO2
ケトン体
腎臓
グリコーゲン
脂肪
アセチルCoA
H2O
CO2
有機的エネルギー
筋肉
組織（筋肉以外）
尿中へ
糞中へ

図12　脂質の代謝

下組織などの貯蔵組織へ送られ、貯えられます。エネルギー源が減少すると、皮下脂肪などが肝臓に運ばれ、分解されてエネルギー源となるのです。

しかし、肝臓の脂質代謝で重要なのは、コレステロールの合成や分解でしょう。体内のコレステロールの大半（八〇％以上）は、肝臓でつくられます。食物から摂取されるコレステロールは二〇％程度でしかありません。

コレステロールは、動脈硬化の原因になるとして、とかく白眼視されがちですが、本来は人体に不可欠の脂質です。細胞膜の素材となったり、副腎皮質ホルモン、性ホルモンなどのステロイドホルモン、ビタミンD、胆汁酸などの原料として欠かせません。胆汁酸は、余分なコレステロールの処理・排泄という意味も兼ねています。このように、コレステロールの血中量は、肝臓で調節されているのです。

コレステロールの血中量が不足すると、貧血を起こし、脳がダメージを受けます。また、全身の細胞膜活性やホルモン分泌にも異常が起きやすいので、コレステロールは過剰よりも不足のほうが怖いのです。そこで肝臓では、脂肪からだけでなく、糖質や蛋白からもコレステロールを合成できるようになっています。

合成されたコレステロールは蛋白と結合し、可溶性の（水に溶ける）リポ蛋白となります。リポ蛋白には、高比重リポ蛋白（ＨＤＬ）、低比重リポ蛋白（ＬＤＬ）、超低比重リポ蛋白（ＶＬＤＬ）、キロミクロンの四種類がありますが、肝臓から全身の細胞へ送られるのは低比重リポ蛋白（ＬＤＬ）です。血液中を流れるＬＤＬは、コレステロールを輸送するタンカーのようなものといえます。

一方、それぞれの細胞で余剰となったコレステロールは、高比重リポ蛋白（ＨＤＬ）に積まれて肝臓へもどります。これは、不要なコレステロールの回収船のようなものです。余剰なコレステロールは前述のように、肝臓で処理され、胆汁酸となって胆汁中に排泄されます。

一般に動脈硬化の原因といわれるのはＬＤＬですが、これが活性酸素などにより酸化され、酸化ＬＤＬとなって動脈壁内部に沈着することで動脈硬化が生じます。単にＬＤＬが多いだけでは、ただちに動脈硬化の原因とはなりません。

高度の慢性肝炎や肝硬変、あるいは、劇症肝炎などで肝機能がいちじるしく損なわれると、肝臓の脂質代謝能力も衰えます。その結果、血清中のコレステロールが減少します。だから、総血清コレステロール検査は、肝疾患の重症度を判定するための一助ともなります。

ビタミン・ホルモンの代謝

肝臓には、ビタミンA・D・Eなどの脂溶性ビタミンと、ビタミンB群の水溶性ビタミンが豊富に貯蔵されています。

各種の代謝を促進する酵素は、ビタミンが補酵素として働くことによって、代謝促進作用を助けられており、肝臓は、そのビタミンの働きをバックアップしています。

たとえば、骨の形成などに必要なカルシウム代謝は、ビタミンDによって推進されますが、ビタミンDそのものは生理活性をもっていません。そこで、肝臓はビタミンDを水酸化し、ジヒドロキシビタミンDに変えます。これによってビタミンDは、カルシウム代謝を助ける作用を発揮するのです。リンの代謝もビタミンDによります。

また、糖質の代謝（酸化）には、ビタミンB1が必要とされますが、その力を発揮するためには、ビタミンB1はリン酸と結合してサイアミン・ピロリン酸とならなければなりません。このビタミンB1のリン酸化合物をつくる反応を促進するのも、肝臓の働きなのです。

各種のホルモンも、肝臓で分解・排泄されるものが多いものです。ホルモンは、必要なときだけ作用し、必要がなくなれば消え去ることが望ましいので、すみやかな分解・排泄が不可欠なのです。

ステロイドホルモンとは、各臓器でコレステロールから合成されるホルモンの総称ですが、副腎皮質だけでも約五〇種類のステロイドホルモンがつくられています。たとえば、ナトリウムの排泄を抑制し、カリウムの排泄を促進するアルドステロンは、腎細尿管に作用する副腎皮質ホルモンの一つです。これは、役割を果たすと血液に乗って肝臓へ送られ、分解されたうえで尿中に排泄されます。女性ホルモンであるエストロゲンも、やはり肝臓で代謝を受け、不活性化された抱合型エストロゲンとなって、尿中に排泄されます。

もし、ホルモンの分解・排泄がスムーズにおこなわれず、蓄積されると、さまざまな症状があらわれます。たとえば肝硬変などになると、エストロゲン（女性ホルモン）の不活性化が促進されず、蓄積することがあります。つまり、血中量が増加するのです。その結果、女性化乳房という症状が出てきたり、クモ状血管腫や手掌紅斑が見られるようになります。自覚症状はありませんが、これによって、肝疾患が発見されることもあります。

胆汁の合成と排泄

肝臓の重要な働きの一つとして、胆汁の排泄・分泌があります。胆汁はすでに触れたように、腸で脂肪の消化吸収を助ける働きをする物質ですが、これは、肝臓で老廃物を分解・合成してつくられた排泄物でもあります。肝臓の代謝活動の最終産物ともいえます。

胆汁の成分をみると、九七％は水分。残り三％のうち、主成分はコレステロールから合成される胆汁酸です。そのほかに胆汁色素（ビリルビン）、コレステロール、リン脂質、脂肪酸などからなっています。いずれの成分も、肝臓では用済み、もしくは過剰として捨てられた成分とみることができます。

胆汁が胆道をへて十二指腸に分泌されること、主成分の胆汁酸が「腸肝循環」によって再利用されることはすでに述べました。ここでは、ビリルビンについて説明しておきます。

ビリルビン（胆汁色素）は、古くなった赤血球を肝臓で壊してつくられます（赤血球は脾臓でも破壊され、肝臓へと送られます）。赤血球の細胞周期は約一二〇日です。寿命がくると破壊されますが、そのさい、赤血球中のヘモグロビン（血色素）が分解されてできるのが、ビリルビンなのです。

ビリルビンは体に不要な物質で、有害でもあります。また水にも溶けません。これを「非抱合型（間接型）ビリルビン」といいますが、この状態ではビリルビンは排泄できません。そこで肝臓は、これをグルクロン酸という物質で包み込み（抱合し）、水に溶けやすい形に変えて、胆汁の中に排泄するのです。このグルクロン酸抱合を受けたビリルビンを、「抱合型（直接型）ビリルビン」といいます。

抱合型ビリルビンは胆汁の成分として、胆嚢から総胆管をへて十二指腸に排泄されますが、その大部分は、腸内細菌の作用でウロビリノーゲンとなります。これの変化したウロビリンが、大便に色をつけているのです。

ウロビリノーゲンの一部は、腸管から再吸収されて肝臓へもどります。その一部は分解され、一部は血行に乗って腎臓へ行き、尿中に排泄されます。正常時でも、少量は尿から検出されます。

急性肝炎や肝硬変など、肝疾患になると黄疸が出ることがありますが、それは、肝細胞が障害された結果、胆汁が毛細胆管に排泄されにくくなり、ビリルビンが類洞へと逆流して血液中に増加するからです。血中のビリルビン量が増えれば、その色素のせいで皮膚が黄色く見えるわけです。

胆道に障害があるとき、たとえば、総胆管結石や胆道がん、膵臓がんなどの場合も、胆汁の流れが阻害され、血中のビリルビン量が増加します。当然、黄疸が出ることも多いのです。

急性肝炎による肝細胞の障害や、胆道の障害によって血清ビリルビン値が増加する場合、抱合型ビリルビンが増加します。

一方、同じく血清ビリルビン値が増える場合でも、肝硬変などで肝機能がいちじるしく衰えてくると、抱合型ビリルビンを合成する能力が低下するため、非抱合型ビリルビンが増加することになります。

解毒作用

肝臓の重要な働きの一つに解毒作用があることは、たいていの人が知っているでしょう。

食物の消化によって腸管から吸収されるのは栄養素ばかりではありません。食物に含まれる毒物その他の有害物質や、腸内細菌（悪玉菌）の作用で生じた細菌毒素やアンモニア、あるいは細菌・ウイルスなども、一部は腸管から吸収されて肝臓へ送り込まれます。

　肝臓は、これらの有害物質を、酸化・還元・分解・抱合などの反応によって無毒化し、あるいは、水に溶けやすい形に変えて尿や胆汁の中へ排泄します。もちろん、尿中へ排泄するという場合、血行を介して腎臓へ送り、そこで尿中へ排泄するという意味です。

　血行に乗って肝細胞にまで到達した細菌・ウイルス・有害物質などは、類洞の警備員であるクッパー細胞やピット細胞によって破壊されます。

　前述したビリルビンも有害物質の一つですが、これが、抱合という作用によって無毒化され、排泄されることは、前述のとおりです。

　アンモニアも代表的な有害物質の一つです。腸内では、悪玉菌によって絶えず発生していますし、肝臓内でも、蛋白やアミノ酸の分解にともなってアンモニアが発生します。肝臓は、このアンモニアを化学反応によって尿素に変えます。尿素は無毒です。肝臓は、合成した尿素を血液中に放出し、それが腎臓で尿の中へ排泄されるわけです。

　劇症肝炎や肝硬変で肝機能がひどく損なわれた場合、肝臓でアンモニアの処理ができなくなることがあります。すると、アンモニアは血流に乗って脳に達し、肝性脳症を引き起こしかねません。

　薬物もわれわれの体にとっては異物です。肝臓は、その異物の作用を最小限に抑える働きもします。この仕事をおもに担当しているのは、肝細胞内の滑面小胞体で、この小胞体がもつ多数の酵素が、その化学反応の力を駆使して、異物の無害化に努めているのです。

　なお、肝細胞内には、シトクロムP四五〇という特異な酵素もあり、これは、種々雑多な薬物や食品添加物などの人工物質の代謝にたずさわっています。

　また、アルコールの解毒も、肝臓の働きであることは常識といっていいでしょう。われわれが飲んだアルコールは、約二〇％が胃から、約八〇％が小腸から吸収され、門脈をへて肝臓へ送られます。

　肝細胞に取り込まれたアルコールは、まず細胞質に散在するアルコール脱水素酵素（ＡＤＨ）の力で処理され、アセトアルデヒドに変えられます。

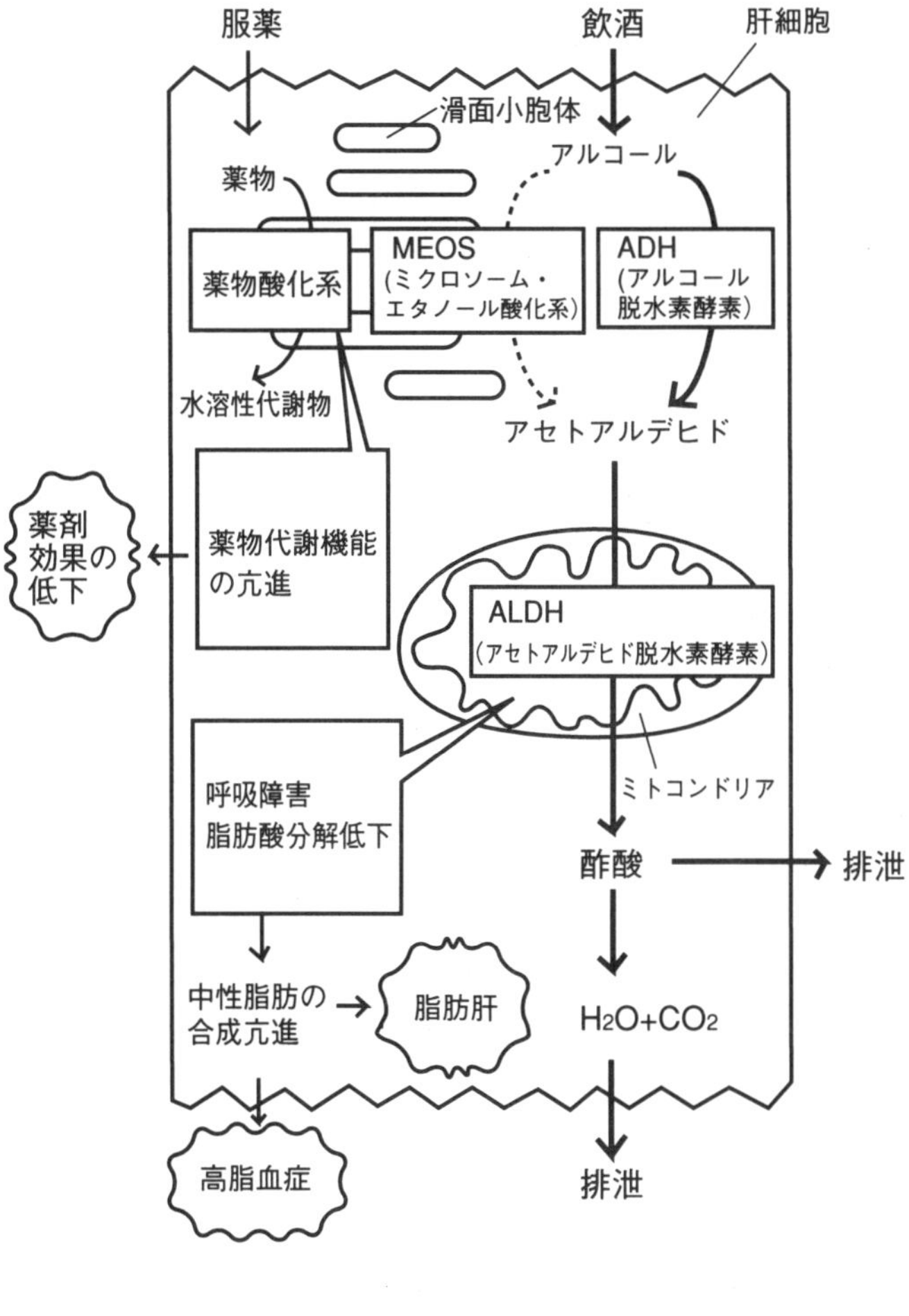

図13　アルコールの分解過程

ただし、飲む量が多くなると、ADHだけでは足りず、滑面小胞体にあるミクロソーム・エタノール酸化系（MEOS）によっても処理されます。ここで活躍するのが　シトクロムP四五〇です。これも、やはりアルコールをアセトアルデヒドに変えます。

しかし、アセトアルデヒドはすこぶる毒性の強い物質なので、顔が赤くなったり、胸がドキドキしたり、吐き気をもよおしたりします。

そこで、肝細胞は次に、アセトアルデヒド脱水素酵素（ALDH）を動員してアセトアルデヒドを酢酸に変えます。こうして、酢酸にまで変化させてから血液中に放出します。酢酸はその後、最終的には炭酸ガスと水にまで分解され、吐く息や尿の中へ排泄されるのです。

しかし、肝臓を一度通過しただけですべてのアルコールが分解・処理されるわけではありません。分解されなかったアルコールやアセトアルデヒドは、そのまま血液中へ送り出され、心臓から全身をめぐって、ふたたび肝臓へもどってきます。この作業が何度も繰り返されて、最終的にはアルコールが血液中から消えるのです。

個人差はありますが、日本人の場合、日本酒六合（ウイスキーならボトル半分）を肝臓が処理するためには二十四時間かかるといわれています。これだけ飲んだら、次の日の同じ時間まで、アルコールやアセトアルデヒドが体内に残っているわけです。しかもこれは限界量なので、日本酒なら二合程度が安全圏だと思われます。

また、日本人にはALDHという酵素が少ないか、欠けている人が多いので、くれぐれも無理は禁物です。

まとめ

以上にみてきたように、肝臓の働きは多彩です。そのほかにも、肝臓はいろいろな働きをしていますが、既述のものと合わせて、ここで、肝臓の働きをまとめておきましょう。

■1　三大栄養素の代謝をおこないます。
（1）蛋白質の代謝
（2）糖質の代謝

（3）脂質の代謝

■2　ビタミン・ホルモンの代謝・調節をおこないます。

■3　胆汁の合成と排泄をおこないます。

■4　各種の解毒作用をもちます。

■5　血液貯蔵によって血液循環量を調節します。

■6　血液凝固因子（蛋白）を産生します。

■7　活発な代謝によって体温を発生させます。

■8　強い再生力で肝臓自身を再生させます。

肝臓は、肝小葉の集合体という、わりと単純な構造の臓器にもかかわらず、多彩な機能・働きをもっており、しかも、その機能的な予備力はすこぶる大きいものです。とくに、強い再生力をもつことが重要な特徴となっています。それがあるからこそ、生体肝移植も可能なのです。

肝臓は、約四分の三を切除しても、健康人なら約一カ月で元の大きさにまで再生し、約三カ月でほぼ機能も元どおりに回復するといわれています。このような臓器はほかにはありません。

しかし、それだけに肝臓は酷使されやすく、また、肝疾患は発見されにくいのです。そのため、肝機能検査は健康人にとっても大切です。

第二章　肝臓の検査

本章では、肝臓の機能や状態がどうなっているかを知るための検査法を概観します。

一では、肝機能を調べるための各種の尿・血液検査について、二では画像診断法や腹腔鏡・肝生検について解説します。

肝臓の異常をキャッチするには、いろいろな方法があります。自覚症状（たとえば、黄疸やひどいだるさなど）を察知するのもその一つですが、慢性肝炎の場合は、自覚症状が出ないままに進行するケースが多いので、たいていは、職場の定期検診や医療機関での検査で病気が判明します。

では、どんな検査があるのでしょうか。

よく知られているのは血液検査です。ＧＯＴ、ＧＰＴという言葉を耳にしたことがある人は多いでしょうが、これは、肝機能の異常を察知する指標の一つです。しかし、これだけで病状のすべてを理解することはできません。必要に応じて、さまざまな検査法があります。

大きく分けると、三つの方法があげられます。

第一に、尿・血液検査。これは、尿や血液を採取して、肝機能のさまざまな数値やウイルスマーカー反応などを調べる方法です。

第二に、画像診断。超音波やＸ線ＣＴ（コンピュータ断層撮影）、ＭＲＩ（磁気共鳴画像）などの画像によって診断する方法です。造影剤による検査もこれに含まれます。

第三に、腹腔鏡と肝生検。これは、肝臓の組織・細胞を直接肉眼や顕微鏡で観察する方法です。腹部に小さな切れ目を入れ、そこから腹腔鏡を差し入れて、肝臓の表面を観察します。同時に、組織の一部を採取し、それを顕微鏡で調べます。

これらの方法によって、総合的に肝臓の病状を判定するのです。

一　尿・血液検査

肝機能の検査とは

肝機能の異常を示す代表的な酵素がＧＯＴ、Ｇ

PTです。この二つの酵素名についているTとは、トランスアミナーゼのことです。トランスアミナーゼは、肝細胞の中にあってアミノ酸の合成を促進する酵素で、「アミノ基転移酵素」ともいいます。

正常な状態では、肝細胞からトランスアミナーゼが流出することはないので、ふだん血液中には微々たる量しか流れていません。しかし、肝細胞が破壊されると、壊れた細胞からトランスアミナーゼが血液中に流出するため、血中量が増加します。その量を測定することで、肝細胞の障害状況がわかるわけです。

しかし、GOT、GPTは、代表的な指標とはいえ、肝機能を示す指標の一つでしかありません。肝機能検査にはこれだけでなく、たくさんの検査項目があります。検査の対象によって、血液生化学検査と酵素化学検査とに分けることもできますが、いずれにしても、肝臓の各種の代謝機能や、肝臓で合成される酵素などを多面的に調べる検査だと考えられます。大切なのは、各検査の意味を把握しておくことです。

なお、ウイルスマーカーを用いたウイルス抗原や、抗体の測定については、B型肝炎、C型肝炎のそれぞれの項で説明するので、ここではふれません。

（以下、「正常値」はすべて虎の門病院の基準値に基づきます。）

尿検査

●尿ビリルビン

ビリルビンとは胆汁色素です。古くなった赤血球の色素が脾臓や肝臓で分解されると、非抱合型（間接型）ビリルビンができます。非抱合型というのは「肝臓でグルクロン酸と抱合処理される以前の、水に溶けないタイプ」のビリルビンという意味です。ふつう、非抱合型ビリルビンは、肝臓で水に溶ける抱合型（直接型）ビリルビンに変えられ、胆汁に混ざって十二指腸へと排泄されます。

だから、健康な人の場合、尿中にはごくわずかなビリルビンしか存在しません。

しかし、急性肝炎などで肝細胞に障害が生じたり、胆石や胆道がんなどで胆汁の流れがせき止められ、鬱滞すると、水に溶ける抱合型ビリルビンが血液の中へ逆流することになります。その結果、血液を濾過する腎臓にビリルビンが増え、これが尿中へ排泄されるので、尿ビリルビン量が増加することになります。

つまり、尿ビリルビンの増加は、急性肝炎や胆道系疾患を示す指標になるわけです。その場合、黄疸が出るより早く陽性（＋）となります。

◆正常値……（－）陰性

●尿ウロビリノーゲン

ウロビリノーゲンは、抱合型ビリルビンが腸内細菌によって分解されてできる物質です。ウロビリノーゲンの大部分は、ウロビリンとなって大便とともに排泄されますが、ウロビリノーゲンの一部は、腸管から再吸収され、肝臓で分解されます。そのまた一部は、腎臓から尿中へと排泄されるので、健康時の尿にも一定のウロビリノーゲンが含まれています。したがって、正常値は弱陽性（±）です。

肝疾患で肝機能が低下すると、ウロビリノーゲンが分解されなくなるため、尿中のウロビリノーゲン量が増え、陽性となります。

逆に、胆道系疾患で胆汁が鬱滞すると、原料のビリルビンの供給が低下し、腸内でできるウロビリノーゲンが減るので、尿ウロビリノーゲンは陰性になります。

◆正常値……（±）弱陽性

血液検査

●総ビリルビン
（血清ビリルビン、T－Bil）

急性肝炎で黄疸が出るのは、胆汁色素のビリルビンが血液中に急増するからです。ビリルビンには、直接型（肝臓でグルクロン酸と抱合処理された抱合型）と間接型（抱合処理以前の非抱合型）があり、総ビリルビンは、この両方を合わせた総量です。

肝臓や胆道に障害があると、ビリルビンの胆汁への排泄がうまくいかなくなり、類洞へと逆流するため、血液中のビリルビン量が増える結果となります。

一般に、総ビリルビンが二・〇ミリグラム／デシリットル程度に上昇すると、白目が黄色くなり、三・〇ミリグラム／デシリットルを超えると、皮膚に黄疸があらわれます。

◆正常値……〇・三〜一・一ミリグラム／デシリットル

●直接型ビリルビンと間接型ビリルビン

この直接型ビリルビンが血中に異常に増えるのは、肝臓病が増悪期にあるか、胆道に異常がある場合です。

逆に、間接型ビリルビンが増加するのは、多くは溶血性黄疸や体質性黄疸の場合です。

◆正常値……
(直接型)〇〜〇・六ミリグラム／デシリットル
(間接型)〇〜〇・五ミリグラム／デシリットル

●GOT(AST)、GPT(ALT)

GOTは「グルタミン酸オキザロ酢酸トランスアミナーゼ」、GPTは「グルタミン酸ピルビン酸トランスアミナーゼ」の略です。

最近では、何千種類もある酵素の命名法を統一しようとの趣旨から、この二つの酵素も別の名前で呼ばれることがあります。

新しい名称では、GOTをAST(アスパラギン酸塩アミノトランスフェラーゼ)、GPTをALT(アラニン・アミノトランスフェラーゼ)と呼びますが、医療の現場では一般にGOT、GPTがよく使われます。

GOT、GPTを合わせて、単にトランスアミナーゼともいいます。トランスアミナーゼは、前述のように、肝細胞の中にある酵素で、生体にとって不可欠なアミノ酸の合成を促進する働きをしています。肝細胞が破壊されると、これが血液中に流出します。

GOTは心筋、骨格筋、腎臓にも含まれているので、これらの異常によっても増加を示しますが、GPTは肝臓以外の臓器にはごくわずかしか含まれていません。だから、GPT値が上昇した場合、まず間違いなく肝臓に障害が発生していると考えられます。肝疾患では、ふつうGOT、GPTともに上昇し、異常値を示します。

健康人の場合も、わずかながらトランスアミナーゼが血中に存在します。その場合、GOT値がGPT値より高く、GOT／GPT比は一以上となります。

アルコール性脂肪肝の患者の場合も、GOT／GPT比は一以上です。肝硬変となると、これが二以上になります。肝がんではさらに比率が拡大し、三以上になることが多いものです。つまり、症状が悪化するにつれて、GOT値が上昇する傾向があるのです。

逆に、GPT値がGOT値を上回るのは、肥満による脂肪肝、急性肝炎、活動性慢性肝炎（ルポイド肝炎）の場合です。

肝障害を起こしている人のGOT、GPTの数値を見ると、慢性肝炎では多くが二〇〇～三〇〇以下です。肝硬変の場合は、これより低くなりますが、数値が低くても正常値を超えていれば（とくに一〇〇以上は）安心できません。

急性肝炎で黄疸が出たときなどは、GOT、GPTが二〇〇〇～三〇〇〇まで急上昇することがあります。これが一〇〇〇〇を超えるようだと、肝細胞が広範に壊死している可能性が大きく、このようなときは劇症肝炎に移行する恐れが強いので、入院して適切な処置を受ける必要があります。

◆正常値・GOT……一一～三八単位
　　　　・GPT……　六～五〇単位

●γ―GTP
（ガンマ・グルタミルトランスペプチダーゼ）

これは胆道系酵素の一つです。肝臓のほか、腎臓、脾臓にも存在します。しかし、γ―GTPは肝障害に鋭敏な反応を示すので、GOT、GPTとともに、肝機能検査では欠かせません。これは、慢性活動性肝炎、肝硬変、肝がん、あるいは、胆汁鬱滞症になると、血液中に増加します。

また、血中のγ―GTP値は、飲んだアルコール量に比例して上昇することも特徴です。だから、アルコール性肝障害のある人は、ほとんど例外なく、γ―GTP値が高くなります。

慢性肝炎の増悪期にも、GOT、GPTの上昇と平行して、γ-GTPの上昇が見られます。

◆正常値……九〜一〇九単位

●LDH（乳酸脱水素酵素）

LDHは、GOT、GPTと同じく肝細胞の中にある酵素で、糖をエネルギーに変える解糖過程で触媒として働きます。

ただし、LDHは肝臓だけでなく、腎臓、心筋、骨格筋、膵臓、赤血球、がん細胞などにも含まれるため、LDH値が上昇しても、それだけでは肝疾患だと断定はできません。心筋梗塞、腎不全、肺がん、膵臓がん、大腸がんなどの場合も上昇するからです。

しかし、LDH値と同時にGPT値も上昇すれば、肝疾患の疑いが強くなります。電気泳動法でアイソザイム（同位酵素）を区別することができるので、血中のLDHがどの臓器から流出したのかを判別することもできます。

◆正常値……一〇三〜一九〇単位

●ALP（アルカリホスファターゼ）

ALPは胆道系酵素です。肝臓でつくられ、胆汁中へ排泄される酵素です。胆汁鬱滞症が生じると、ALPが血液中に流れ込むことが多いものです。

たとえば、胆石や胆道がんで胆道に障害が起きると、胆汁の流れが阻害され、胆汁が鬱滞します。すると、ALPは肝細胞内を逆流し、血液中に流れ込みます。そのときに黄疸が出ることが多く、黄疸の原因が、胆道にあるか、肝臓にあるかを鑑別するのに役立ちます。

ALPは、肝臓以外でも骨、小腸、胎盤でもつくられますが、電気泳動法でアイソザイムを識別することもできます。

◆正常値……一一七〜三五〇単位

●LAP（ロイシンアミノペプチダーゼ）

LAPは肝臓の胆管上皮細胞に多い蛋白分解酵素です。肝臓のほか、腎臓や腸にも含まれますが、骨には存在しません。だから骨の病気では、当然ながら上昇しません。ここがＡＬＰと異なる点です。ＡＬＰと似ているのは、胆石や胆道がんの場合に上昇することです。

ＬＡＰ値は、急性肝炎や肝硬変のときも異常値を示します。そのとき、同時にＡＬＰ値も上昇すれば、肝疾患か胆道系疾患の疑いが強く、もし、ＬＡＰが正常でＡＬＰだけの上昇なら、骨の異常が疑われます。

◆正常値……二一～四二単位

●ＣｈＥ（コリンエステラーゼ）

この酵素は、肝細胞の破壊によって血中に流れ出す酵素ではありません。肝臓はふだんから、このコリンエステラーゼやアルブミンなどを合成して血中に送り出しています。だから、血清中にはつねに一定量のコリンエステラーゼが存在しなければなりません。

しかし、慢性肝炎や肝硬変で肝機能が低下すると、肝臓の合成能力も衰えます。当然、コリンエステラーゼ値も低下します。アルブミン値も同様で、両者は平行して増減します。だから、両者を同時に測定すれば、慢性肝疾患の経過観察にたいへん役に立ちます。

◆正常値……〇・七～一・二ΔＰＨ

●総蛋白（血清蛋白総量、ＴＰ）

総蛋白とは、血清の中の蛋白の総量のことです。血清とは、一言でいえば、血液を試験管の中で凝固させたときにできる上澄み液のことです。しかし、血清と血漿はよく混同されるので、簡単に説明しておきます。

血液から細胞成分（赤血球・白血球・血小板）を除いた液体成分のことを血漿といいます。この血漿に含まれるフィブリノーゲン（血液凝固に働く繊維素原＝蛋白）を除いた残りの液体成分を、血清と呼びます。これが、血液凝固のあとの上澄み液という意味です。

血清は、黄色みがかった透明の液で、その九〇％以上が水分で、残りは蛋白、糖、脂質、老廃物などの有機物と無機塩類です。なかでも、量がもっとも多いのは蛋白で、血清の七～八％を占めています。これが、ここでいう総蛋白です。

血清蛋白の主成分はアルブミンとグロブリンです。このうち、アルブミンが全体の半分以上を占めています。グロブリンは四種類（α_1、α_2、β、γ）ありますが、γ―グロブリン（免疫グロブリン）がリンパ節でつくられるのを除けば、アルブミンもグロブリンも、そのほとんどが肝臓でつくられています。だから、血清の中に存在する蛋白の量は、肝臓が正常に働いているかどうかの重要な目安になるわけです。

慢性肝疾患、とくに、肝硬変などで肝臓の蛋白代謝（合成）機能が低下すると、総蛋白（とくにアルブミン量）が減少します。逆に、免疫担当のγ―グロブリンだけは目立って増えます。

その結果、アルブミン（A）とグロブリン全体（G）の比率（A／G比）が変化することになります。健康なときのA／G比は一・〇以上です（つまりアルブミンのほうが多い）が、肝硬変になると、それ以下になってしまいます。

アルブミンが減少したということは、肝臓の蛋白合成能の低下を意味します。仮にGOT、GPTが異常に上昇していたとしても、血清蛋白が正常値である場合、まだ、肝臓の働きは失われていないと考えられます。むしろ、総蛋白が低下するほうが、GOT、GPTが極度に上昇するよりももっと深刻な事態だといえます。

このアルブミン量の減少と、後述するプロトロンビン時間の異常が同時にみられたら要注意です。急性肝炎の場合、劇症肝炎になる可能性があるし、肝硬変なら、肝性脳症に発展するかもしれません。その場合、予後不良です。

◆正常値…六・九〜八・四グラム／デシリットル

●血清蛋白分画
（アルブミンと各グロブリンの構成比）

この検査は、総蛋白の中に、各蛋白（アルブミンと四種類のグロブリン）が、それぞれ何％の比率で含まれているのかを、電気泳動法で測定する検査です。

血清を電気泳動にかけると、蛋白はマイナスに帯電しているためプラス極の方向へ移動します。分子が小さいほど移動速度が速いので、分子の小さい順（アルブミン、α_1―グロブリン、α_2―グロブリン、β—グロブリン、γ—グロブリン）に、各蛋白がそれぞれの濃度を示す山をグラフに描きます。これによって、各蛋白が何％の比率で存在しているかが分析されるのです。

　肝疾患では、症状が悪化するにつれてアルブミンが減少します。急性肝炎の場合、劇症化しないかぎりアルブミンの減少は見られません。慢性肝炎の場合は、悪化するにつれて免疫担当のγ—グロブリンが増えるのは、前述のとおりです。肝硬変になると、アルブミンの減少と、γ—グロブリンの増加が著しくなります。

◆正常値

・アルブミン………六一・〇〜七三・〇％
・α_1—グロブリン…　一・四〜　三・九％
・α_2—グロブリン…　四・二〜　八・六％
・β—グロブリン…　六・五〜一一・一％
・γ—グロブリン…一〇・八〜二〇・五％

● 膠質反応（TTT、ZTT）

　TTT（チモール混濁試験）とZTT（硫酸亜鉛混濁試験）の二つは、血清の保護膠質作用を応用した検査です。

　肝臓の蛋白合成能がそこなわれるほど重い肝障害になると、血清蛋白であるアルブミンの血中量が減ってしまいます。とくに、肝硬変の末期ともなると、その減少が著しくなります。逆に、γ—グロブリンは増加します。ZTTは、とくにγ—グロブリンの増加に強く反応します。

　血清中のアルブミンの減少、または、γ—グロブリンの増加があると、TTT、ZTTともに激しく上昇するのが特徴です。

◆正常値

・TTT……〇・六〜五・一単位
・ZTT……二・〇〜七・〇単位

● プロトロンビン時間（PT）

プロトロンビンとは、血液凝固因子です。

血液は、前述のように細胞成分（血球、血小板）と液体成分（血漿）から構成されています。ケガをしたとき出血を止める働きをするのが、血小板と、血漿中に含まれる血液凝固因子（蛋白）です。

　血液凝固因子は現在、第一因子から第十三因子まで発見されていますが、第六因子はいま「空席」

になっているので、実質的には、十二種類ということになります。ちなみに、第八因子欠乏症を血友病A、第九因子欠乏症を血友病Bといいます。

プロトロンビンは第二因子です。これが、第三因子のトロンボプラスチンとカルシウムイオンの作用を受けると、トロンビンという酵素に変わります。これが、第一因子のフィブリノーゲンに働きかけて、フィブリン（繊維素）に変えてしまいます。このフィブリンが、血球をつづり合わせて血液を凝固させるのです。

以上のような止血原理を応用して、血漿に第三因子のトロンボプラスチンを加え、血液が凝固するまでに要した時間（プロトロンビン時間）を測定するのが、この検査です。

プロトロンビンなどの血液凝固因子のほとんどは肝臓で合成され、血中へ送り込まれているので、肝疾患で肝機能が低下すると、プロトロンビンの血中量も減少し、凝固時間が長くなってしまいます。つまり、出血が止まりにくくなるわけです。肝硬変などの重症患者はこれに加えて、血小板も減少するため、よけいに出血しやすくなります。

もし、前述のアルブミン量が減少し、同時にプロトロンビン時間が異常を示しているとしたら、急性肝炎の患者の場合、劇症肝炎になる可能性が大きくなります。また、肝硬変の患者が同じ状態を示していたら、肝性脳症に発展する恐れも否定できません。

健康な人の凝固時間は十一～十五秒です。検体（患者の血漿）の凝固秒数をそのまま検査値とすることもありますが、ふつうは、健康人の凝固時間と比較した比率であらわしています。

◆正常値……七五％以上

●ヘパプラスチンテスト（ＨＰＴ）

これも、血液凝固因子が正常に働いているかどうかをチェックする検査です。肝臓で合成される第二、第七、第一〇因子の複合的な作用を応用したもので、プロトロンビン時間よりも鋭敏な検査といえます。

肝機能が低下すると、血液凝固因子の産生量が減少するのは前述のとおりです。すると、血液凝固の反応時間が長くなります。それを調べるため、血液に試薬を加えて、健康人と凝固時間を比較し、これも比率であらわしています。
◆正常値……八〇〜一五〇%

●総コレステロール

血清コレステロールの大部分は、肝臓で合成されています。

コレステロールというと、動脈硬化や脳卒中、心筋梗塞などを心配して、コレステロール含有量の少ない食品をとるよう心がけている人も多いですが、じつは、コレステロールの大部分（約八〇%）は肝臓でつくられています。しかも、コレステロールは、副腎皮質ホルモンや性ホルモン、胆汁酸などの原料となり、細胞膜の構成成分ともなります。生体内で重要な役割をする脂質なのです。多すぎてもよくないですが、少なすぎるのはもっと深刻な兆候だといえます。

慢性肝炎や肝硬変などの慢性肝疾患や、劇症化した急性肝炎などによって肝機能がそこなわれると、肝臓の脂質代謝（合成）能力も衰えます。すると、血清中のコレステロールが著しく減少します。

逆に、胆汁鬱滞症による黄疸の場合、肝臓は、排泄すべきコレステロールを胆汁中に溶かし込んで排泄することができないため、それが血液中にあふれ出します。こうして胆汁鬱滞症では、肝疾患とは反対に、血清コレステロール値が上昇するのです。

血清総コレステロール検査によって、肝疾患の重症度の判定や、黄疸の原因の鑑別をおこなうこともできます。しかし、血清コレステロールの変化は、肝疾患以外のさまざまな病気でもみられますので、これだけで、肝臓病の判定ができないことはいうまでもありません。
◆正常値……
一二二〜二四四ミリグラム／デシリットル

●ＡＦＰ（α－フェトプロテイン）

ＡＦＰは本来、胎児の肝臓でつくられる糖蛋白の一種です。胎児の血液や羊水中には、高濃度で含まれていますが、健康な成人の血中にはみられません。

ところが、原発性肝細胞がん（他の臓器からの転移ではなく、肝臓で発生したがん）になると、がん細胞がこのAFPをつくり出すことが知られています。肝がん患者におけるAFPの増加は著しく、正常値の五十倍以上から百倍を超えることもまれではありません。

そのため、AFPは現在、原発性肝細胞がんの早期発見にもっとも威力を発揮する腫瘍マーカーの一つとなっています。

肝がんの早期発見だけでなく、その発育状態を推定するためにも役立つし、治療効果の判定にも利用されています。

ただし、慢性肝炎の憎悪期や肝硬変の場合にもAFPが増加するので、これだけで、肝がんと断定することはできません。

◆正常値……二〇ナノグラム／ミリリットル以下

二　その他の検査

画像診断

●超音波診断

これは、腹部エコー検査とも呼ばれています。

超音波とは、人間の耳には聞こえない高い周波数の音のことです。通常、人間の耳で聞くことができるのは一六〜二〇〇〇〇ヘルツの可聴周波の音だから、二〇〇〇〇ヘルツ（二〇キロヘルツ）以上の周波数の音波を超音波といいます。エコー検査で利用される超音波は、二〜一〇メガヘルツの音波です。

エコー検査の原理は、超音波を体表面から内部へ発射し、その反射をコンピュータ処理して、体内の臓器の構造などを画像に描き出すものです。超音波は、X線と違って放射能を浴びる恐れもなく、また、患者に苦痛もありません。加えて、安全で手軽に受けられるのも長所といえます。

人間ドックなどではよく利用されていますし、肝臓病の場合も外来で検査が受けられます。つまり、入院する必要がないのです。産科では、胎児の成長を確かめるためにも使われます。要するに、肝臓にかぎらず、子宮にも、あるいは心臓、胆嚢、膵臓、脾臓、腎臓などの検査にも利用されているのです。

肝臓の場合、昔は判別しにくいケースもあった慢性肝炎と脂肪肝の見極めも、エコー検査でほぼ正確に診断がつくようになりました。

エコー検査で肝臓を調べる場合、肝臓の大きさや形状から、表面の凹凸や、内部の血管、胆管など脈管の状態、細胞内の脂肪の付き方、腫瘍の有無やその形状などにいたるまで、詳細に描出することができるので、病状の解析にたいへん役立ちます。

●CT診断、MRI診断

X線CTは、コンピュータ断層撮影法ともいい、一九七〇年代から実用化されるようになりました。大きな筒の中に体全体を入れて、必要な部分を輪切りの画像に描出して、撮影・観察します。

その名のとおり、X線を三六〇度の方向から当てて、体の内部を軟部組織から骨組織まで連続した濃淡の画像として描き出せるコンピュータ撮影装置なので、超音波エコーでは診断しにくい部位も、正確に写すことができます。診断できる範囲も、エコーよりはるかに広く、頭部から胸部、腹部など体全体を対象とすることができます。

肝臓の場合、腫瘍（肝がん）や肝硬変、脂肪肝などの正確な診断に利用することが多いのですが、CTの場合、X線被曝の関係で、そうひんぱんに受けることはできません。検査費用が高いのも難点です。

その点、強力な磁気の力を利用したMRI（磁気共鳴画像法）は、放射線被曝の心配がなく、同様の輪切りの画像を撮影することができます。画像は、より鮮明です。造影剤を使わずに、肝臓内の血流の状態まで描出できるのは利点です。ただし、ペースメーカーなど金属を体内に入れている人には使えないこと、所要時間が長いこと、検査費用が高いことなどは難点です。

しかし、画像診断の進歩は著しく、CTもMRIも今後さらに改良され、利用しやすいものになっていくことは間違いありません。

最近では、陽電子（ポジトロン）を利用したPETという超高性能の画像診断装置が注目されていますが、非常に高価なため、まだ、日本には三〇台程度しか導入されておらず、もっぱら、研究用に利用され、臨床に使われている例は少ないようです。

●造影剤による検査

造影剤を利用した検査には、血管造影法と胆道造影法があります。

血管造影法は、多くは肝がんや肝血管腫などの診断に用いられます。動脈にカテーテルを差し入れ、そこに造影剤を注入して、血管の走り方などを調べます。肝臓内部の腫瘍の発見や、腫瘍の性質が悪性か良性かの鑑別などにも有効です。また、血管造影法を利用して、後述する肝動脈塞栓術（TAE）という肝がん治療もおこなわれます。

ただし、血管造影法は、出血の危険がある検査なので、入院の必要があり、外来だけでおこなうことはできません。

胆道造影法は、とくに、総胆管の周辺を映像で確かめ、診断するさいに利用されます。胆道系は、超音波やCTなどでは、十分な情報が得られない場合があるからです。

胆道系を造影するにあたっては、造影剤を服用する方法、点滴によって注入する方法、胆管に直接造影剤を注入する方法などがあります。胆道がんや胆石の診断などに活用されています。

腹腔鏡と肝生検

超音波やCTなどによる画像診断が長足の進歩をとげたとはいえ、肝臓を肉眼で直接観察する腹腔鏡や、肝組織の一部を採取して顕微鏡で調べる肝生検という検査法は、いまもなお有効性を失っていません。

とくに、慢性肝炎や肝硬変の確定診断には組織所見が欠かせませんし、各種の治療法の効果判定にも、肝生検による組織の確認が大きな役割を果します。

腹腔鏡・肝生検をおこなう場合は、入院が必要です。

腹腔鏡検査では、患者に鎮痛剤などを投与したあと、お腹を一センチメートルほど切って、腹腔の中に腹腔鏡（先端にカメラをつけた細い管状の内視鏡）を挿入し、肝臓表面の形状・色調その他を観察したり撮影したりします。経験を積んだ医師なら、肝臓を直接見れば、病状がどの程度進行しているか、はっきりと判定できます。

健康な肝臓は表面が滑らかで、赤褐色をおびていますが、慢性肝炎になると一般に表面が白っぽくなります。これは、肝臓をつつむ被膜が肥厚して不透明になるからです。また、表面にやや凹凸が生じ、光沢が失われます。微細な陥凹やしわも見られます。表面の色調が燃えるような赤色になったり、暗赤色になる場合もあります。さらに、肝硬変になると、豆のように盛り上がった結節が全体に散在するのが認められ、表面は硬化し、ゴツゴツした感じになります。

肝生検は、一般に腹腔鏡検査時に同時におこない（腹腔鏡下肝生検）、肝臓に細い針を刺して、ごく小さな組織片を採取します。採取した組織片を顕微鏡で調べることによって、肝小葉とくに門脈域の変化を細胞レベルで確認することができます。

最近では、超音波で肝臓の内部を見ながらおこなう肝生検（超音波下肝生検）も実施されています。超音波を利用すれば、腫瘍の組織を採取して、良性か悪性かの判定をおこなうこともできます。

腹腔鏡と肝生検によって慢性肝炎や肝硬変、肝がんの進行度（病期）を判定したり、治療方針を決定することができるため、これらは、たいへん有効な検査法として活用されています。

第三章　肝臓の病気

本章では、おおまかに肝臓病の全体を概観しておきます。

一では、ウイルス肝炎を中心に、急性肝炎、劇症肝炎、慢性肝炎、肝硬変、肝がんについて解説します。二では、ウイルス肝炎以外の肝臓病について簡単に触れます。

一　肝臓病のいろいろ

肝臓病にもいろいろあります。最近、増加傾向にあるのが脂肪肝です。これは、肥満、糖尿病、過度のアルコール摂取（飲酒）などが増えていることと関係が深いものです。これも、広い意味で文明国の成人病の一つといっていいでしょう。

しかし、肝疾患の主力は、なんといっても慢性肝炎、とくに、ウイルス肝炎です。肝炎とは、一般的にいえば「肝臓で進行する炎症性疾患」のことですが、そのおもな原因は、日本では肝炎ウイルスです。

ウイルス肝炎は、その原因となるウイルスによってA型・B型・C型・D型・E型の五種類があるとされてきました。しかし、そのほかにもF型とG型が存在します。F型は、医学的には完全に証明されていませんが、存在する可能性がきわめて高く、G型肝炎ウイルスは一九九五年、米国で遺伝子が確認されました。G型肝炎ウイルスが輸血によって感染することは、つい最近、著者をはじめとする虎の門病院消化器科の研究によって確認されました。したがって、ウイルス肝炎には、少なくとも七種類があるといえます（各種の肝炎ウイルスについては、第四章で詳述します）。

肝臓病には、ウイルス肝炎や脂肪肝のほか、アルコール性肝障害、薬剤性肝障害、自己免疫性肝炎、先天性の代謝異常による肝臓病などがあげられます。しかし、日本で一番問題となっているのはウイルス肝炎であり、とりわけ、B型とC型の慢性肝炎です。なぜなら、命にかかわる肝硬変や肝がんは、これらの慢性肝炎から進展するケースがほとんどで、患者数も多いためです。

ウイルス肝炎にも急性と慢性の別があります。

C型肝炎を除けば、急性肝炎のほとんどは、慢性化することなく治癒するので、致命的な病気とはなりません。ただ、まれに急性肝炎が劇症化し、劇症肝炎となる場合もあるので注意が必要です。劇症肝炎の死亡率は高いのです。

慢性肝炎は一般に「六カ月以上、肝機能検査値の異常と、ウイルス感染が持続している病態」と定義されています。日本では、慢性肝炎のほとんどがウイルス肝炎なので、慢性肝炎といえば、ウイルス性慢性肝炎と考えてさしつかえありません。

なお、肝炎ウイルス以外にも、肝炎を引き起こすウイルスが存在します。たとえば、EBウイルス、サイトメガロウイルス、単純ヘルペスウイルスなどがそうで、そのほかにも、多くの種類の原因ウイルスがあります。

臨床的には、病原ウイルスを確定するために、各種の肝炎ウイルスに該当しない場合は、EBウイルス、サイトメガロウイルス、単純ヘルペスウイルスの感染の有無を調べることも必要になります。

肝炎においては、以下に述べるように、症状もさまざまです。また、病気の進行度（病期）に応じて、肝臓の組織上の変化（病理組織学的所見）も一様ではありません。

急性肝炎

急性肝炎を引き起こす原因のほとんどは、A型・B型・C型の肝炎ウイルスです。このどれかに感染した結果、急性肝炎の症状があらわれることになります。D型とE型の肝炎ウイルスも急性肝炎の原因となりえますが、日本では、その可能性はほとんどありません。

感染経路は、ウイルスの種類によって違います。A型・E型は経口感染します。つまり、水や食物から感染します。A型もE型も、ウイルスは患者の糞便とともに排泄されるので、病原大腸菌などと同じような衛生管理が望まれます。ただしE型は日本での感染はなく、インド、ネパールなどに多いものです。A型は日本では水系感染が多く、とくに生牡蛎による感染例が少なくありません。

B型・C型・D型は経皮感染します。経皮感染とは、輸血や注射針などによる感染のことで、感染者の血液が直接体内に入ることによる感染です。C型は、ほとんどがこれだと考えられます。B型の場合はそれに加えて、感染者の体液（血液・精液・膣分泌液・母乳など）との直接の接触で感染するケースもあります。これも、経皮感染といいます。

とくにB型急性肝炎は、感染者（無症候性キャリア）の多い東南アジア諸国での性的接触に気をつけるべきでしょう。

B型肝炎患者にだけ重感染するD型肝炎も急性症状を引き起こしますが、日本ではほとんどみられないので、とくに気にする必要はないでしょう。

急性肝炎は、感染後すぐに発病するわけではありません。

A型肝炎の場合、感染してから二～六週間の潜伏期間のあとに発病します。B型肝炎の潜伏期間は、一～六カ月と幅がありますが、三カ月で発病するケースが多く、C型肝炎の場合は、二週間～六カ月ぐらいの潜伏期間があります。

急性症状のあらわれ方を見ると、A型は急激で、B型がそれに次ぎます。ただし、B型は徐々に発症することもあります。C型は一般に発症がゆるやかで、しかも症状が軽く、感染に気づかない人もいます。しかし、C型だけは、一過性の急性肝炎が持続性の慢性肝炎に移行する可能性があるため、症状には十分に注意をはらうべきです。

急性肝炎が発症すると、多くはインフルエンザ様の症状と消化器症状が出ます。たとえば、食欲がなくなり、体がだるくなります。しばらくすると、高熱を出したり、寒気がしたりします。頭痛や吐き気に襲われることもあります。「風邪をひいたかな？」と誤解する人もいますが、自己診断は禁物で、早めに受診すべきです。

それを過ぎると、尿の色が褐色になり、やがて体中に黄疸症状があらわれます。肝細胞が炎症を起こし、壊死して、肝臓が正常に働かなくなった結果、ビリルビン（赤褐色の胆汁色素）の排泄がうまくいかず、血液中に急増するからです。ビリルビンが増えつづけると、尿は褐色から濃褐色になります。ひどいときには、醤油のような色になることもあります。

黄疸が出て、初めて病院で受診する人も少なくありません。ただ、十歳以下の小児の場合、こうした症状が出ないこともあります。

黄疸があらわれるころ、肝炎ウイルスの増殖とそれに対する生体側からの反撃（免疫反応）はピークを迎えます。黄疸が出るころには、他の症状は自然にやわらぎます。黄疸は約一～二週間で消えます。そして、三週間目ごろからは運動制限もゆるめられ、一～二ヵ月の入院加療で退院できることが多いものです。

医師の指示がある間は、たとえ症状がやわらいでも安静が必要です。寝ている状態にくらべると、立っている状態では、肝臓に送られる血液の流入量が半分近くにまで減るからです。走ったりすれば、肝臓への血液流入量は十分の二から十分の一程度にまで減少してしまいます。だから横になって安静にし、十分な栄養をとって肝臓に血液（栄養分）を送り、肝細胞を支援しなければなりません。

A型急性肝炎は、めったに劇症化することはありません。体力の弱った高齢者などは劇症化も注意すべきですが、一般には安静にして必要な栄養を補給していれば、ほぼ一〇〇％治ると考えてよいでしょう。それにA型の急性肝炎は、一度かかるとウイルス抗原に対する中和抗体、つまり免疫ができるので、再び感染することはありません。

B型の場合も症状は似ています。体に免疫能がそなわった三歳以上の年齢で感染したら（もちろん大人も）、すべて急性肝炎を発症します。そして治癒します。慢性化することはありませんが、三歳以下で感染すると、持続感染し、将来、慢性肝炎になる可能性があります。

C型急性肝炎は、前述のように症状が軽いのが特徴です。しかし、C型は、慢性化する恐れがあるので、急性肝炎の時点で適切な診断を受ける必要があります。持続感染している場合は、将来慢性肝炎を発症する可能性があるので、定期的な検査と監視が欠かせません。

劇症肝炎

劇症肝炎には、ウイルス性と薬剤性がありますが、ここでは、ウイルス性の劇症肝炎を想定して説明します。

日本では、年間三千人ほどが急性肝炎から劇症肝炎に移行することがあり、急性肝炎患者の約一%にあたります。体力の弱った人や高齢者がかかりやすく、A型にはほとんどありませんが、B型、C型の急性肝炎患者は注意する必要があります。劇症肝炎になると、死亡率は七〇%以上です。

急性肝炎の場合、ふつうは、黄疸が出てから一週間もすると、発熱やだるさといった自覚症状がやわらいできますが、劇症肝炎の場合、症状がやわらぐどころか、黄疸がおさまらず、高熱が出たり、食欲不振に陥ったり、吐き気や頭痛がいっそう激しくなったりします。

このような症状があらわれたら、劇症肝炎を疑わなければなりません。肝細胞が急速かつ広範に破壊されている恐れがあるからです。

劇症肝炎ですと、つづいて急性肝不全の症状があらわれます。すなわち、①黄疸がひどくなる、②鼻血・歯肉出血・皮膚点状出血・消化管出血などの出血傾向がある、③脈拍が激しい、④呼吸が荒い、⑤表情が乏しくなる、⑥精神神経症状があらわれる、⑦肝性昏睡に陥る、などの症状があらわれるのです。

そのうち、⑥精神神経症状や、⑦肝性昏睡などの肝性脳症は、肝硬変の場合にも出ることのある症状ですが、ここで説明しておきます。

劇症肝炎になると、肝臓の代謝能力や解毒作用がいちじるしく低下します。また、循環障害も生じます。腸管内のアミノ酸その他の含窒素化合物が腸内細菌（悪玉菌）によって分解されると、アンモニアなどの有毒物質が発生しますが、それが、肝臓で解毒されることなく、血液中に流入するのです。肝細胞の内部でも、アミノ酸の分解によってアンモニアが発生することは、「解毒作用」の項でも述べたとおりです。

その結果、血流に乗ったアンモニアは体中を駆けめぐります。そして、脳にも入り込み、その毒性で脳に障害を引き起こします。

こうして患者は、精神や神経に異常をきたしたような状態になったり、昏睡状態（肝性昏睡）に陥ってしまうのです。

肝性昏睡には、次のような五つの進行段階（昏睡度）があります。

◎Ⅰ度……睡眠と覚醒の生活リズムが逆転します。夜になっても眠られず、昼間に眠くなります。また、生活態度がどことなく投げやりになります。多幸気分になったり、抑鬱状態になったりします。

◎Ⅱ度……時と場所を了解する「指南力」障害があらわれます。日時がわからず、トイレと台所を間違えたり、物を取り違えます。簡単な計算もできなくなります。ウトウトすること（傾眠状態）もあり、鳥のはばたきのように手をしきりに震わせる「はばたき振戦」も出てきます。

◎Ⅲ度……時と場所をほとんど理解できません。しばしば興奮状態になり、反抗的態度をみせます。よく眠り（嗜眠状態）、ときどき激しい痙攣（はばたき振戦）を起こします。ただし、外から刺激すると、目を開きます。

◎Ⅳ度……完全に意識を失います（昏睡）。しかし、痛みなどの刺激には反応します（手を払いのける動作や顔をしかめるなど）。

◎Ⅴ度……深い昏睡に陥ります（深昏睡）。どんな刺激にもまったく反応しません。

以上のような肝性昏睡の進行には個人差があります。ひどい場合は、一日か二日でⅤ度の段階まで進み、そのまま帰らぬ人となることもあります。

肝臓が、いかに再生力の強い臓器であっても、劇症肝炎の進行が速いと、回復が追いつかないこともあります。肝臓の再生力を上回るスピードで肝細胞の広範な破壊が進行した場合、急激に全身症状があらわれ、死にいたる例も多いものです。

劇症肝炎には合併症として、急性腎不全、脳浮腫、感染症などがともなうこともあります。治療にも困難さがつきまといます。

とはいえ、以前は八〇〜九〇％といわれた死亡率が、治療技術の向上のおかげで、最近では七〇％台にまで低下しました。

なお、劇症肝炎は、急性型と亜急性型に分けられます。急性型は発症から一〇日以内に肝性脳症（精神神経症状や肝性昏睡などの意識障害）があらわれるものをいい、それ以後にあらわれるものを亜急性型といいます。予後は、亜急性型のほうが悪いものです。

急性型劇症肝炎のうち、発症から数日以内に死亡するケースのように、急激な進行を示す例を、電撃型と呼ぶこともあります。

慢性肝炎

慢性肝炎には、ほとんど自覚症状がありません。だから、病気が発見されにくい、という難点があるのも事実です。集団検診や人間ドック、あるいは、献血などでたまたま肝障害を発見されて、初めて受診し、慢性肝炎と診断される例も少なくありません。

A型肝炎は急性だけで、慢性はありません。

B型肝炎の場合、急性肝炎から慢性肝炎に移行することはありません。慢性肝炎になるのは、出生時から三歳以前の時期に、母親から感染してキャリアとなった人たちがほとんどです。免疫力が形成される三歳以後にB型ウイルスに感染した場合、急性肝炎で終わります。

三歳以前で感染してキャリアになった場合でも、成長後に発病するのはキャリアの人々の一〇～二〇％程度です。だからキャリアの多くが、肝炎を発症することなく、健康な生活を送ることができると考えていいでしょう。

しかし成人後、無症候性キャリアから急性発症する場合もありますから要注意です。この場合、キャリアであることがすでにわかっていればよいのですが、急性発症によって初めて肝炎との診断を受けた場合、外見上は急性肝炎（一過性感染）との区別がつきませんから、治った（つまり症状が治まった）といっても安心はできません。その後の持続感染の有無が問題となります。

もし、定期的な受診・検査を怠って、持続感染に気づかずに過ごした場合、自覚症状のない慢性肝炎が進行していることも多いものです。こうして、慢性肝炎になったことに気づかないまま二十代を過ごすことがあります。このときはまだ「軽度」の慢性肝炎ですが、三十代で「中等度」、そして四十代で「高度」の慢性肝炎と、徐々に病状が悪化することになります。

高度の慢性肝炎に進むと、肝細胞の壊死が広がり、線維化が進みます。こうなると肝硬変の一歩手前です。この状態だと、ふつうは全身がだるいとか、風邪に似た症状が出ることが多いのですが、自覚症状には個人差が大きく、ほとんどそれを感じない人もいます。仕事で疲れているとか、酒の飲み過ぎと、取り違えている場合もあります。

その結果、五十代でいきなり肝硬変が発見される人も多いのです。肝硬変になると、食欲不振、出血傾向（鼻出血など）、腹部膨満感（腹水）、下肢の浮腫、顔がどす黒くなる皮膚色素沈着など、目立った症状があらわれるからです。さらに、一部の人では肝がんを発症している場合もあります。

B型慢性肝炎は、以上のような経過をたどる例が少なくありません。もちろん、軽度や中等度の段階で慢性肝炎が発見されて治療を受け、完治する例も多いので、早期発見が重要です。

B型慢性肝炎の場合、著者が開発したステロイド離脱療法をはじめとして、インターフェロン療法など、ほぼ治療法が確立されています。だから早めに治療を受ければ治ると考えてよいでしょう。

次に、B型以上に気をつけなければならないのが、C型の慢性肝炎です。

C型肝炎は、年齢を問わず、一過性感染からそのまま持続感染に移行するケースが多く、C型急性肝炎患者の三〇～四〇％は完全に治りますが、残りの六〇～七〇％が慢性肝炎に移行するのです。なぜそんなに慢性化しやすいのか、理由はよくわかっていません。

C型慢性肝炎は、B型より症状が軽いため、気がつかないまま慢性化することが多く、C型慢性肝炎の約二〇％がやがて肝硬変へと進展します。

C型慢性肝炎も、経過としては軽度、中等度、高度と進行することに変わりはありません。しかし、気づいたときはすでに肝硬変になっていた、という例も少なくないのです。

その進行度合いは、感染経路によって違います。たとえば、輸血で感染した場合は、早ければ二十年ぐらいで肝硬変になります。それから五～十年後に肝がんを合併する、という経過をたどる例も少なくありません。注射針などによる感染の場合、体内に入るウイルスの量が少ないせいか、肝硬変になる例は少なく、なったとしても、多くは三十年以上かかります。

　しかし、現在では、C型慢性肝炎にも新しい治療法が開発されてきました。C型慢性肝炎のほぼ半数は、インターフェロン療法で治ります。万一、インターフェロン療法で効果がない場合でも、グリチルリチン製剤療法などで進行を抑えることができます。GOT、GPTを有力な指標としながら、グリチルリチン製剤療法などで肝細胞の破壊を抑える療法を根気強くつづければ、慢性肝炎の進行を止めることが可能です。そのまま天寿をまっとうすれば、キャリアといっても、ふつうの人と同じ人生を歩むことができます。

　いずれにしても、治療が早ければ早いほど治癒する可能性が高いものです。

　なお慢性肝炎は、前述したように「六カ月以上、肝機能検査値の異常とウイルス感染が持続している病態」と定義されますが、慢性肝炎の進行段階は、肝生検による組織所見に基づいて数段階に区分されます。

　組織学的にいうと、慢性肝炎の所見は、門脈域にリンパ球を主体とした細胞浸潤と線維化が認められ、肝実質内には種々の程度の変性・壊死が認められる状態です。そこで、「線維化」の程度、および「壊死・炎症」の程度にしたがって、進行段階が区分されます。

　従来はヨーロッパ分類に基づいて、CPH（慢性持続性肝炎＝軽度の慢性肝炎）、CH2A（慢性活動性肝炎2A＝中等度の慢性肝炎）、CH2B（慢性活動性肝炎2B＝高度の慢性肝炎）と区分されることが多かったのですが、最近では、日本の新しい犬山分類が用いられます。

　新しい犬山分類によれば、「線維化」の程度に応じて、F0（線維化なし）、F1（門脈域の線維性拡大）、F2（線維性架橋形成）、F3（小葉のひずみを伴う線維性架橋形成）、F4（肝硬変）の五段階に分けられます。また「壊死・炎症」の程度に応じて、A0（壊死・炎症所見なし）、A1（軽度の壊死・炎症所見）、A2（中等度の壊死・炎症所見）、A3（高度の壊死・炎症所見）に区分されます。

　慢性肝炎の進行段階については、「B型慢性肝炎の自然経過」のところでも再度ふれるので、そちらを参照してください。

肝硬変

肝臓が、再生力の強い臓器であることはたびたび述べてきました。肝硬変は、この再生力・修復力と関係が深いものです。

肝硬変は、必ずしも慢性肝炎だけを原因とする病気ではありません。B型・C型の慢性肝炎から進展するほかに、アルコール性肝炎、自己免疫性肝炎、脂肪肝、各種の代謝異常、胆汁鬱滞症などから肝硬変にいたる場合もあります。とくに、欧米でもっとも多いのは、アルコール性肝炎から肝硬変になるケースです。

しかし日本では、慢性肝炎から肝硬変に移行するケースが圧倒的に多いため、ここでは、慢性肝炎を原因とした肝硬変を中心に解説します。

慢性肝炎は、肝細胞の破壊と修復を繰り返しながら進行します。だから、病気が慢性肝炎のままで、それ以上に進行しないのなら、終生、この病気とつきあいながら生きていくこともできるでしょう。

しかし、慢性肝炎が高度の段階からさらに進行すると、肝臓の組織や構造がもう元にはもどれない状態にまで変形します。この段階が肝硬変です。

慢性肝炎なら、まだ、健康な肝臓を取りもどすことも可能です。しかし肝硬変になると、肝小葉間の結合組織に線維の形成が生じ、この増生した線維が肝実質細胞を包囲してしまいます。これを肉眼で見ると、肝表面がデコボコで、いかにもゴツゴツした印象を受けます。

このように、肝臓の組織構造に変性が生じるのは、肝臓の再生力と深い関係があります。ふつう、肝炎などによって肝細胞が破壊されただけでは、すぐに肝硬変になることはありません。たとえ、多数の細胞が破壊されようとも、肝臓は、その再生力で自分を修復してしまうからです。

では、なぜ肝硬変という回復不能な状態が生じるのでしょうか。

仮に慢性肝炎その他の原因で肝細胞の破壊が進行したとしましょう。すると、肝臓は破壊された肝組織を元どおりに修復しようと再生機能を働かせます。しかし、高度な慢性肝炎などになると、肝細胞の壊死が広範に生じているので、修復作業がなかなかはかどりません。いわば、再生するそばから壊死が生じる状態だといえます。そこで助っ人が登場します。もともと肝細胞同士の結合組織であった線維成分が、肝臓の再生に駆り出されるのです。結合組織の線維は、破壊された肝細胞の欠落を必死に埋めていきます。

線維成分によって肝細胞の欠落が埋められると、今度は肝小葉が本来の働きができなくなります。肝細胞の正常な配列が困難になるからです。再生された肝細胞は線維に取り囲まれているために、規則正しいはずの配列がいびつになってしまいます。こうして、肝組織の構造が変わってしまうのです。この部分を「再生結節」（偽小葉結節）といいます。

再生結節がたくさん構築されると、肝臓はもう元にはもどれません。この状態が肝硬変なのです。

この状態でもっとも問題なのは、門脈血流に異常が生じることです。肝臓の働きのもっとも重要な部分、すなわち「血液成分の化学処理」の素材を供給する機能血管（門脈）が、肝細胞に肝心の血液を提供できなくなるのです。門脈の血流量が大きく減少してしまいます。

すると、門脈へ流れ込むべき血液がつまった状態になり、門脈圧亢進症があらわれます。この症状を中心に、肝硬変はさまざまな臨床症状を呈することになります。

第一に、門脈圧亢進症を原因として、食道静脈瘤、肝内静脈系短絡、消化管出血、脾腫（脾臓の腫れ）、鼻出血などの症状が見られます。

第二に、血流量の減少から肝細胞機能の低下が生じ、そこからアルブミン、血液凝固因子などの産生障害が起こります。これは、低アルブミン血症や出血傾向につながります。また、ホルモン代謝・排泄も阻害されるため、手掌紅斑、クモ状血管腫、女性化乳房などが出現します。さらに、黄疸、腹水、肝性脳症もその結果です。

黄疸、腹水、脾腫（脾臓の腫れ）の三つは、以前から肝硬変の代表的症状といわれてきました。

しかし、初期の段階では、ほとんど症状があらわれません。この時期を「代償期」といい、そこから病状が進んで黄疸や腹水などの症状が出る時期を「非代償期」と呼びます。治療方法も「代償期」と「非代償期」とでは違うので、医師の指示に従うことが大切です。

肝硬変の症状のなかでも重大なのが、食道静脈瘤、肝性脳症などでしょう。また日本では、肝硬変は、肝がんを合併することがよくあります。

肝がん

原発性肝がんは、日本のがん死亡例の順位でいうと、男性が三位、女性が五位にランクされています。

原発性肝がんは、肝細胞がん、胆管細胞がん、両者の混合型の三種に分けることができますが、そのうち、肝細胞がんがもっとも多く、全体の九五％以上を占めています。

従来から、B型肝炎ウイルスと肝細胞がんには、重大な関係があることがわかっていました。では、C型肝炎ウイルスの場合はどうでしょうか。

虎の門病院では、C型慢性肝炎と肝がんの関係を統計的に調べたことがあります。その結果によれば、肝がん患者の八〇％以上がC型肝炎ウイルスのキャリアであることがわかりました。肝細胞がんは、B型肝炎だけでなく、C型肝炎とも関係が深いことは、今や常識となっています。

しかし、今のところ、B型、C型の肝炎ウイルスが、どのような機序で肝がんにつながっているのか、その発がんのメカニズムなどは、まだ完全に解明されてはいません。

さて、肝がんも、肝硬変と同じく初期の段階では、ほとんど症状があらわれない病気です。だるい、疲れやすい、食欲がない、吐き気がする、といった症状はみられますが、これを肝がんに特有の症状ということはできません。腹が張ったり（腹部膨満感）、右上腹部に痛みを感じることもありますが、これは肝硬変でもみられます。がんが進行すると、これに発熱も加わります。

肝がんの場合、がん細胞が増殖するにつれて肝臓が大きく腫れてくるので、肝臓を包む被膜を圧迫することになり、そのため、上腹部に痛みを感じる場合があります。肝臓は血のかたまりのような臓器です。当然、がん細胞も血液を含みながら増殖します。増殖が進み、肝臓がどんどん腫れあがると、肝臓を覆っている被膜が破れてしまうことがあります。すると、腹腔内部に大量に出血することになります。

これは、肝硬変で食道静脈瘤が破裂した場合と違ってわかりにくいものです。食道静脈瘤の破裂なら、胃から大量に吐血するので誰の目にも明らかですが、腹腔内部に出血したのでは、外からではわかりにくいのです。

ときに、このような症状がみられることもありますが、そうなってから肝がんを発見したのでは手遅れです。

そこで、早期発見のためには、検査が重要となるわけです。

腫瘍マーカーであるα―フェトプロテイン（AFP）はスクリーニングによく用いられます。しかし、小さながんはこれに反応しないことが多く、早期発見の決め手は映像診断です。

超音波、X線CT、MRI、血管造影、さらには（超音波映像下の）肝生検などによって、早期の肝がんを発見、または、確定診断することができます。

治療法も多様で、肝切除、肝動脈塞栓法（TAE）、エタノール注入療法、抗がん剤療法、免疫療法、放射線療法などがあります。

肝がんには、肝硬変の合併がよくあります。日本の肝がん患者の約八〇％が、肝硬変を合併しています。逆に、肝硬変患者の約半数が肝がんを発症します。

ですから、高度の慢性肝炎や肝硬変の患者は、肝がんのハイリスク・グループといえます。定期的な検診が予防の第一歩なのです。

二　その他の肝臓病

脂肪肝

脂肪肝とは、肝細胞に中性脂肪（トリグリセリド）が過剰に蓄積した状態をいいます。とくに厳密な基準があるわけではありませんが、一つの目安として、肝小葉の肝細胞の三〇％以上に中性脂肪がたまった状態、と考えればよいでしょう。

ふつう、健康人の肝臓には三～五％程度の脂質が含まれていますが、その多くはリン脂質です。ほかに、コレステロールも含まれますが、中性脂肪はごくわずかです。

肝臓に中性脂肪がたまりすぎる原因は、近年の日本ではアルコールの飲み過ぎ、肥満、糖尿病がほとんどです。中性脂肪は、脂肪酸から合成されますが、食物に含まれる脂肪にかぎらず、アルコールや糖質も脂肪酸の原料となります。だから、飲み過ぎや食べ過ぎを重ねると、血液中の脂肪酸が増加し、それが、肝臓で中性脂肪へと合成されるわけです。

また、糖尿病の場合、ブドウ糖を細胞内に取り込むためのインスリンの作用が低下しているので、ブドウ糖の血中量が増えています。そのため、血液中の脂肪酸が増え、高脂血症の状態になっています。これも、肝臓で合成される中性脂肪を増やす結果となり、肝臓に中性脂肪を蓄積させてしまうのです。

脂肪肝を治すには、食べ過ぎや飲み過ぎをやめ、適切な食事療法と運動療法が一番です。脂肪肝の段階ならそれで完全に治すことができます。

ただし、糖尿病性脂肪肝の場合は、原因となっている糖尿病を治すことが先決です。

アルコール性肝障害

アルコールを長期にわたって継続的・大量に摂取していると、アルコール性肝障害になることがよくあります。一般に「日本酒換算で一日三合、飲酒歴五年以上の人」を「常習飲酒家」といい、「一日五合、飲酒歴十年以上の人」は「大酒家」とされています。

たしかに、後者などは肝硬変になる例が多いといわれています。なぜなら、一日五合も飲めば、肝臓はほとんど二十四時間、アルコールとアセトアルデヒドの処理のために酷使されるからです。やっと一日分を処理し終わったかと思うと、次の酒が流し込まれるのですから、これでは、肝臓が休む暇もありません。肝臓は、アルコール処理のためだけにあるわけではないのですから、これだけ酷使されれば、障害が起きないほうが不思議です。大酒家は「緩慢な自殺」を図っているに等しい、といったら言い過ぎでしょうか。「せめて週に二日の『休肝日』を」といわれるのは理由のないことではありません。連続二日の『休肝日』で肝臓にも休暇を与えていただきたいと思います。

さて、アルコール性肝障害には脂肪肝、アルコール性肝炎、肝線維症、肝硬変などが含まれます。

脂肪肝やアルコール性肝炎の場合、禁酒すれば治ることが多いものです。脂肪肝には自覚症状がありませんが、アルコール性肝炎になると、食欲不振、吐き気、だるさ、あるいは腹水や黄疸などの症状が出ることもあります。もちろん個人差があるので、自覚症状を感じない人もいます。

肝線維症になると、肝細胞が長い間、破壊と修復を繰り返した結果、結合組織が増殖して線維状になってしまいます。

さらに肝硬変になると、線維状になった結合組織がさらに増殖して瘢痕となり、隆起した肝細胞の塊である再生結節を取り囲む状態となります。肝臓の表面は、もはや凹凸だらけでゴツゴツした状態です。こうなると、もう元へはもどれません。

通常は、脂肪肝→アルコール性肝炎→肝線維症→肝硬変と進行しますが、なかには、気がついたら脂肪肝からいきなり肝硬変へと進んでいた、というケースもありますから油断はできません。治療は早いほうがよいのです。

薬剤性肝障害

薬剤に起因する肝障害には、中毒性とアレルギー性の二種類があります。どちらも、急性の肝障害です。

近年、中毒性の肝障害は減っているようです。昔は、抗生物質の服用などで中毒性肝障害を起こす例もみられましたが、新薬のチェックが厳しくなっている現在では、中毒を起こすような薬が認可されることはまずありません。近年では、薬を大量に飲んで自殺を図った場合（自殺未遂）や、間違って大量に服用した場合（誤飲事故）などに生じます。

アレルギー性の肝障害は、本人の体質に合わない薬を服用したり、注射したりした場合に起こります。最近の薬剤性肝障害のほとんどは、アレルギー性です。

症状は急性ウィルス肝炎とよく似ています。なかには、劇症化する例もあるので注意が必要です。ただし、一般的には、原因となった薬をやめれば、だいたい三カ月以内には治癒します。

先天性の肝臓病

代謝異常で肝臓に銅が沈着するウイルソン病や、やはり、代謝異常で鉄が沈着するヘモクロマトーシス、あるいは、生まれつき胆道が閉じている先天性胆道閉鎖症などは、先天性の肝臓病です。

ウイルソン病は、体内に蓄積した過剰な銅を除去し、エビ・カニ・ナッツ類など、銅を多量に含む食品を制限する治療がおこなわれます。

ヘモクロマトーシスの場合、瀉血が有効な治療法となっています。これも、過剰な鉄分を排除するためです。

先天性胆道閉鎖症は、黄疸などによって乳児期に発見される病気で、放置すると、一歳半ほどで致命的な症状におちいる恐れもあります。これは、先天的に肝外胆管が欠損しているため、進行性の胆汁性肝硬変にいたります。そこで、胆管腸吻合術という手術をおこなって、胆汁の通路を確保することになります。それでも胆汁の流出が悪いときは、肝移植しか方法がありません。

第四章　肝炎ウイルス

本章では、肝炎ウイルスとはどのようなものかについて解説します。

一では、一般的なウイルスの構造や感染様式を中心に、また二では、六つの肝炎ウイルスについて、おもな特徴を説明します。

六つの肝炎ウイルスのうち、A型・B型・C型・D型・E型の五種類は、すでに一般によく知られていますが、六番目のG型肝炎ウイルスは最近、新しく発見されたものです。

なお、アルファベット順でいうとA～EとGの間にFが抜けていますが、F型肝炎ウイルスは以前から存在が確実視されているものの、まだ完全には解明されていないため、空席になっています。

一　肝炎ウイルスの構造

ウイルス粒子の構造

一般に、ウイルスは感染の相手、すなわち、宿主によって三つに分けることができます。第一に、動物に感染する動物ウイルス、第二に、植物に感染する植物ウイルス、第三に、細菌に感染する細菌ウイルスです。細菌ウイルスは、バクテリオファージ、または単にファージともいいます。

細菌ウイルス（バクテリオファージ）は、宿主が細菌という微生物ですので、ウイルスが体ごと菌体内に侵入することはありません。遺伝子だけを宿主内部へ注入するのです。

しかし、動物ウイルスや植物ウイルスは、当然ながら体ごと宿主細胞の内部に侵入します。たとえば肝炎ウイルスの大きさは、種類にもよりますが、だいたい二七～六五ナノメーター（一ナノメーターは、百万分の一ミリです）の範囲内です。

これに対して、肝細胞の大きさは約二五マイクロメートル（一マイクロメートルは、千分の一ミリです）。およそウイルスの四百～千倍近い大きさです。肝炎ウイルスを人間にたとえれば、肝細胞は高さ千メートル級の山にも匹敵します。大きさの問題だけでいえば、肝炎ウイルスが肝細胞の中に入り込むことなど造作もありません。

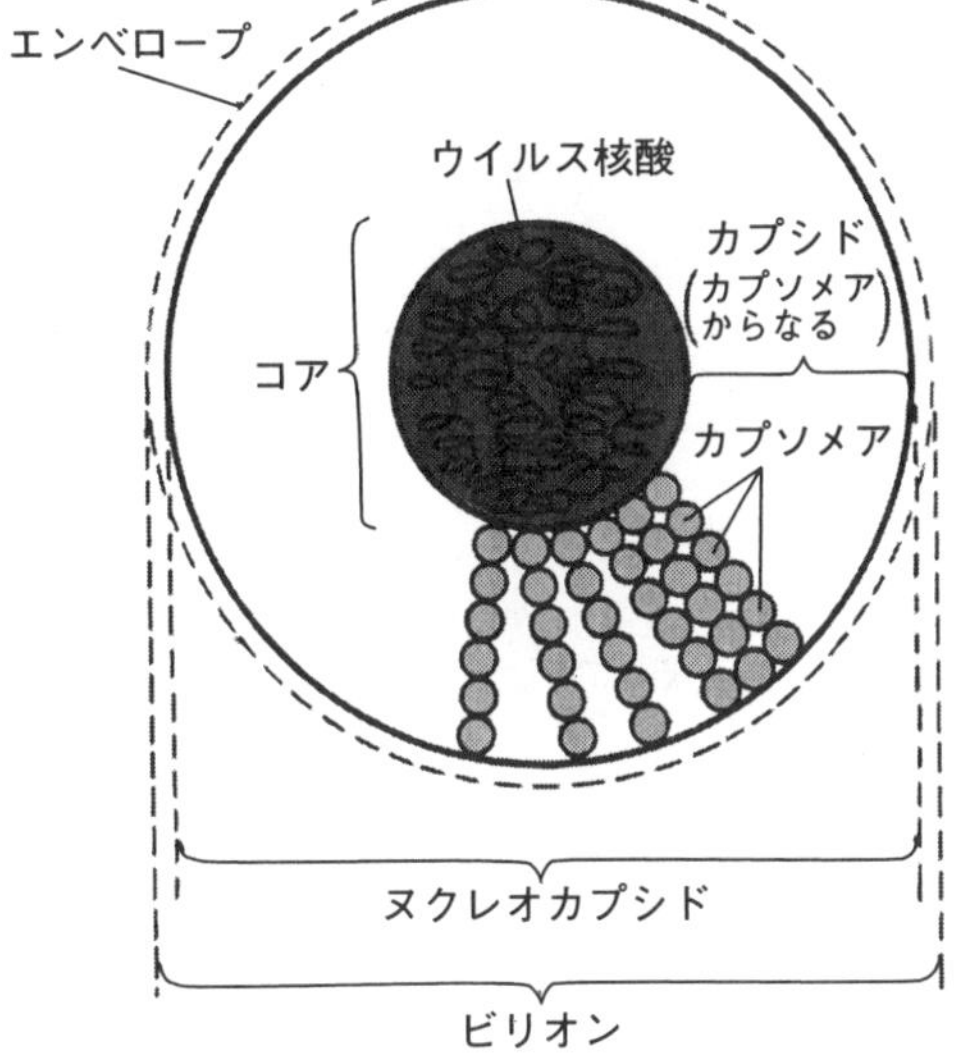

図14　ウイルスの構造

では、ウイルスの構造はどうなっているのでしょうか。

成熟した一個のウイルス粒子をビリオンといいますが、ビリオンの外形を見ると、動物ウイルスでは、球体、正二十面体、砲弾形、煉瓦形などの形をしています。肝炎ウイルスは、ほとんどが球体です。

ウイルスの構造は単純です。核酸（DNAまたはRNA）とそれを包む蛋白の殻（カプシド）からできています。もっと極端に単純化していえば、ウイルスとは遺伝子である、といってもいいかもしれません。遺伝子とは、核酸に刻み込まれた遺伝情報のことです。それを蛋白の殻で保護したものがウイルス粒子なのです（**図14**）。

核酸は遺伝物質であり、ゲノムともいいます。ウイルスはDNA

かＲＮＡどちらかの核酸をもっています。単細胞の細菌から多細胞の人間まで、すべての生物は、ＤＮＡとＲＮＡの両方をもっていますが、ウイルスは、どちらか一方の核酸しかもっていません。両方をもつウイルスは存在しないのです。

ＤＮＡを遺伝子とするウイルスをＤＮＡウイルス、ＲＮＡを遺伝子とするウイルスをＲＮＡウイルスと呼びます。肝炎ウイルスでいえば、Ｂ型肝炎ウイルス（ＨＢＶ）だけがＤＮＡウイルスで、それ以外はすべてＲＮＡウイルスです。

核酸は、ウイルスのコア（芯）部分にあります。ウイルスの種類によっては、中心部にコア蛋白をもち、それが核酸とともにコア部分を形成しているものもあります。コア蛋白とは、たとえば、ＤＮＡポリメラーゼ（ＤＮＡ合成酵素）や、ＲＮＡポリメラーゼ（ＲＮＡ合成酵素）、ＲＮＡ依存ＤＮＡポリメラーゼ（逆転写酵素）などの酵素や構造蛋白のことです。酵素をもっていないウイルスも少なくありません。

コアは、その周囲を蛋白の殻（カプシド）で包まれています。カプシドは、一〇〇％蛋白の構造物です。コアとカプシドを合わせて、ヌクレオカプシドと呼びます。

カプシドの外側に、さらに外被（エンベロープ）をもつウイルスもあります。肝炎ウイルスの中でエンベロープをもつのは、Ｂ型・Ｃ型・Ｄ型・Ｇ型の肝炎ウイルスです。Ａ型・Ｅ型の肝炎ウイルスにはありません。エンベロープの主成分は蛋白と脂質と糖蛋白です。そのうち、糖蛋白はエンベロープ表面の突起となっています。これは、スパイクまたはペプロマーと呼ばれ、宿主細胞を識別し、自分が感染する細胞に出合うための「アンテナ」の役目をしています（**図15**）。

以上が、ウイルスの一般的な構造です。

ウイルスの感染と増殖

次に、ウイルスの感染から増殖までのプロセスをみておきましょう。

ウイルスが体内に入ると、すぐに感染が成立するわけではありません。健康な生体は幾重もの防御システム（皮膚、皮膚の常在細菌、腸管の常在

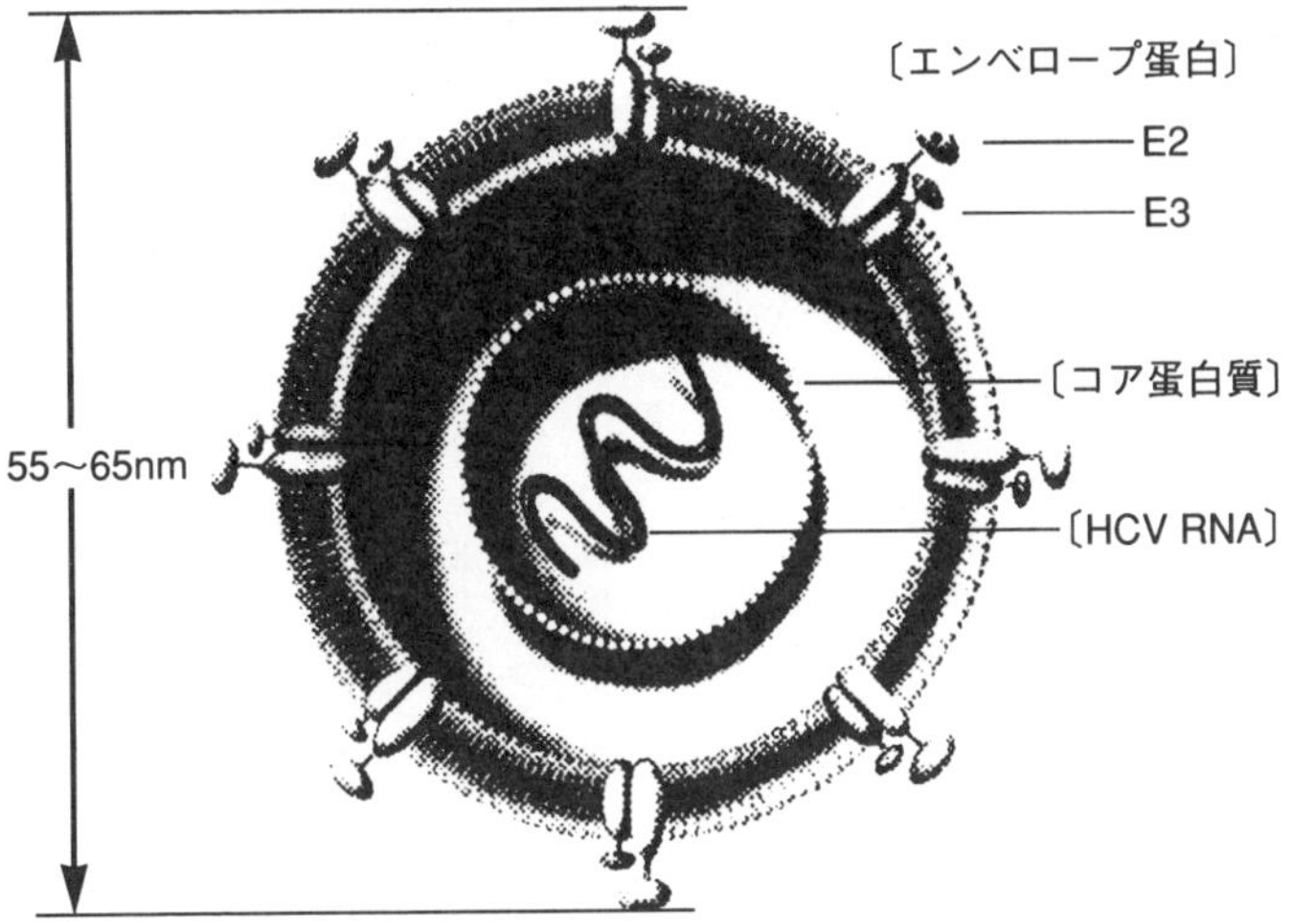

図15　C型肝炎ウイルス粒子の構造（模式図）

細菌、血液中ではマクロファージ、リンパ球を含む各種の白血球、NK細胞、抗体など）を備えて外敵から身を守っています。多くのウイルスは、感染以前に防御システムによって排除または破壊されてしまいます。その防御システムをいくつもくぐり抜けたウイルスだけが、やっと目的の細胞と出合い、感染が成立するのです。

感染・増殖には、次の六つの段階があります。

◎第一段階＝宿主細胞表面への吸着（アドソープション）

ウイルスはどの細胞にでも感染できるわけではありません。ウイルスが感染できる細胞を「感受性細胞」と呼びますが、ウイルス種によって、感染できる生物の種類、組織、器官（臓器）、細胞などは決まっています。感受性細胞に出合ったら、その表面に吸着することができます。

◎第二段階＝細胞内部への侵入（ペネトレーション）

次に、表面から内部へ侵入しなければなりません。侵入には二つの方法があります。第一は細胞がウイルスを包み込むようにしながら内部へ取り込む場合、第二はウイルスのエンベロープと細胞膜が直接融合し、エンベロープ内部のヌクレオカプシドが細胞内部へ入り込む場合、の二つです。

第一の侵入方法で細胞のほうが積極的にウイルスを取り込むのは、細胞は本能的に外から取り込んだものを素材にしていろいろな物質を合成しようとするからです。細胞のこの食作用をエンドサイトーシスといいます。エンベロープをもつウイルスも、もっていないウイルスも、多くはこの食作用に便乗して侵入します。第二の侵入方法はエンベロープをもつウイルスにしかみられません。

◎第三段階＝ウイルスの脱殻（アンコーティング）

細胞内部に侵入したウイルスは、細胞質の中でヌクレオカプシドの状態になります。これはまだ蛋白の殻をかぶった状態です。それが細胞内のリソソーム（消化作用をもつ酵素）やウイルス酵素の働きで、ウイルスは殻を脱ぎます。これを脱殻といいます。こうしてウイルス内部の核酸が露出し、ウイルスは「裸の遺伝子」になるのです。

◎第四段階＝ウイルス蛋白など素材の合成（シンセシス）

裸の遺伝子の状態を外から観察しても、粒子形態や感染性が認められません。この時期を「暗黒期」ともいいます。ウイルスが細胞に紛れ込んだ状態です。

しかし、遺伝子そのものとなった親ウイルスは、暗黒期を過ぎると、宿主細胞の物質合成機構や各種成分を利用して、増殖に必要な遺伝情報の発現を開始します。ウイルス蛋白や核酸など、子ウイルス形成に欠かせない部品（素材）の合成をおこなうのです。

◎第五段階＝ウイルス粒子の組み立て（アセンブリー）

この段階で、合成された素材から多数の子ウイルス粒子が組み立てられます。

まず構造蛋白の部品が集まり、殻の原型をつくります。その内部にウイルス核酸（ＤＮＡまたはＲＮＡ）が取り込まれてヌクレオカプシド（つまりウイルス粒子）が完成します。ふつう、ＤＮＡウイルスは宿主細胞の核内で、ＲＮＡウイルスは細胞質内で、組み立て作業をおこなうことが多いものです。一個の感染細胞の中でつくられる子ウイルスは、数百～数千個にのぼります。

◎第六段階＝細胞から外部への子ウイルスの放出（レリース）と出芽（バディング）

増殖したウイルスが細胞の外に出ていく成熟段階です。これにも二通りの方法があります。

第一の方法では、エンベロープをもたないウイルスが、細胞を破壊して外へ出ます。これを細胞崩壊による放出（レリース）といいます。

第二の方法では、エンベロープをもつウイルスが、ヌクレオカプシドの状態から放出直前に、宿主の細胞質膜をエンベロープとしてまとって外へ出ます。この放出方法を出芽（バディング）といいます。

以上のように、ウイルスは六つの段階をへて、感染と増殖を繰り返すのです。

二　肝炎ウイルスの種類

肝炎ウイルスの研究は近年、長足の進歩をとげています。各ウイルスは、その遺伝子構造まで解明され、また、亜型の分類も進んでいます。

以前は、肝炎ウイルスといえばＡ型とＢ型の二種類しか判明しておらず、その他はすべて「非Ａ非Ｂ型」つまり、Ａ型でもＢ型でもない正体不明の肝炎ウイルスとして扱われてきました。しかし、いまではＡ型、Ｂ型に加え、Ｃ型、Ｄ型、Ｅ型、Ｇ型の計六種類が確認されています。

肝炎ウイルスは、ウイルス学的にも特異なものがたくさんあります。

たとえば、Ａ型肝炎ウイルス（ＨＡＶ）はピコルナウイルス科のヘパトウイルス属に分類されていますが、このヘパトウイルス属というのはＨＡＶのために新設された属です。Ｂ型肝炎ウイルス（ＨＢＶ）も同様で、これはヘパドナウイルス科に分類されますが、この科はＨＢＶが発見されたために新設された科なのです。C型肝炎ウイルス（HCV）も、フラビウイルス科であることは判明しましたが、既存の二つの属にはあてはまらないため、新しい第三の属が設定される見通しです。

D型肝炎ウイルス（HDV）となると、もっと変わっています。ウイルスより「ウイロイド」または「ウイルソイド」というウイルス以下の病原因子に類似しているからです。HDVは、ウイロイドがHBVのエンベロープを殻としてまとった状態とも考えられるのです。

E型肝炎ウイルス（HEV）は、カリシウイルス科のウイルスに類似していますが、結論は出ていません。

G型肝炎ウイルス（HGV）は、HCVに類似したフラビウイルス科に属するとみられますが、詳細は今後の解明に待たなければなりません。

A型肝炎ウイルス（HAV）

A型肝炎ウイルス（HAV）は経口感染します。とくに水系感染が多く、東南アジア旅行中に生水を飲んで感染する例や、国内では生牡蛎を食べて感染する例が少なくありません。河口付近でとれる牡蛎は、感染者の糞便で汚染されている恐れがあります。また、井戸水で感染した例もあります。

HAV感染によって引き起こされるA型肝炎は、急性肝炎だけで、慢性肝炎になることはありません。また、一度かかると中和抗体ができ、二度と感染・発症することはありません。

HAVは、ピコルナウイルス科のヘパトウイルス属に分類され、このヘパトウイルス属は、HAVのために新設された属です。以前は、同じピコルナウイルス科のエンテロウイルス属に分類され、「エンテロウイルス七二型」と呼ばれたこともあります。

HAVは、エンベロープをもたず、外形は正二十面体をしており、直径二七ナノメートルの粒子です。HAVの核酸は、線状の一本鎖RNA（プラス鎖）で、約七・五キロベース、すなわち約七千五百塩基からなっています。熱抵抗性の高いウイルスで、摂氏六〇℃で、一時間の熱でも不活化されません。

HAV-RNAの構造は図16のとおりです。

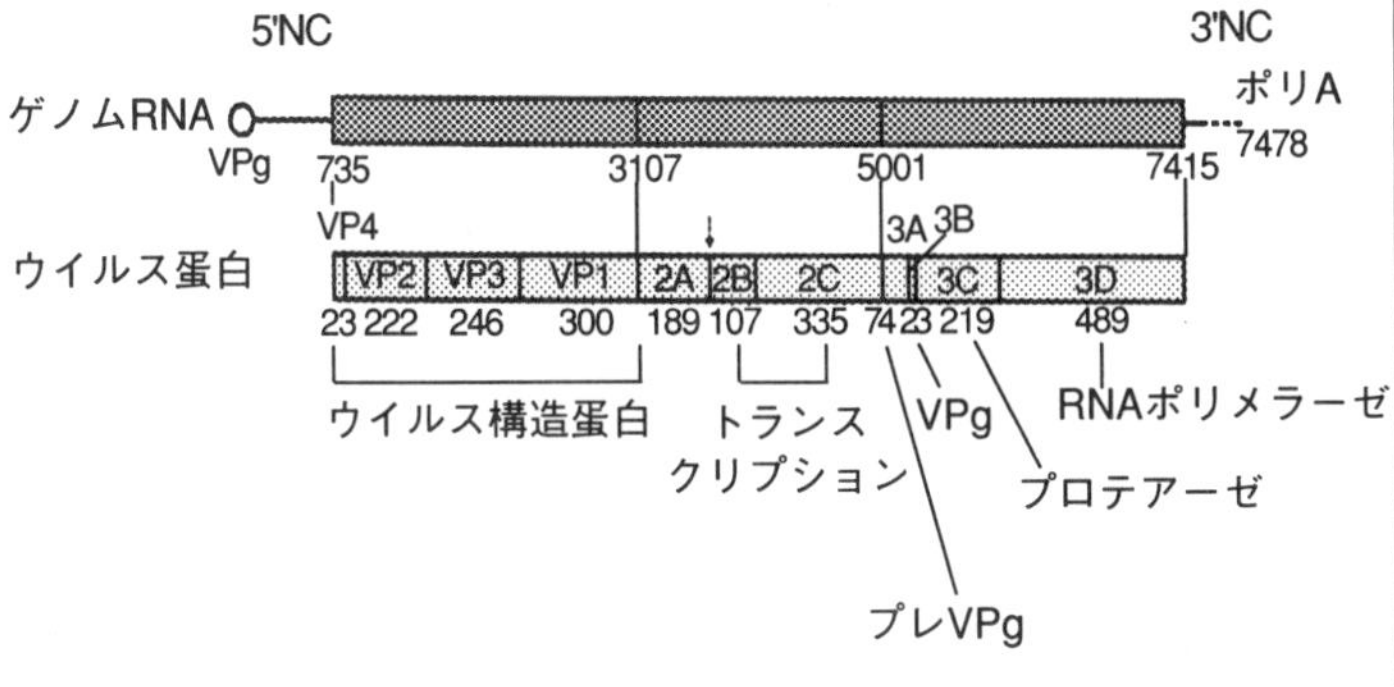

図16　A型肝炎ウイルス遺伝子RNAの構造とウイルス蛋白

塩基番号およびアミノ酸残基の数はＨＭ175株に基づきます。２A/２B接合部が異なり、実際の２A蛋白は、1/3程度に短い可能性があります。

Ｂ型肝炎ウイルス（ＨＢＶ）

Ｂ型肝炎には、急性肝炎と慢性肝炎があり、急性肝炎の場合、ほとんどが治り、急性から慢性に移行することはありません。また、急性肝炎から劇症肝炎にいたる例もありますが、きわめて稀です。

Ｂ型肝炎ウイルス（ＨＢＶ）は、血液や体液（精液・膣分泌液・乳汁など）を介して感染し、これを経皮感染といいます。

一般に三歳以上～成人では、感染（水平感染）しても不顕性感染に終わることが多く、急性肝炎を発症するのは感染者の二〇％程度とみられます。Ｂ型急性肝炎の患者は日本で年間約十万人で、虎の門病院の場合、急性患者の約九五％が性交渉による感染で、とくに、東南アジアで感染した例が多くみられます。

三歳以下の乳幼児がキャリアの母親から感染（垂直感染）し、キャリアとなって成人後に発症するのが慢性肝炎です。キャリアから急性発症した場合、症状は急性肝炎と見分けがつきにくく、検査で鑑別することが大切です。

その後、持続感染していれば、慢性肝炎が進行する恐れが強く、ただし、発症せず、無症候性キャリア（ヘルシーキャリア）のままで平穏無事に生涯をまっとうする人も少なくありません。なかには、中和抗体（HB^{s}抗体）ができて自然治癒する例もあり、キャリアから慢性肝炎へと進展するのは、一〇%程度とみられます。

HBVのキャリア（HB^{s}抗原が陽性の人）は欧米ではたいへん少なく、人口の〇・一%前後しかいません。それに対して、アジア・アフリカは三～一〇%と多く、日本では、HBVキャリアの数は約百五十万人（人口の一・二%程度）といわれていますが、日本の場合、ワクチンの普及でキャリア数も減少傾向にあります。

HBVはヘパドナウイルス科に分類され、この科はその名のとおり、肝臓（hepa=ヘパ）に感染するDNA（dna=ドナ）ウイルスという意味です。これは、HBVのために新設され、肝炎ウイルス中、DNAウイルスはこのHBVだけです。

HBVはエンベロープ（外被）をもつ球状ウイルスで、完全な粒子は直径四二ナノメーターの大きさで、「デーン粒子」とも呼ばれています。エンベロープの厚さは七ナノメーター。その主成分はHB^{s}抗原で、内部のコア粒子は直径二七ナノメーターです。その殻の表面がHB^{c}抗原で、殻の表面下に隠れているコア蛋白がHB^{e}抗原です。

HBVの核酸は、環状二重鎖DNAで、一部一本鎖となっていて、不完全二重鎖です。長鎖は三・二キロベース（kb）の塩基からなり、短鎖は長鎖の一〇～五〇%が欠落し、コア蛋白の一つ、DNAポリメラーゼは逆転写酵素活性をもっており、増殖のさいには、これが不完全な二本鎖を完全な二本鎖に修復します。

HBVの場合、デーン粒子のほかに直径二二ナノメーターの小型球状粒子、および、直径二二ナノメーターで長さ三〇～四〇ナノメーターの管状粒子も存在します。これらは、エンベロープの成分HB^{s}抗原でできており、核酸をもっていないため感染性はありません。しかし、HBV感染者の血液中には、これらの粒子が多数存在します。

HBV－DNAの構造は、**図17**のとおりです。

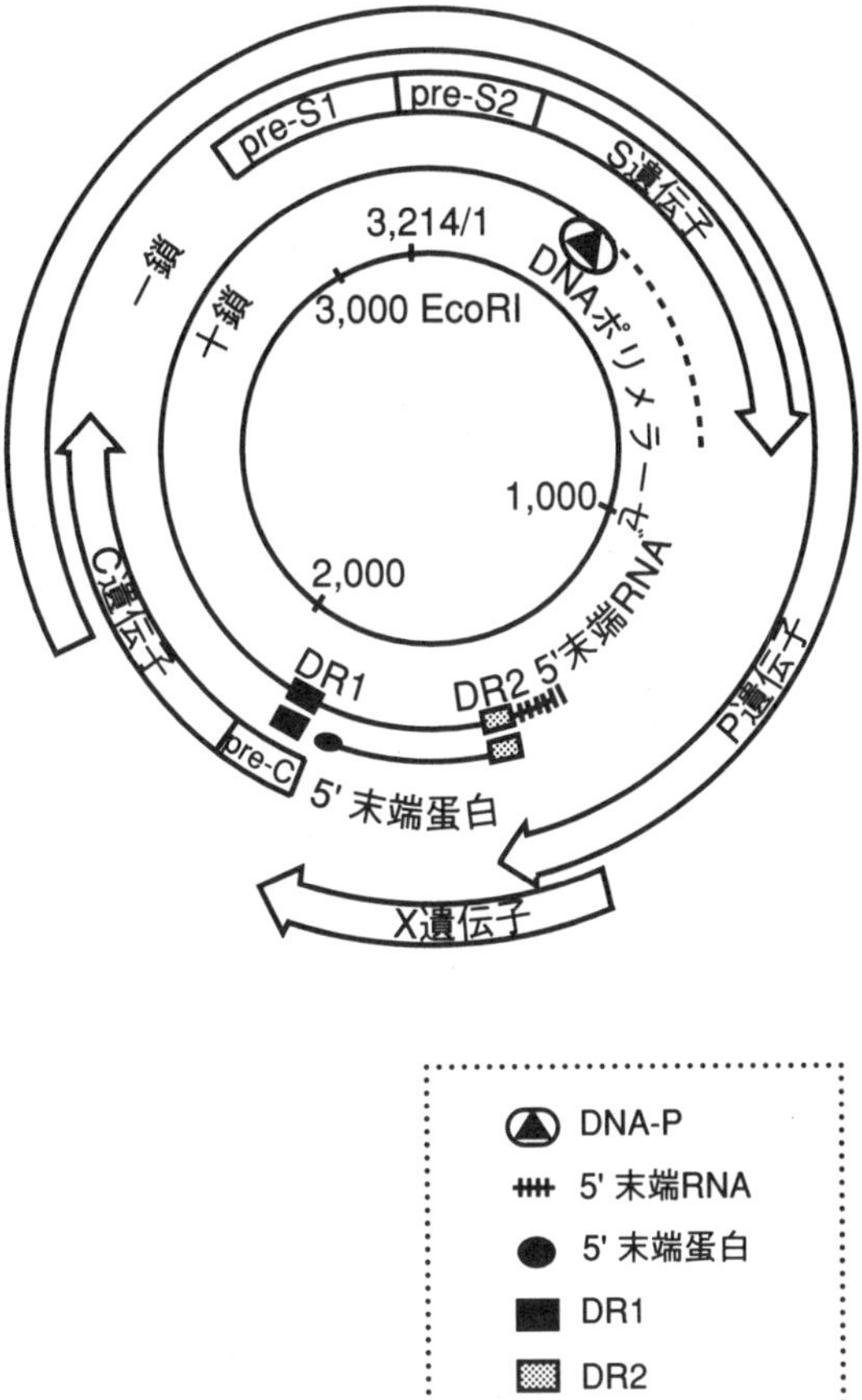

図17　HBVの遺伝子構造

C型肝炎ウイルス（HCV）

C型肝炎ウイルス（HCV）のキャリアは、日本には約二百万人いると推定されています。かつての非A・非B型肝炎の約九五％は、C型肝炎であることがわかっています。

B型の急性肝炎が慢性化することはないのに対して、C型肝炎の場合、急性肝炎から慢性肝炎に移行する率は、六〇～七〇％とたいへん高いのですが、その理由はよくわかっていません。

C型慢性肝炎の二〇％程度が肝硬変にまで進みます。輸血による感染（輸血後肝炎）では、感染から肝硬変になるまで約二十年かかり、さらに五～十年後に肝がんの合併症になることが多いのです。C型肝硬変から肝がんにまで進むのは、C型肝硬変の約五〇％で、逆に、肝がんの約八〇％はC型肝硬変を合併しますから、C型慢性肝炎は肝がんの発生に深く関与していると考えられます。

HCVは、フラビウイルス科のウイルスですが、既存の二つの属、すなわち、フラビウイルス属にもペスチウイルス属にもあてはまりません。新しい第三の属に分類される可能性が高いのです。

HCVは、エンベロープをもつ直径五五～六五ナノメーターの球状粒子で、径のうち六ナノメーターは、細いトゲのような突起です。HCVの核酸は、プラス鎖の一本鎖RNAで、約九・九キロベースの塩基からなります。HCV−RNAの構造を**図18**に示しました。

HCVには、異なる遺伝子型をもつものが多く、これらは、HCVのサブタイプとして分類されていますが、通常用いられる分類法でも六種類に分けられます。その他、新しく発見された遺伝子型もあり、サブタイプによって、インターフェロン療法の効果に差があります。

D型肝炎ウイルス（HDV）

D型肝炎ウイルス（HDV）は、B型肝炎患者に重複感染して初めて増殖できる、という特殊なウイルスで、HDVは血液を介して感染します。日本では感染例が少なく、B型肝炎ウイルス（H

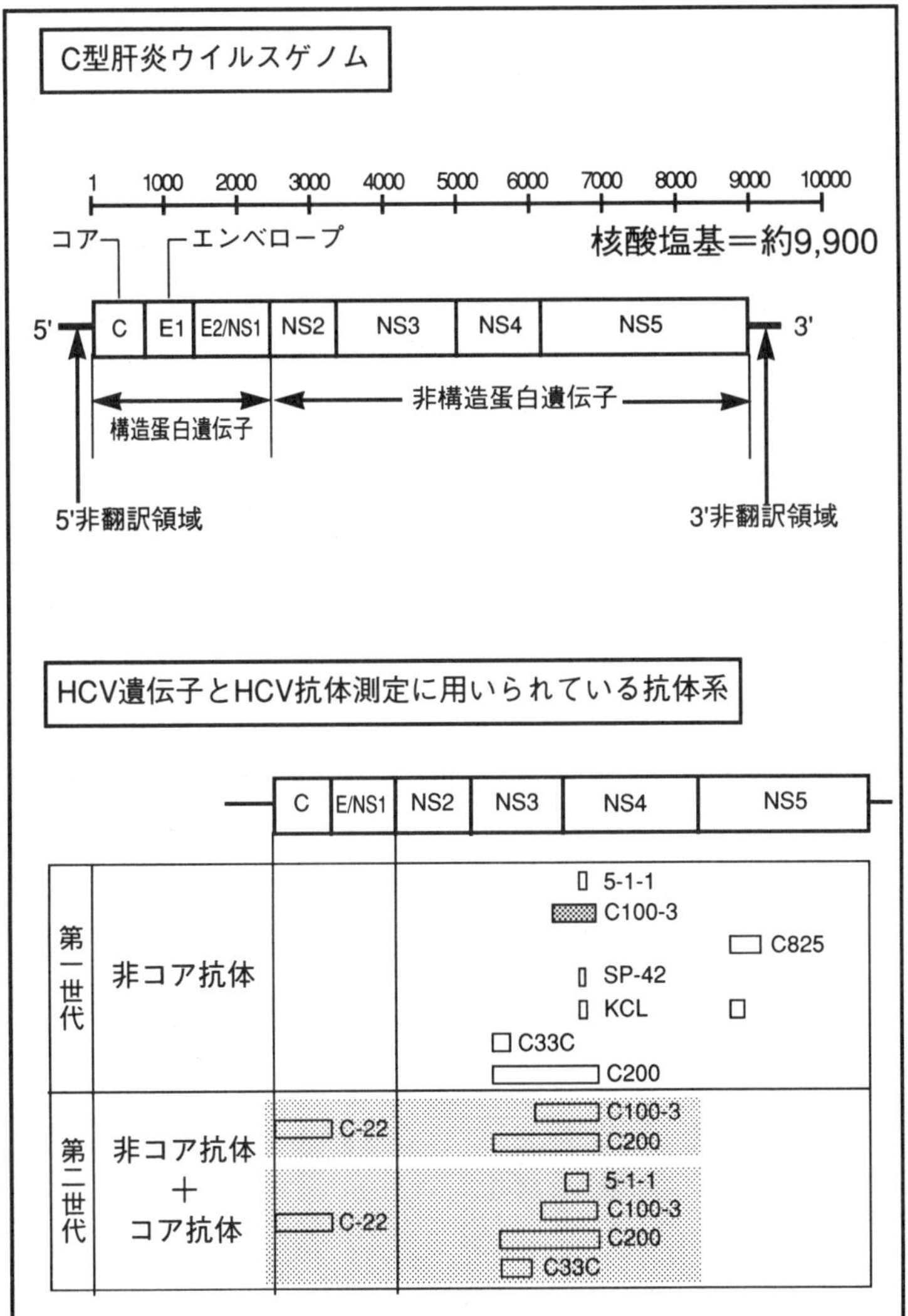
C型肝炎ウイルスゲノム
1
1000
2000
3000
4000
5000
6000
7000
8000
9000
10000
コア
エンベロープ
核酸塩基＝約9,900
5'
C
E1
E2/NS1
NS2
NS3
NS4
NS5
3'
構造蛋白遺伝子
非構造蛋白遺伝子
5'非翻訳領域
3'非翻訳領域
HCV遺伝子とHCV抗体測定に用いられている抗体系
C
E/NS1
NS2
NS3
NS4
NS5
第一世代
非コア抗体
5-1-1
C100-3
C825
SP-42
KCL
C33C
C200
第二世代
非コア抗体
＋
コア抗体
C-22
C100-3
C200
C-22
5-1-1
C100-3
C200
C33C

図18　C型肝炎ウイルスゲノムの構造と検出法

ＢＶ）キャリアの〇・五％以下です。

イタリア（とくに南部）など地中海沿岸、および中近東、アフリカ、南米（アマゾン川流域）、オーストラリアなどに感染例が多く、欧米諸国では、輸血を受ける機会の多い血友病患者や、静脈注射による麻薬常用者などの感染が報告されています。

Ｄ型肝炎の流行地では、Ｂ型慢性肝炎の急性増悪や、劇症肝炎にＨＤＶが深く関与しているとみられています。つまり、Ｂ型慢性肝炎患者がＨＤＶに重複感染すると、肝炎の重症化をもたらしやすいのです。

ＨＤＶは分類上、どのウイルスにも似ていません。ＨＤＶゲノムの解析から「ウイロイド」、または「ウイルソイド」という植物に寄生する（ウイルス以下の）病原因子に類似していることがわかっています。ウイロイドとは、蛋白の殻をもっていない「裸のＲＮＡ」のことで、現在は植物に寄生するものしか見つかっていません。

ＨＤＶには、いちおう蛋白の殻がありますから、その意味ではウイルスですが、その蛋白の殻はＨＢｓ抗原、すなわちＢ型肝炎ウイルスのエンベロープなのです。ＨＤＶが増殖するには、ＨＢＶとの共存が欠かせず、もし、ＨＢＶが排除されてしまえば、ＨＤＶも生きつづけることはできません。

ＨＤＶは、直径三六ナノメーターの球状粒子で、ＨＤＶの核酸は、環状の一本鎖ＲＮＡであり、約一・七キロベースの塩基からなり、コア部分にはデルタ抗原蛋白（ＨＤＡｇ）を内蔵しています。

ＨＤＶゲノムの構造は、**図19**のようになっており、ＨＤＶ感染の場合、肝臓中からは、ゲノム鎖と抗ゲノム鎖が見いだされます。

Ｅ型肝炎ウイルス（ＨＥＶ）

Ｅ型肝炎は、Ａ型肝炎と同じく経口感染します。体内に侵入したＥ型肝炎ウイルス（ＨＥＶ）は、腸管から吸収され、門脈をへて肝臓に入り、肝細胞で増殖してから胆汁中に分泌され、糞便とともに排泄されます。増殖力や感染力は、Ａ型肝炎ウイルス（ＨＡＶ）より、はるかに弱いのですが、発症すると、症状は重くなります。

ＨＥＶは急性肝炎を引き起こすだけで、慢性化

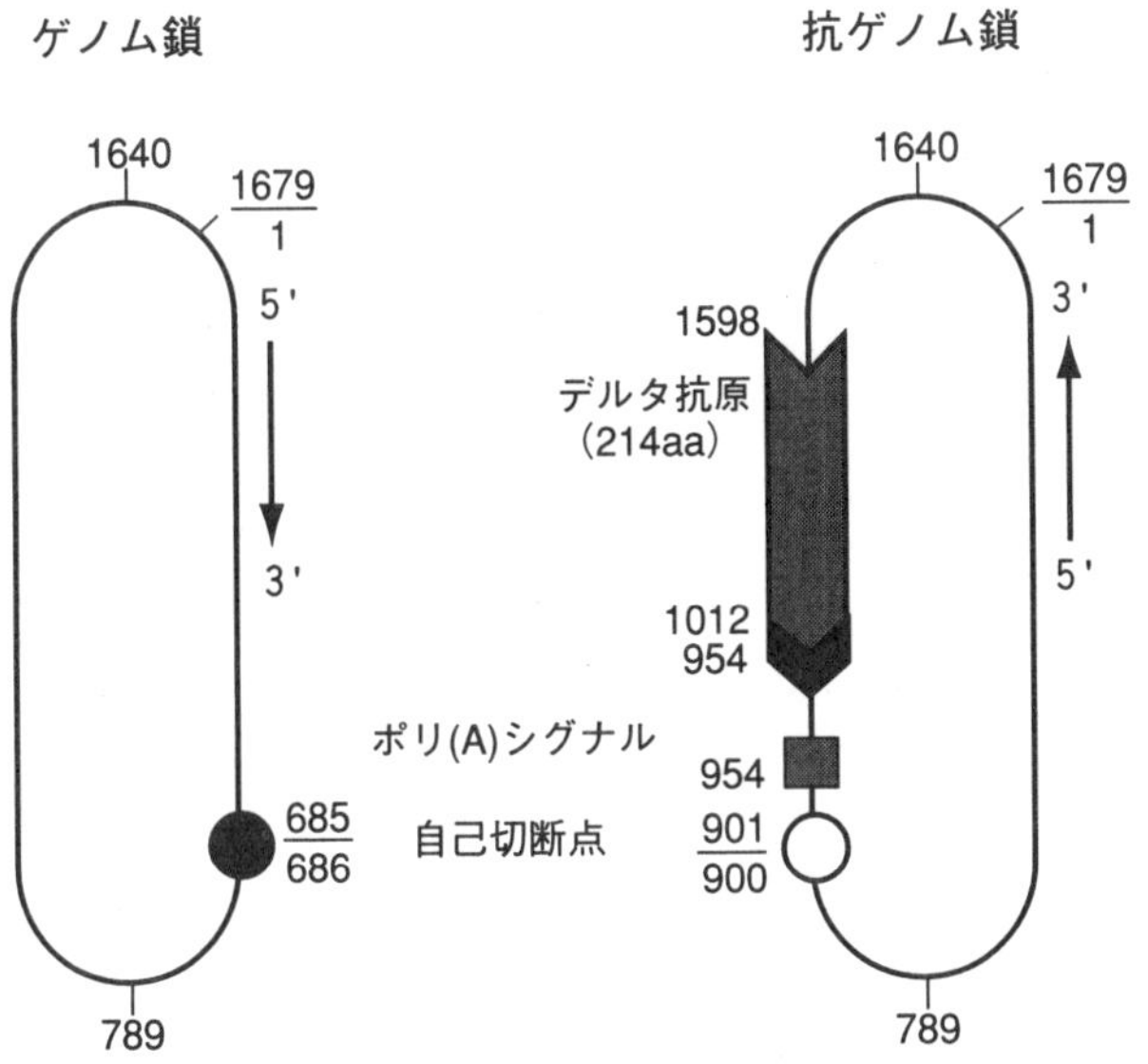

図19　D型肝炎ウイルスゲノムの構造
塩基の番号はWangらに基づいている。

することはなく、この点はＨＡＶと同じです。ＨＡＶは、子供のころに初感染する例が多く、ＨＥＶは、成人になってからの感染が多いのです。妊婦が感染すると劇症肝炎になりやすく、死亡率が高いと指摘されています。

Ｅ型肝炎は、日本では海外旅行者の輸入肝炎を除けば、ほとんど存在しません。インド、ネパール、ミャンマー、エチオピアなどの亜熱帯・熱帯の開発途上国に多く、大流行することもあります。

ＨＥＶは、エンベロープをもたない直径二七ナノメーターの球状粒子で、ＨＥＶの核酸はプラスの一本鎖ＲＮＡであり、約七・二キロベースの塩基からなります。カリシウイルス科のウイルスに類似していますが、分類上の結論は出ていません。

G型肝炎ウイルス（HGV）

●新しく確認された肝炎ウイルス

G型肝炎ウイルス（HGV）は、輸血で感染することが多く、おもな感染媒体は血液で、しかも、C型肝炎ウイルス（HCV）との重複感染が、たいへん多いのです。

ほかに、B型肝炎ウイルス（HBV）との重複感染や、劇症化との関連なども報告されています。

しかし、HGVと慢性肝炎、劇症肝炎、肝がんとの関連については、まだ不明の点がたくさんあり、HGVは最近、米国で発見されたばかりの新しい肝炎ウイルスです。現在のところ、G型肝炎の臨床的研究や疫学的研究は未解明の点が多く、詳細は、今後の研究に待たなければなりません。また、抗体による診断ができないため、血液からウイルス自体を検出する方法によって診断するしかないのです。

HGVの遺伝子配列の一部は一九九五年に米国ですでに決定され、フラビウイルスの一種とみられています。つまり、HCVとかなり近い種類のウイルスなのです。

HGVの核酸は、約九・四キロベースの塩基からなる一本鎖RNA（プラス鎖）です。

●HGVの新しい検出法

米国では、G型肝炎ウイルス（HGV）を検出するのに、ゲノム中のNS3領域を増幅して検出する方法がとられていましたが、わたしたち虎の門病院消化器科と肝臓研究室では、それより感度の高い確実なウイルス検出法を一九九六年に開発しました。

これまでは、ウイルス遺伝子のNS3領域を用いた「タッチダウンPCR法」という検出法がもっとも検出率が高いとされてきたのですが、わたしたちが開発したのは、遺伝子の5' noncoding（5NC）領域の塩基配列を利用した「nestedPCR法」という検出法です。この方法を使えば、さらに高率の検出が可能になるのです。

実際、同一検体で比較したところ、タッチダウ

表1　nested PCR法によるウイルス遺伝子の検出例

患者群	症例数	陽性数（陽性率%）
①B型慢性肝炎患者	16例	1例（ 6.2%）
②輸血歴のあるC型慢性肝炎患者	23例	7例（30.4%）
（うち透析中の患者）	（21例）	（5例 23.8%）
③非A非B非C型肝障害患者	261例	6例（ 2.3%）
④健常者	20例	0例（ ― ）
合計	320例	14例（ 4.4%）

ンPCR法では検出できなかったウイルス遺伝子が、nestedPCR法では確実に検出できたのです。

わたしたちが検体として使った血清は三百二十人分です。その内訳は、B型慢性肝炎患者十六例、輸血歴のあるC型慢性肝炎患者二十三人（うち透析中の患者二十一人）、非A非B非C型肝障害患者二百六十一人（うち自己免疫性肝炎の疑われる患者三十四人、肝硬変を合併した肝がん患者八人、劇症肝炎六人）、および健常者二十人です。その血清からグアニジン法によってRNAを抽出し、これを逆転写してcDNAを合成しました。

次に、遺伝子の五NC領域に二対のプライマーを用い、nestedPCR法で増幅を行い、増幅後にアガロースゲル電気泳動でバンドを検出し判定しました。その結果は、**表1**のとおりです。

なお、③非A非B非C型肝障害患者のうち、陽性を示した六人の内訳は、慢性肝炎一人、肝生検をおこなっていない肝障害一人、劇症肝炎（血漿交換後）一人、肝硬変肝がん二人、輸血後肝炎一人でした。

この検査の例でいえば、原因ウイルスの不明な肝障害（③）の二・三％は、G型肝炎ウイルスに感染していることが判明したわけです。

しかし、感染率がもっとも高いのは、C型慢性肝炎患者の三〇・四％で、この検査結果からもHCVとHGVの重複感染が多いことが明らかです。

さて、この同じ三百二十検体を、遺伝子のNS3領域を用いた「タッチダウンPCR法」で検出すると、陽性となったのは七人しかなく、残りはすべて陰性を示しました。つまり、陽性十四人のうち、七人しか検出できなかったわけです。おそらく、ウイルス量の少ない検体は、NS3領域を用いた「タッチダウンPCR法」では見落とされる可能性が大きいものと思われます。

今後、さらに、簡易で正確な診断法の開発が必要だと考えます。

●　HGV感染者のウイルス量の測定

わたしたちは次に、HGV感染者のウイルス量の測定方法を確立しました。測定の対象は、前述の検査で、陽性となった十四人です。

ウイルス量の測定方法は「competitivePCR法」といって、その詳細は専門的にわたるので省略しますが、結果だけを示すと、**表2**のようになりました。

検査結果からわかったのは、以下のようなことです。

第一に、HGVのウイルス量は多くても10^7copy/ml程度で、ほとんどの症例が10^5〜10^6copy/ml付近に集中していること。

第二に、透析患者のウイルス量は低めであること。

第三に、10^5〜10^6copy/mlというウイルス量は、HCVのウイルス量によく似通っていること。

C型肝炎にくらべると、B型肝炎の血中ウイルス量は百〜千倍も多い。G型肝炎は、C型と同じく血中ウイルス量が少ない。このことは、B型肝炎ウイルスがDNAウイルスであり、C型とG型の肝炎ウイルスが、ともにRNAウイルスであることと関係があるかもしれません。とくに、C型とG型は同じフラビウイルス科に属するとみられますから、なんらかの共通性が予想されます。

第四に、これはまだ推測の域を出ませんが、C

表2　GBV-C RNA competiti9ve PCRの結果

カテゴリー	患者番号	年齢（歳）	性	GOT（IU/ℓ）	GPT（IU/ℓ）	ウイルス量（copy/ml）
HBs抗原陽性	1	35	F	30	26	10^{5}
HCV抗体陽性	2	22	F	30	32	$10^{4.5}$
	3	66	M	25	24	10^{6}
透析患者HCV抗体陽性	4	53	M	216	122	$10^{4.5}$
	5	40	M	162	106	10^{5}
	6	26	M	166	82	$10^{3.5}$
	7	28	M	14	24	10^{5}
非A非B非C型肝疾患	8	54	M	64	82	10^{5}
	9	61	M	74	224	10^{5}
	10	62	M	88	224	10^{6}
	11	42	M	30	42	10^{7}
	12	64	M	30	44	10^{5}
	13	79	M	44	57	10^{5}
	14	068	F	9	41	10^{7}

型とG型のウイルス量が少ないという事実から、次のような可能性が考えられること。すなわち、両ウイルスには、ある共通の特性があって、その特性に対して人体側の排除機構が働くために、一定レベル以上にウイルスが増殖できないのではないか、という可能性が考えられるのです。

もし、そのような排除機構が存在するとすれば、それを利用してウイルスの増殖を、さらに抑制することができるかもしれません。このへんの事情を解明することは、治療への応用という点からも重要だと考えます。

G型肝炎ウイルスの定量方法が確立できたので、今後は、B型やC型などとの重複感染例において、重複感染した二種類のウイルスの量的変化と、その推移を調べることも可能になりました。また、インターフェロンなどによる治療が、ウイルス量にどんな影響を及ぼすか、ということも解析できるようになるでしょう。

●輸血用血液もチェックが必要

わたしたちは既述のように、ＨＧＶのウイルス検出法を開発したので、虎の門病院で肝がん手術を受けた患者さんの保存血液などを対象に、ＨＧＶの検出テストをおこないました。

対象としたのは一九九二年〜一九九四年に肝がん手術を受けた後、一年以上経過を観察できた五十五人の血清です。患者さんの血液は、以前から定期的に採取し、保存してあります。

肝がんの手術では輸血をおこなうので、輸血によるＨＧＶ感染があるかないかを調べてみたのです。

五十五人のうち、手術前からＨＧＶに感染していたのは二人だけでした。手術後一か月時点の血液を調べると、新たに七人（一二・七％）が感染していたことが判明しました。この七人のうち、五人はＨＣＶと重複感染し、一人はＨＢＶと重複感染していました。単独感染は一人だけでした。

この新たな感染者たちには、一人につき平均七十一人分の輸血が使われています。したがって、手術のさいに使用した日赤の血液の一・四％程度が、ＨＧＶに汚染されている可能性が推定されました。

この結果は、一九九七年一月二十八日付「朝日新聞」の第一面でも報じられましたから、お読みになった方もあるかもしれません。

このように、輸血用血液がＨＧＶに汚染されている可能性を考えると、できるだけ早く、簡易なスクリーニング検査法が開発されることが望まれます。

第五章　肝炎の診断と治療

本章では、慢性肝炎、とくにB型とC型を中心に、その診断と治療法を詳しく述べます。

それは、日本の肝臓病の中心課題がB型とC型、とりわけ、C型慢性肝炎にあるからです。現在の日本においては、肝硬変や肝がんのほとんどが、C型慢性肝炎から進展した結果なのです。

一　Ｂ型慢性肝炎の診断と治療

急性と慢性

Ｂ型肝炎ウイルス（ＨＢＶ）感染には、一過性感染と持続感染があります。一過性感染は、急性肝炎を引き起こすだけで、慢性化することはありません。だから、Ｂ型慢性肝炎は、すべてＨＢＶ持続感染例ということになります。慢性肝炎は、三歳以下の新生児から乳幼児期までの間に家族（とくに母親）から感染したものがほとんどです。

急性肝炎も慢性肝炎も、ＧＯＴ・ＧＰＴなどの肝機能検査のほか、抗原抗体系などのウイルスマーカーを利用した検査によって、病期や回復を判定する診断をおこないます。

ＨＢＶの場合、第四章でも説明しましたように、三種類の抗原がわかっています。ウイルスのエンベロープ成分であるＨＢs抗原、コア粒子の殻の表面成分であるＨＢc抗原、殻の内側の成分であるＨＢe抗原（単にe抗原ともいう）の三つです。これらの抗原に対して、人体側では、それぞれの抗体を産生します。すなわち、ＨＢs抗体、ＨＢc抗体（IgM型とIgG型）、ＨＢe抗体（単にe抗体ともいう）です。

これら抗原抗体系は、肝疾患の重要な指標となりますが、とくに、ウイルスの活動が盛んなときはe抗原が強い陽性を示します。e抗原が陰性になり、e抗体が出現すれば、肝炎は鎮静化に向かいます。このe抗原が消失し、e抗体が出現することを「セロコンバージョン」といいます。いわば、回復へ踏み出したという指標で、慢性肝炎の場合は、とくに重要視されます。

また、ＨＢs抗体は中和抗体で、この抗体ができるといわゆる「免疫ができた」ことになり、も

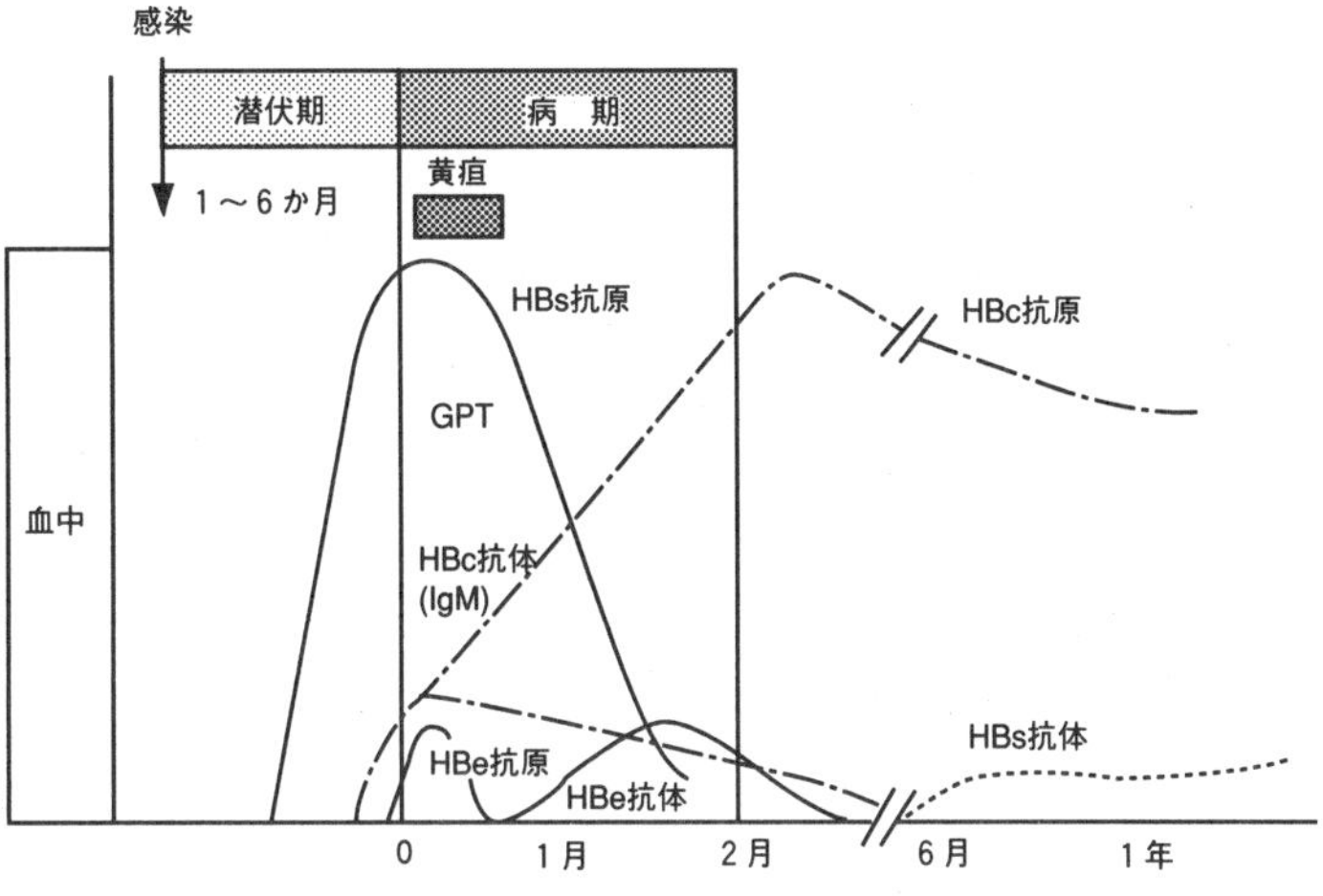

図20　急性B型肝炎の経過と血中ウイルスマーカーの推移

う再感染することはありません。このHBs抗体の出現はもっとも遅く、回復期にみられます。

なお、これら抗原抗体系のほかに、DNAポリメラーゼはウイルス増殖の指標として、また、HBV－DNAは治療指針判断の指標として、臨床上重要なウイルスマーカーです。

●B型急性肝炎の診断

B型急性肝炎は、まず、HBVの感染後から一～六か月の潜伏期をへて、GOTとGPTが急上昇し、黄疸をおもな症状とする肝炎の発症がみられます。最初にインフルエンザ様症状や消化器症状、次に黄疸の症状が出ますが、いずれにしても、症状が出てから初めて受診する人が多いのです。劇症肝炎に移行する稀な例を除けば、ほとんどが発症から二～三か月間で完全に治癒します。もちろん、GOT値とGPT値も正常化します。

この間の抗原抗体系をみると、**図20**を参照していただけばわかるように、HBs抗原がもっとも早くあらわれます。

HBs抗原は、発症の一か月前ごろから血中に出現し、急上昇しますが、黄疸が出るころにはピークを過ぎ、発症から約二か月後までには、徐々に減少し消失します。

次に、HBc抗原は、コア粒子の殻の表面成分で、血中ではエンベロープに覆われた状態で存在するため、検出するためにはエンベロープを取り除かなければならず、診断には利用されません。しかし、人体側で産生されるHBc抗体のほうは血中で容易に検出できます。HBc抗体でおもに測定されるのは、IgM型抗体とIgG型抗体です。

IgM型HBc抗体は、急性肝炎では強い陽性を示します。この抗体が高力価を示すときは、急性肝炎すなわち「初感染からの発症」と診断されます。ただし一部に例外もあるので、慢性肝炎（キャリアからの急性発症）の可能性も残ることを念頭に置いておく必要があります。その場合、HBs抗原抗体系の動きを見極めることが大切です。IgM型HBc抗体は、一般的には発症前後から血中に出現し、三～六か月後には姿を消します。

一方、IgG型HBc抗体は、同時期に出現したあと、完全に治癒してからも十年以上も陽性を持続します。この場合、既往（過去に感染したこと）を意味し、抗体価は低いものです。

e抗原は、急性肝炎の場合に、発症前後から短期間だけ血中にあらわれます。e抗原は、ウイルス増殖の盛んな時期に、可溶性蛋白として血中に流出するウイルス蛋白です。これが消失すると、e抗体が出現し、e抗体も数か月～一年以内に消失します。

HBs抗体は出現時期が遅く、急性肝炎発症から六か月以上たってから血中で検出されますが、抗体価は低いものです。これは、治癒したあとの回復期にみられるため、臨床上は、治療の指標とするよりも、既往を判断するための指標となります。中和抗体であるため、これが検出されれば、B型肝炎に再感染することはありません。

なお、B型急性肝炎の中には、HBs抗原が検出されないケースもありますが、その場合でも、IgM型HBc抗体が強い陽性を示せば、B型急性肝炎であると診断できます。

●B型慢性肝炎の診断

B型慢性肝炎は、母子感染などでキャリアとなった人が成人後（多いのは二十五〜三十歳）に発症するケースがほとんどです。それまでは、無症候性キャリア（ヘルシーキャリア）であり、外見上は健康人とまったく変わりません。生涯を無症候性キャリアのままで過ごす人も多いことは、第四章で述べたとおりです。

キャリアが肝炎を発症した場合を「キャリアからの急性発症」といいますが、このとき大切なのは「初感染からの発症」、つまり、急性肝炎との鑑別です。

キャリアからの急性発症の場合、発症時のGOT値とGPT値のわりには、黄疸を示す例が少ないのです。また、急性肝炎との有力な相違点は、IgM型HBc抗体が陰性（または低値）を示すことです。HBs抗原が陽性で、IgM型HBc抗体が陰性（または低値）であれば、キャリアからの急性発症であると診断されます。

キャリアから急性発症すると、一過性に肝機能が悪化します。そのあとが慢性肝炎になるかどうかの分かれ目です。発症のあと、e抗原が消失し（e抗原陰性になり）、e抗体が出現する（e抗体陽性になる）と、セロコンバージョンが生じたことになり、これによりGOTとGPTが正常化すれば、健康な無症候性キャリアとして過ごすことができます。

なかには、HBs抗原まで消失して完全に治癒する人もいます。一部の人は、急性発症後もe抗原陽性のままでセロコンバージョンが起こらず、持続的な慢性肝炎に進行する人もいるので要注意です。

持続感染を阻止することができず、慢性肝炎に進行した場合、二十代で軽度の慢性肝炎であったものが、三十代で中等度の慢性肝炎、四十代で高度の慢性肝炎、五十代で肝硬変、さらに、六十代で肝がんへと進展する恐れも少なくありません。

次に、B型慢性肝炎の自然経過を説明します。

B型慢性肝炎の自然経過

●慢性肝炎の進行段階

B型・C型を問わず、慢性肝炎の進行度を判定するさいには、腹腔鏡による肉眼所見や、肝生検による顕微鏡所見が有力な判定基準となり、とくに、後者が重要です。そこでまず、このことを理解するのに最低限必要な用語について説明します。

◎腹腔鏡で肝臓を見た場合

慢性肝炎の特徴は、赤色調ないし白色調の肝臓で、腫大していることです。肝細胞の壊死が強いと、赤色調がいっそう強まります。肝表面を拡大観察してみますと、門脈の末梢枝（細血管）がさまざまな程度に増生していることがわかります。

◎肝生検による組織学的検査

ここでは、肝小葉や門脈域が問題となります。肝小葉や門脈域の正常構造については、すでに、第一章の「肝臓の組織」の項で説明しましたので、そちらを（28ページから36ページまで）参照してください。

慢性肝炎になると、門脈域が拡大し、そこに、膠原線維の増生（線維化）と、リンパ球浸潤の二つがみられ、これが、慢性肝炎の特徴です。そして、肝小葉内の肝細胞が、大なり小なり変性・壊死しています。

慢性肝炎が「活動性」であるか、「非活動性」であるかを分ける重要な目安として、門脈域周囲の肝細胞に「虫食い状の壊死」があるか、ないかが挙げられます。ふつう、門脈域周囲に接した小範囲の肝細胞が壊死する現象をpiecemealnecrosisといいます。これは、直訳すれば「断片的な壊死」という意味ですが、実質的には、門脈域に接する限界板の周辺の肝細胞が部分的に壊死した状態を指すため、一般には「限界層の破壊」と意訳されています。しかし、それではわかりにくいため、ここでは、門脈域周囲の肝細胞の「虫食い状の壊死」と呼ぶことにします。

線維化とリンパ球浸潤をともなう門脈域の拡大があっても、この虫食い状の壊死が存在しなければ「非活動性」の慢性肝炎であり、虫食い状の壊るのです。

　リンパ球の増大は、慢性肝炎でも肝硬変でもみられます。リンパ球は免疫細胞だから、ウイルスを破壊・排除しようと活発に活動をおこない、ウイルスに感染した肝細胞をも破壊します。Ｂ型肝炎で肝細胞が破壊されるのは、ウイルスが肝細胞を破壊するからではなく、体内のリンパ球など免疫細胞がウイルス感染肝細胞を破壊するからです。いわば、ゲリラ軍（ウイルス）が人質をとって建物（細胞）にたてこもっているとき、政府の正規軍（免疫細胞）が、建物ごとゲリラ軍を砲撃破壊するようなものです。

　ウイルスが破壊的なのではなく、生体側の免疫応答が破壊的なのです。しかし、それもやむをえません。ウイルスは自力で増殖する力はなく、細胞のエネルギーや増殖装置をハイジャックして子ウイルスの増殖をはかるからです。たてこもった建物は製造工場であり、人質は蛋白製造職人ですから、建物・人質ごと破壊しないと、ウイルス増殖は止められないのです。

「ウイルス増殖は、元から断たなきゃダメ」なのです。そのため、ウイルスの活動が盛んなときには、リンパ球は、肝組織内にも血液中にも多数集まってきます。組織中にリンパ球がどれくらい多く集まっているかということは、慢性肝炎がどの程度重症か、という進行度の大まかな目安ともなります。

　なお、円形細胞や小円形細胞という場合には、リンパ球・組織球・形質細胞・マクロファージなどの炎症性細胞（免疫細胞）を指しています。とくに小円形細胞といえば、その主体はリンパ球と考えてよいでしょう。

　慢性肝炎の進行段階の分類には、日本の犬山シンポジウムに基づく犬山分類と、欧米でつくられたヨーロッパ分類とがあります。

　従来は、日本でもヨーロッパ分類がよく使われました。ヨーロッパ分類では、慢性肝炎を三段階に分けます。すなわち、

①ＣＰＨ

　（Chronic Persistent Hepatitis＝慢性持続性肝炎）

②ＣＨ２Ａ

(Chronic Aggressive Hepatitis２Ａ＝慢性活動性肝炎２Ａ)

③ＣＨ２Ｂ　(Chronic Aggressive Hepatitis２Ｂ＝慢性活動性肝炎２Ｂ)

の三つです。なお、ＣＨ２ＡをＣＡＨ２Ａ、ＣＨ２ＢをＣＡＨ２Ｂと呼ぶこともありますが、本書では、以上のような略し方とします。

ごく簡単にいえば、

①ＣＰＨは軽度の慢性肝炎

②ＣＨ２Ａは中等度の慢性肝炎

③ＣＨ２Ｂは高度の慢性肝炎

のことと考えてよいのです。

一方、日本の犬山分類は、これまでに何度か改訂が加えられましたが、最新のものは「線維化」の程度と「壊死・炎症」の程度に応じて、次のように段階区分されています。

まず、「線維化」の程度の分類は、

①Ｆ０（線維化なし）

②Ｆ１（門脈域の線維性拡大）

③Ｆ２（線維性架橋形成）

④Ｆ３（小葉のひずみを伴う線維性架橋形成）

⑤Ｆ４（肝硬変）

次に、「壊死・炎症」すなわち、活動性の程度の分類は、

①Ａ０（壊死・炎症所見なし）

②Ａ１（軽度の壊死・炎症所見）

③Ａ２（中等度の壊死・炎症所見）

④Ａ３（高度の壊死・炎症所見）

もう少しくわしく組織学的な説明をしておきますが、本書では、従来のヨーロッパ分類に犬山分類（線維化の程度）を併記することにします。たとえば、ＣＰＨはＦ１に相当し、ＣＨ２ＡはＦ２に、ＣＨ２ＢはＦ３に相当するので、ＣＰＨ（Ｆ１）、ＣＨ２Ａ（Ｆ２）、ＣＨ２Ｂ（Ｆ３）というように記します。

ＣＰＨ（Ｆ１）は、線維化とリンパ球浸潤をともなう門脈域の拡大があるものの、門脈域周囲に虫食い状の肝細胞壊死（piecemeal necrosis）がみられない慢性肝炎で、「非活動性」に近い状態で、肝病変としては軽度の、落ち着いた慢性肝炎といえます。

ＣＨ２Ａ（Ｆ２）は、前述の門脈域の拡大とともに、門脈域周囲に虫食い状の肝細胞壊死が認められ、「活動性」の肝炎です。門脈域相互間に線維性の架橋が多少認められるとはいえ、まだ肝小葉は正常構造を保っており、中等度の慢性肝炎です。

ＣＨ２Ｂ（Ｆ３）は、門脈域周囲に虫食い状の肝細胞壊死が認められ、「活動性」であるうえに、門脈域相互間（あるいは門脈域と中心静脈の間）が結合組織の増生によって架橋されたように線維性につらなっており、肝小葉の正常構造にひずみが生じ、小葉構造が破壊されはじめた状態を示す高度の慢性肝炎で、放置すれば、肝硬変になることは避けられません。

なお、単に門脈域周囲に線維増生がみられるだけの状態を「肝線維症」といい、この場合は、肝細胞壊死やリンパ球浸潤は認められません。これは、慢性肝炎が終息したときなどにみられ、もはや、肝炎とはいえない安定した良好な状態で、臨床的治癒に近いといえます。

逆に、ＣＨ２Ｂ（Ｆ３）がさらに進行すると、「偽小葉」の形成がみられ、これは肝硬変（Ｆ４）の特徴です。

偽小葉とは、肝細胞の壊死・脱落をおぎなうために、再生された結節状の肝細胞の塊で、線維性結合組織に周囲を取り囲まれたもので、肝小葉の正常構造が失われ、肝小葉構造が「改築」された状態をいいます。正常な肝小葉と違った構造のニセ肝小葉という意味から、偽小葉というのです。

肝硬変になると、偽小葉結節（再生結節ともいう）が肝臓全体に瀰漫（びまん）するように広がって、門脈などの血液が正常に流れなくなり、肝臓のさまざまな機能が障害され、最終的には、肝不全の状態に陥ってしまいます。

以上の慢性肝炎（Ｂ型・Ｃ型に共通）の進行段階を念頭に置いて、Ｂ型慢性肝炎の自然経過の具体例をお話しします。

●自然経過で肝硬変まで進行した例

◎三十七歳の男性Ａさんの症例

この方は、一九七〇年代後半に診療されました。

まず、Ａさんは検診で肝機能障害を指摘され、本人も全身倦怠感を覚えていたので、精密検査の

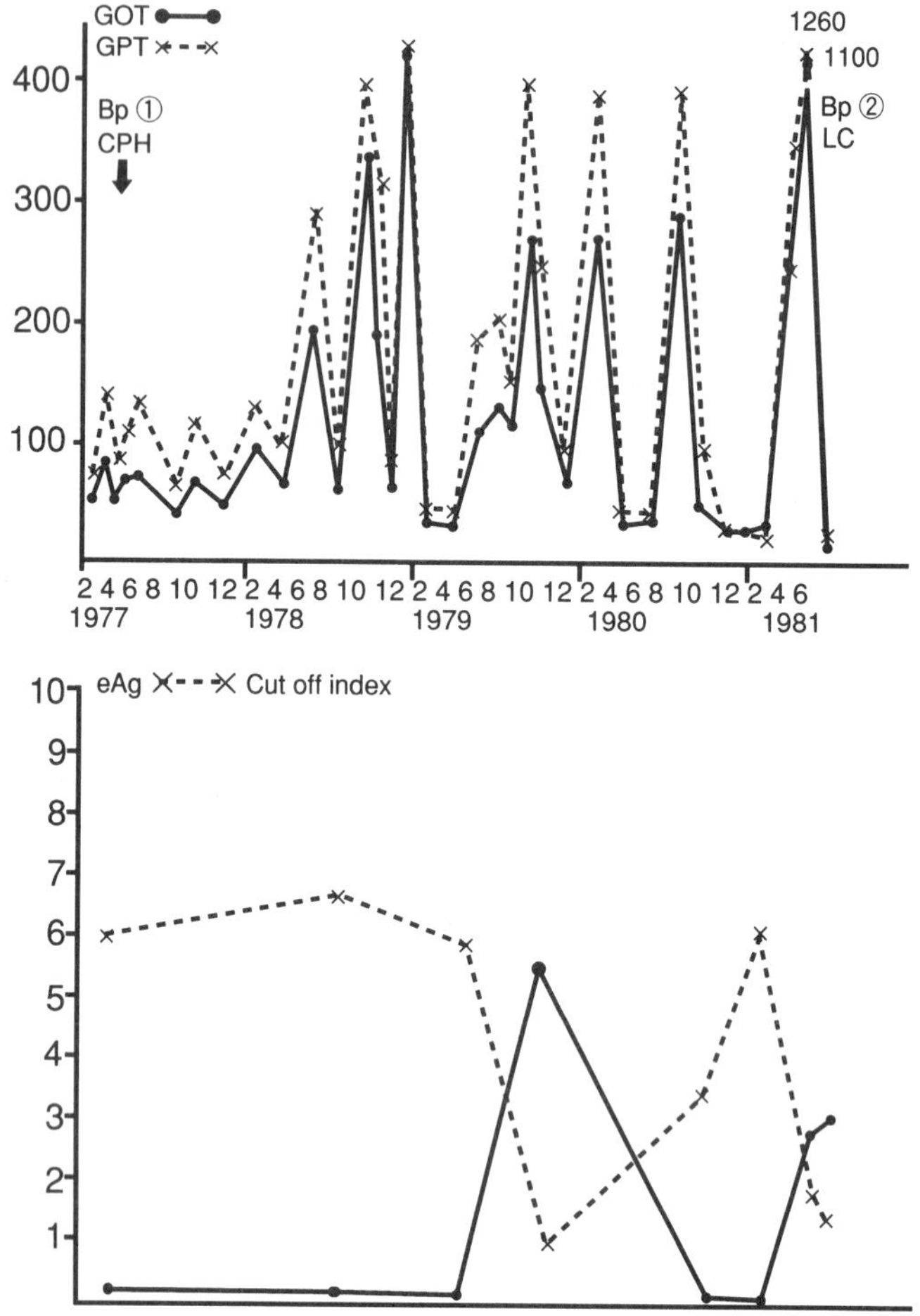

図21　自然経過で肝硬変まで進行した症例

ため入院しました。

入院当初の検査では、GOT五二単位、GPT八七単位、HBs抗原陽性、e抗原六・六、e抗体〇・〇%でした。トランスアミナーゼ（GOT・GPT）はさほど高くはありませんが、正常値ではありません。HBs抗原陽性で、e抗原陽性ですから、慢性肝炎が疑われました。

腹腔鏡・肝生検で肝臓を診ましたら、肝表面は平滑で、帯白赤色肝という所見。細血管の増生はごくわずかでした。組織学的には、門脈域がやや拡大して、小円形細胞（リンパ球など）のまばらな浸潤がみられましたが、これは軽い慢性肝炎で、CPH（F1）という所見でした。

その後も、Aさんは定期的に検査を受けましたが、e抗原は持続陽性で、GPTはしばしば一〇〇単位を超える高値を示しました。

最初の入院から四年後、GOTとGPTが一〇〇〇を超える時期があるなど、トランスアミナーゼの異常が目立ったため、二回目の入院をすることになりました。そのさいの検査では、GOT二三単位、GPT二五単位、HBs抗原陽性、e抗原一・八二、e抗体三二・〇%、ICG一八%でした。

なお、ICGとは「インドシアニングリーン試験」のことで、ICGと呼ばれる緑色の色素を静脈内に注射し、十五分後に採血して、血中に残っているICGの量をパーセンテージであらわしたもので、肝臓への血流量が減少していないか、肝臓の解毒機能が低下していないか、などを調べる検査です。正常値は一〇%以下で、肝硬変であったり肝臓に異常があると、ICGはそれより高い数値を示します。

ついで、二回目の腹腔鏡・肝生検をおこないました。すると、肝表面には斑紋が認められ、斑紋結節肝の状態であり、組織学的にも一部に不完全な偽小葉の形成がみられました。明らかに、初期の肝硬変です。

これは、わずか四年間の自然経過の中で、軽度の慢性肝炎（CPH＝F1）から肝硬変にまで進行した例なのです（もちろん、その後治療が開始され、Aさんは完全に治癒しました）。

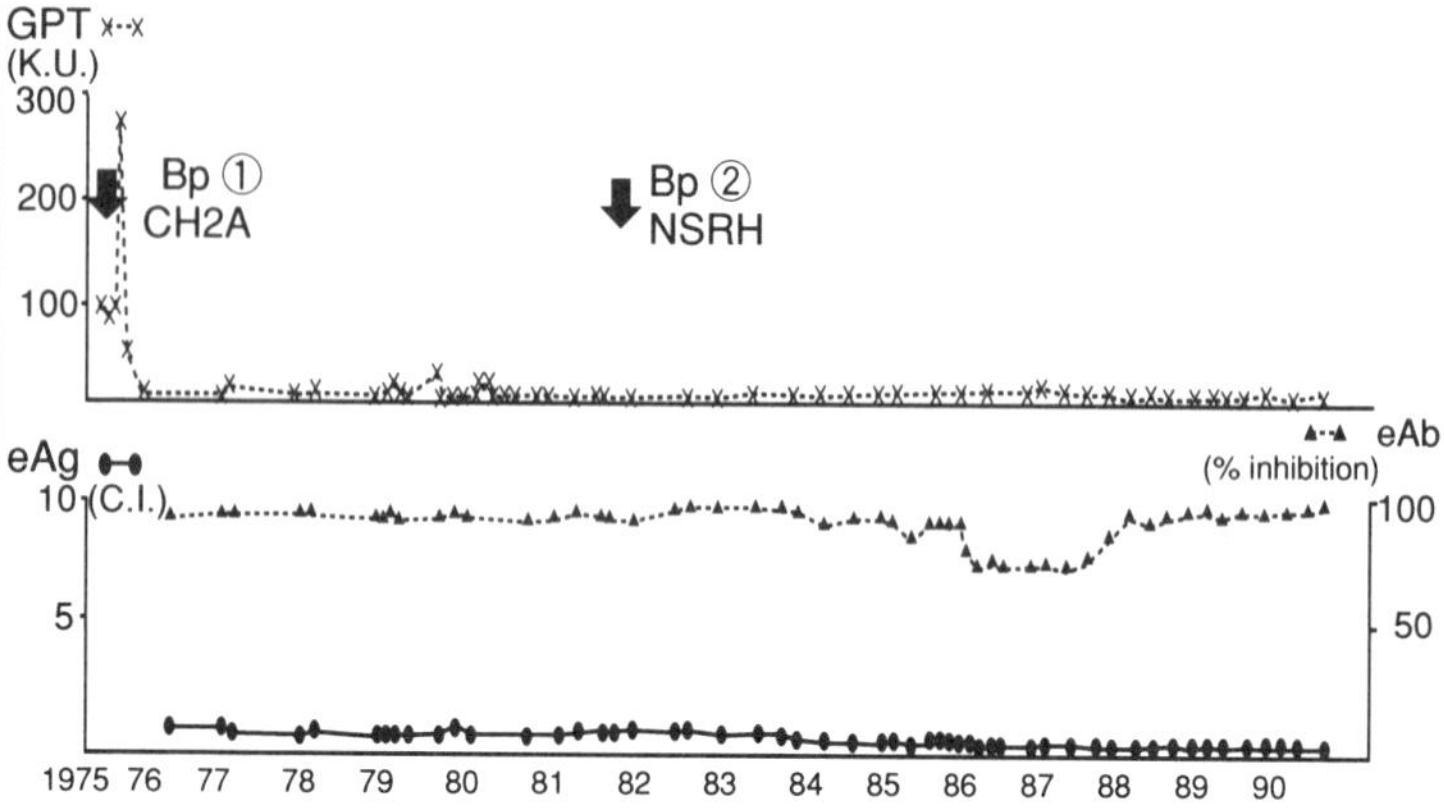

図22　e抗体持続陽性例の臨床経過

●自然経過でセロコンバージョンした例

◎三十一歳・女性B子さんの症例

これも、一九七〇年代後半の症例です。

B子さんが精密検査のために入院したのは、以前の採血で、肝機能傷害とHBs抗原陽性がわかったからです。入院時の検査では、GOT七五単位、GPT八七単位、HBs抗原陽性、e抗原陽性でした。

腹腔鏡で見ますと、肝表面は平滑ですが、細血管の増生が軽度ながら認められました。肝生検で組織の一部を採取して調べますと、組織学的には門脈域の拡大がみられました。しかも、門脈域周囲に「虫食い状の肝細胞壊死」が生じていますし、拡大した門脈域には小円形細胞の浸潤もあります。これらは、慢性肝炎が活動性であることを示しているのです。とくに「虫食い状の壊死」は、慢性肝炎が今後さらに進行する可能性を示すものです。B子さんはCH2A（F2）、すなわち、中等度の慢性肝炎と診断されました。

それから三か月後、B子さんのGPTが二〇〇単位を超える数値にまで上昇しました。ところがその後、e抗原は消失し、以後トランスアミナーゼは正常化しました。DNAポリメラーゼも継続的に測定していましたが、やはり陰性化し、それが持続しています。このことは、ウイルスが活動性を失い、増殖も起こっていないことを意味するのです。

最初の検査入院から十一か月後、e抗体の出現が確認され、セロコンバージョンの状態となりました。これは、回復へと踏み出したことを意味するのです。

そこで、その三か月後に二回目の肝生検が実施されました。それによれば、門脈域の細胞浸潤はなくなり、炎症所見のほとんどみられない鎮静化した状態へと改善されていました。

その後もe抗体は持続陽性で、トランスアミナーゼは正常値を維持しています。これは臨床的には治癒した状態といってもさしつかえありません。

この例は、HBVキャリアがいったん慢性肝炎を発症したにもかかわらず、自然経過の中でe抗原消失→e抗体出現というセロコンバージョンを起こして、肝機能も正常化し、組織学的にも慢性肝炎の症状が消失した、という症例です。

B型慢性肝疾患の患者さんの中には、HBs抗原陽性、かつe抗体陽性で、トランスアミナーゼが正常という人がきわめて多いのです。キャリアの多くも、このような状態であると考えられます。

多くのキャリアは、B子さんのように医療機関で検査を受けることもなく、ごく自然な経過でe抗原からe抗体へのセロコンバージョンを起こし、気づかないうちにe抗体持続陽性となって、無症候性キャリア（ヘルシーキャリア）のまま健康に生涯を送っているのです。

とくに、自然経過でセロコンバージョンする例は、男性より女性に多く、たいていは、二十歳前後でそうなりますが、人によっては、出産の機会にセロコンバージョンする人もいます。これらは、ホルモンの影響によるものと推定されます。

なお、無症候性キャリアの中には、単にセロコンバージョンするだけでなく、HBs抗原までもが消失し、その後HBs抗体が出現する人もいます。こうなると、臨床的な治癒というにとどまらず、ウイルス学的にも治癒したことになります。つまり、無症候性キャリアからさらに進んで、完全な健常者となったわけです。同様の例は、Ｂ型慢性肝炎患者で、ステロイド離脱療法を受けた人の中にも存在します。

感染経路

●垂直感染と水平感染

Ｂ型肝炎ウイルス（ＨＢＶ）の感染経路はすでに解明されており、血液をはじめ、精液、膣分泌液、乳汁、唾液などの体液を介して感染することがわかっています。ただし、慢性肝炎の場合は、母子感染がほとんどで、それ以外は、急性肝炎の感染様式と考えてさしつかえありません。母子感染を垂直感染、それ以外の感染を水平感染ともいいます。

まず、急性肝炎の感染経路から説明します。次の六つのケースが、もっとも注意すべき感染経路です。

①性交渉

男性、または女性が、外見上は健康な無症候性キャリアである場合、精液または膣分泌液を介して感染する可能性があります。とくに東南アジアでは、人口の一〇％前後がＨＢＶキャリアなので、買春観光旅行で感染してくる人が多いのです。これを「ツーリスト肝炎」といいます。もちろん、正常な結婚生活でも感染する場合もありますが、それは「ハネムーン肝炎」といいます。この場合には、ワクチンなどで予防することができますから、結婚や出産の妨げとなることはありません。

②医療事故

医師・看護婦・検査技師など、医療従事者が患者さんの血液から感染するケースも、ときとして生じます。注射針などを誤って自分の手などに刺してしまうもので、注射・点滴・人工透析・手術などのさいに起こりやすいのです。

③麻薬注射

麻薬常習者が、注射器の使い回しをするさいに起こり、ＨＩＶ（エイズウイルス）感染の場合も同じです。

④輸血

ＨＢＶの抗原抗体系が未解明だった時代には、輸血用血液で感染するケースが多発しました。これを「輸血後肝炎」といいます。いまは日赤で必ずＨＢＶのスクリーニング検査がおこなわれているために、輸血によるＨＢＶ感染はほとんどないといってよいでしょう。ただし、スクリーニングが行き届かない開発途上国で輸血を受けるときは要注意です。

⑤家庭生活

ＨＢＶキャリアのいる家庭では、剃刀・歯ブラシ・タオルなどに付着した血液から感染することが稀にありますので、これらの共用を避けましょう。ただし、食器や風呂を共用しても感染することはありません。

⑥集団生活

学生寮・社員寮・合宿所などで共同生活をする人々も、家庭生活に準じた注意が必要で、やはり剃刀・歯ブラシ・タオルなどを共用することは避けたほうがよいのです。

● 母子感染

慢性肝炎の感染経路としてもっとも多いのが母子感染（垂直感染）です。子供が胎児・新生児・乳幼児である三歳以下の時期に感染した場合にだけ、将来、慢性肝炎を発症する可能性があります。

母子感染には、①出産前の子宮内感染、②出産時の産道内感染、③出産後の授乳時感染の三つがあります。

しかし、①の胎児期に感染することはほとんどありません。もっとも多いのは、新生児が母親の血液にさらされる②の産道内感染で、これが母子感染の九五％といわれています。

③の授乳時感染で注意すべきなのは乳汁（母乳）ばかりではありません。母親や父親が食べ物を噛んで柔らかくしてから赤ちゃんに与える行為も、唾液による感染の可能性があります。

とくに母親がｅ抗原陽性のキャリアである場合、新生児が感染しキャリアになる率は約八〇％です。以前は、この母子感染が慢性肝炎予備軍を多数生み出していましたが、いまはワクチンなどでその予防ができるようになっています。

●感染予防―ワクチンとHBIG

わが国では、一九八六年一月一日以降に生まれた新生児のうち、HBVキャリア（e抗原陽性）の母親から生まれた子供全員に、HBワクチンが投与されています。

HBワクチンの作用とは、簡単にいえば、まだHBVに感染していない人に人工的にHBs抗原を接種し、その体内でHBs抗体をつくりだすように働きかけることです。すでに述べたように、HBs抗体は中和抗体で、それが体内で産生されると免疫ができます。ですから、本物のウイルスが体内に侵入しても、感染することはありません。

HBワクチンのつくり方には、次の二つがあります。

①e抗体陽性でHBs抗原陽性のヒトの血液からつくる方法

HBs抗原は、ワクチンの原料として欠かせません。そのHBs抗原をキャリアから得る方法がこれです。ただし、e抗原陽性のヒトから採取した血液は危険です。本当に感染させてしまう恐れがあります。そこで、e抗体陽性のヒト（つまり臨床的に治癒したヒト）の血液からワクチンをつくるのです。

e抗体陽性のヒトは、セロコンバージョンが終わっています。その血液中には感染力のないHBs抗原、すなわち、管状粒子や小型球状粒子が豊富にあります。デーン粒子は感染力があるので除外し、感染力のない抗原だけを集めて精製します。それにアジュバント（免疫応答を増強させる物質）を加え、それを不活化したものが「血漿由来HBワクチン」です。アジュバントは、抗原と組み合わさると、体内で抗体の産生量が増えるため利用されます。

②遺伝子組み換え技術によってつくる方法

遺伝子組み換え技術を利用して、酵母菌にHBs抗原をつくらせます。それにアジュバントを加えたものが「遺伝子組み換えHBワクチン」です。

さて、HBV感染を予防するのはワクチンだけではありません。「抗HBヒト免疫グロブリン」も感染予防に利用され、これはHBIGと略されます。ＨＢＩＧは、Ｂ型肝炎が完全に治って中和抗体（ＨＢｓ抗体）ができているヒトの血漿から、ＨＢｓ抗体を採取して精製したものです。γ―グロブリン（抗体）の一種なので、「γ―グロブリン」とも呼ばれます。ワクチン接種で自力によるＨＢｓ抗体の産生を待つだけの時間がないとき、ＨＢＩＧを投与します。

　ＨＢＩＧのように外から抗体を注入して免疫力を高めることを「受動免疫」といいます。一方、ＨＢワクチンのように自分の体内で抗体を産生して免疫力をつけることを「能動免疫」といいます。

　ｅ抗原陽性の母親から生まれた新生児の場合、次のようにＨＢＩＧとＨＢワクチンを投与します。まず、赤ちゃんが生まれてから一～二時間後にＨＢＩＧを筋肉注射します。受動免疫するわけです。次に、生後二カ月でＨＢＩＧの二回目の投与をおこない、同時にＨＢワクチンを投与します。さらに、その１か月後と三か月後にＨＢワクチンの追加接種をおこないます。最初に受動免疫して出産時の感染を防ぎ、それから能動免疫する、というわけです。この方法によれば、新生児のＨＢＶ感染率は、五％以下に抑えられます。

　厚生省は、ＨＢＶに感染しやすいハイリスク・グループを三群に分け、「ＨＢワクチンの適応」対象としています。

◎第一群……ｅ抗原陽性キャリア妊婦からの出生児

◎第二群……①ｅ抗原陽性キャリアのいる家族（とくに乳幼児）
②頻回の血液製剤投与が予測される患者（血友病・再生不良性貧血・白血病・移植・透析の患者など）
③ｅ抗原陽性キャリアの婚約者および配偶者
④ｅ抗原陽性血汚染事故の被汚染者

◎第三群……①医療関係者
②ＨＢｓ抗原キャリアのいる家族（とくに乳幼児）
③海外長期滞在者など

　母子感染の恐れのある新生児にかぎらず、感染のリスクのある人なら、予防接種を受けることができます。

各種の治療法

昔、慢性肝炎は、治らない病気とされてきました。しかし、いまでは治ると考えることができます。治療法が長足の進歩をとげたからです。とくにB型慢性肝炎は、各種の治療法によって、治癒率が高くなっています。

以下に、各種の治療法を概観します。

● 薬物療法

急性肝炎は、ほとんど安静と食事療法で治癒すると考えてさしつかえありません。もちろん、検査や入院は欠かせませんが、劇症化しないかぎりは自然治癒すると考えられます。しかし慢性肝炎は、そうはいきません。薬物療法も必要です。

B型慢性肝炎の治療に使われる薬剤は、大きく抗ウイルス剤と免疫賦活剤に分けることができます。

抗ウイルス剤は、ウイルスの増殖を抑制するための薬剤です。αインターフェロン、βインターフェロンの二種類のインターフェロンと、アラA(Ara―A)が抗ウイルス剤として知られています。

免疫賦活剤は、免疫賦活現象を利用してウイルス感染肝細胞を排除しようとするものです。ステロイド剤(副腎皮質ホルモン)はその代表です。その他、グリチルリチン製剤(強力ネオミノファーゲンC)、OK―432(ピシバニール)、シアニダノールなどがあります。

これらのうち、B型慢性肝炎の主要な治療薬として用いられるのは、インターフェロン、ステロイド剤、グリチルリチン製剤です。

● インターフェロン療法

元来、インターフェロンは、生体から分泌される物質で、サイトカインの一種です。サイトカインとは、細胞が産生する高分子の物質で、ある状況に遭遇したとき、免疫応答を促進(または抑制)したり、抗がん作用を発揮したり、という調節機能をもつ物質です。

したがって、インターフェロンは抗ウイルス剤といっても、直接ウイルスを破壊するわけではありません。細胞に抗ウイルス性をもたせる機能があるのです。とはいえ、間接的であっても、ウイルスを破壊する力を高めることは事実です。

しかし、B型慢性肝炎にこれを使用した場合、e抗原を完全に消失させるケースばかりではありません。インターフェロンがもっとも効果を上げる時期は、宿主がウイルスを排除しようとしている慢性肝炎の活動期で、しかも、GPTが下降傾向にある時期です。

e抗原陽性のB型慢性肝炎の治療に、インターフェロンが効果的だという報告は、国内の多くの医療施設から報告されています。しかし、e抗原陰性化率は一〇～六〇％と、施設によって、相当な開きがあります。

また、インターフェロンを連日投与すると、血小板や白血球が減少したり、発熱、脱毛、全身の倦怠感、頭痛、抑鬱症状があらわれたりする副作用があるため、医師の厳重な管理下でコントロールされなければなりません。

●ステロイド長期間歇療法

ステロイド剤はホルモンの一つです。炎症を抑えたり、免疫を抑制する作用が強く、最初、劇症肝炎の治療にだけ使われていました。しかし、黄疸やルポイド肝炎（活動性慢性肝炎＝自己免疫性肝炎）にも効果があることがわかり、やがて、慢性肝炎の炎症を鎮めるための主要な薬剤として使われるようになった、という経緯があります。

B型慢性肝炎では、ウイルスが長期にわたって活動と鎮静を繰り返します。活動期になると肝細胞が広範に破壊され、血中にトランスアミナーゼなどの酵素が流れ出してきます。GOT・GPTが上昇するわけです。これは、肝臓が炎症を起こしていることを示しており、放置すれば、やがて肝硬変になる恐れがあります。肝硬変になる以前の段階で、肝炎の炎症を抑えなければなりません。そこで、肝細胞の破壊と炎症を鎮めるために、ステロイド剤が使用されました。

この場合、症状の推移をみながら、ステロイド剤を少量ずつ長期にわたって、間歇的に投与することになります。これを「ステロイド長期間歇療法」といいます。

しかし、この療法では、ステロイド剤の投与をやめると、いままで抑制されていた免疫応答が再び起こり、肝炎がふたたび悪化することが多いので、時間をかけて、少しずつ投与の量を減らし、適当な時期に投与を中止するわけです。

このステロイド長期間歇療法が、慢性肝炎の主要な治療法とされていた時代には、薬剤減量の加減や中止時期の見極めが、肝臓専門医の腕のみせどころといわれていました。しかし残念ながら、この療法では炎症を抑えることはできても、慢性肝炎そのものは治せません。いわば、対症療法でしかないからです。いまでは、この方法はステロイド離脱療法やインターフェロン療法で効果がみられなかった患者に対して、急性増悪を抑えるためなどに利用されることが多く、あくまでも、一時的な療法と考えたほうがよいでしょう。

現在のところ、B型慢性肝炎の治癒にもっとも高い効果を上げているのは「ステロイド離脱療法」なので、次にそれを紹介します。

●ステロイド離脱療法

著者がステロイド離脱療法を開発した経緯については他の著書でも詳述したので、ここでは割愛します。ただ、開発時期だけを記しておくと、最初にこの方法に着目したのが一九七七年十月、実際の治療で有効性を確認してから日本肝臓学会で発表したのは一九七九年六月、国際消化器病学会で発表したのは一九八〇年のことでした。

その後、日本のマスコミでも紹介され、また、多くの医療施設でもこのステロイド離脱療法の有効性が確認された結果、いまでは、B型慢性肝炎の主要な治療法の一つとして広く認められ、治療の現場で大いに効果を発揮しています。

ステロイド離脱療法を一言でいうと、「慢性肝炎を急性肝炎に似た状態に追い込み、急性肝炎と同じように一気に治癒にまでもちこむ療法」です。

まず、B型慢性肝炎の患者にステロイド剤（プレドニゾロン）を投与して免疫力を抑制したのち、その投与を中止（離脱）すると、それまで抑制されていた免疫力に「跳ね返り現象（リバウンド）」が生じて、強い免疫賦活が起こります。バネを強く抑えつけておいて、パッと手を離すと、バネは強い反撥力で跳ね上がります。それと同じ原理です。この反撥力を利用すれば、慢性肝炎を人為的に急性肝炎に変えることができます。急性肝炎はほとんどが患者自身の免疫力（治癒力）で治りますから、慢性肝炎をそういう形に追い込んで治癒へと導くわけです。

そのさい、注意しなければならないのは、急性肝炎の状態に追い込んだときに症状が急激に悪化し、肝炎の重症化を招かないようにすることです。そのためには、ステロイド離脱療法の適応条件を守ることが大切です。

では、ステロイド離脱療法の適応条件とは何でしょうか。次にそれについて説明しましょう。

ステロイド離脱療法の実際

●ステロイド離脱療法の適応条件

ステロイド離脱療法は慢性肝炎を治癒することのできる療法ですが、患者のコンディションによっては、この療法をおこなわない場合があります。どんな症状のB型慢性肝炎にも適応するわけではありません。

まず、患者がステロイド離脱療法に適しているかどうかを調べることが必要です。肝機能検査だけでなく、腹腔鏡・肝生検もおこないます。患者の肝炎の状態を正確に把握しなければなりません。その検査と診断の結果、次のような条件をすべて満たす患者であれば、ステロイド離脱療法をおこなうことができます。

◎e抗原が持続的に陽性であること。

◎腹腔鏡・肝生検によって慢性活動性肝炎の像が確認されること。

◎GPT値がつねにGOT値より高いこと。

◎総ビリルビン値が正常であること。

逆に、次のような患者は、ステロイド離脱療法の適応外となります。

①肝硬変の症例

肝硬変の場合、肝臓の予備能力が少なくなっているため、慢性肝炎を一時的にせよ「悪化」させる療法には耐えられません。

②黄疸を発症している症例

これも、肝臓の予備能力に問題があります。

③AFP（α―フェトプロテイン）値が高い症例

AFPが高値を示すのは、肝がんの症例か、慢性肝炎の急性増悪の症例です。これらは、急性増悪が重症化する恐れが強いものです。

④GOT値のほうがGPT値より大きい症例

GOT値がGPT値より高い場合、ステロイド投与中止後のトランスアミナーゼの再上昇が持続し、急性増悪を重症化させる例が少なくありません。黄疸をともなう胆汁鬱滞症、肝硬変、肝がんの患者も、GOT値のほうが高くなります。

慢性肝炎では一般に、GPT値のほうがGOT値より高くなります。通常、肝小葉の内部にトランスアミナーゼ（GPTとGOT）がどのように分布しているかというと、GPTは肝小葉の辺縁部に多い酵素であり、GOTは小葉全体の肝細胞にみられる酵素とされています。ですから、GOT値がGPT値より高いということは、肝小葉全体、とくに中心部まで多数の肝細胞が崩壊していることを意味します。こんな状態でステロイド離脱療法をおこなえば、さらに激しく肝細胞の崩壊が起こる恐れがあります。GOT値がGPT値より高い症例を警戒すべきだというのは、このような理由からです。

以上の①～④の症例に一つでも該当する場合は、ステロイド離脱療法を避けるべきです。とくに、①肝硬変と③AFP高値例は、原則として「禁忌症例」です。他の療法を選択したほうがよいでしょう。

●注意点

ステロイド離脱療法の主役は、薬剤ではなく、患者さん自身の免疫力です。最初にステロイド剤で免疫力を抑制し、その後、ステロイド剤の投与中止（離脱）によって免疫力を強く賦活させ、慢性肝炎を急性肝炎様の状態にもちこみ、患者さん自身の免疫力でウイルスを破壊・排除します。そして治癒します。それがステロイド離脱療法です。

ステロイド離脱療法を開始するタイミングは、次のような状態のときが最適です。

◎e抗原が上昇傾向にあること

これは、ウイルスが活発に増殖している時期を意味します。ウイルスの活動期をねらうことが大切です。

◎トランスアミナーゼが上昇傾向にあること

ウイルスに対する免疫応答が開始されている状態を示します。下降期では、免疫賦活力が弱くなります。

◎GPT値が二〇〇単位以上であること

人体側のウイルス攻撃力が十分な強さに高まっている状態を示します。これより低いと、ステロイド中止後のリバウンド（免疫賦活現象）が期待できません。

以上の条件がそろったときにステロイド離脱療法をおこなうと、一年以内のe抗原消失率は、八三・三％にも達しています。

次に、実際の投与方法です。

ステロイド離脱療法では、次のようにステロイド剤を投与します。まず最初の一週間は、一日当たり四〇ミリグラムのステロイド剤を投与し、二週目にはそれを三〇ミリグラムに減量します。さらに三週目には二〇ミリグラムを投与して、全三週間が終了すると投与を中止（離脱）します。このころにはリバウンド（免疫賦活現象）が始まります。トランスアミナーゼが再上昇し、約一か月後にはピークに達します。それから約一か月かけてトランスアミナーゼが低下し、やがて、正常値で安定します。これが典型的なケースです。

なお、以前は四週目も一〇ミリグラムの投与をおこなっていましたが、現在では三週間で十分であることがわかっています。

ステロイド投与中に注意すべきことは、二週目に三〇ミリグラムへと減量した段階で、早くもトランスアミナーゼの再上昇（リバウンド）が起こった場合です。そのときは、ステロイド離脱療法を中止するしかありません。放置しておくと、重症化する恐れがあるからです。その場合は、すぐに投与量を六〇ミリグラムに増量し、ステロイド長期療法に切り換えるべきです。そして、炎症を抑えながら、徐々に服用量を減らしていくことになります。

一方、投与中は問題がなくても、投与中止後に次のような症状がみられるときは要注意です。

①トランスアミナーゼの再上昇が強すぎる。また

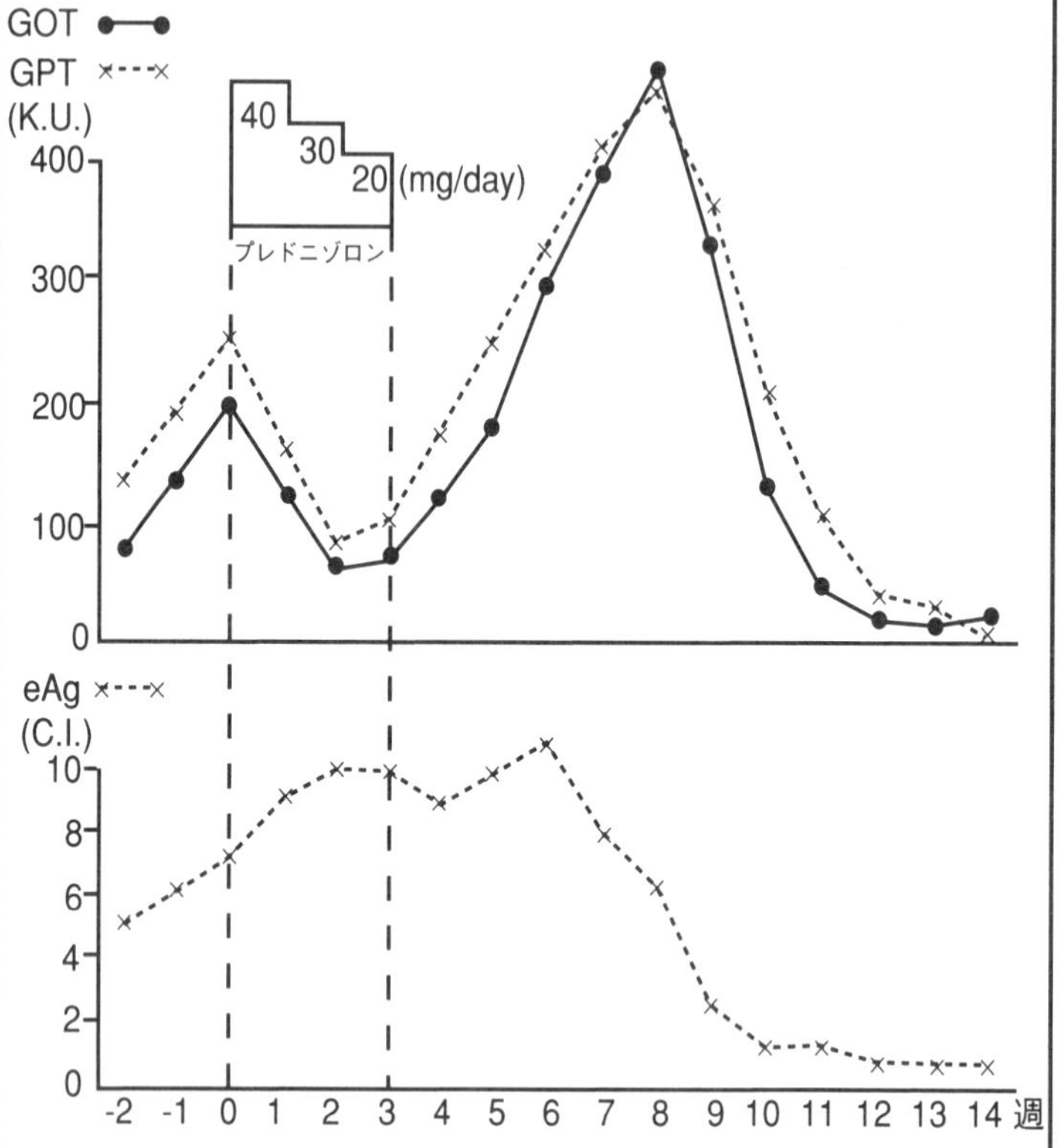

図23　ステロイド離脱療法の典型的なモデル

持続する。
②総ビリルビンの数値が二ミリグラム／デシリットルを超える。
③プロトロンビンが五〇％以下になる。
これらも重症化の恐れを示唆します。ですから投与中止後、とくに、トランスアミナーゼなどは当日、至急検査をおこなう必要があります。もし、通院でステロイド離脱療法を実施していた場合は、即日入院が必要な場合もあります。

●ステロイド離脱療法の症例

ステロイド離脱療法で、B型慢性肝炎が治癒した人に、孫正義さんがいます。孫正義さんは現在三十九歳ですが、慢性肝炎を発症したのは二十四歳のときでした。

最近、メディア王・マードック氏とともに「テレビ朝日」株を取得して注目を集めたので、ご存じの方も多いと思いますが、孫さんは日本のコンピュータ業界の寵児とも呼ばれる事業家です。高校一年で単身渡米し、名門カリフォルニア大学バークレー校に在学中、二十歳のときに「音声機能付き多国語翻訳機」（電訳機）を発明しました。また、慢性肝炎で入院中の二十六歳ごろには「NCC―BOX」（スーパーLCRとも呼ばれるアダプター。電話機が自動的に料金の安い電話会社を選択する装置）を発明した才人です。

孫さんは、二十三歳でパソコン・ソフトの流通会社「日本ソフトバンク」（現在は「ソフトバンク」）を設立し、またたく間にコンピュータ業界に独自の地歩を築き、マスコミの脚光を浴びましたが、一九八二年四月に、健康診断で肝機能障害を指摘されました。

ある大学病院で精密検査を受けると、一時、GPTが二〇〇単位にまで上昇しました。大学病院は肝生検のため入院させました。その結果、高度のB型慢性肝炎で「事業に復帰するのは無理です」と宣告されたといいます。

その後、GPTが改善したので、孫さんは退院し、一時、会社に復帰しましたが、翌年またもやGPTが二〇〇単位に上昇したため再入院しました。症状は一進一退で治癒の見通しはまったくありません。時間だけが過ぎていきます。失意と不

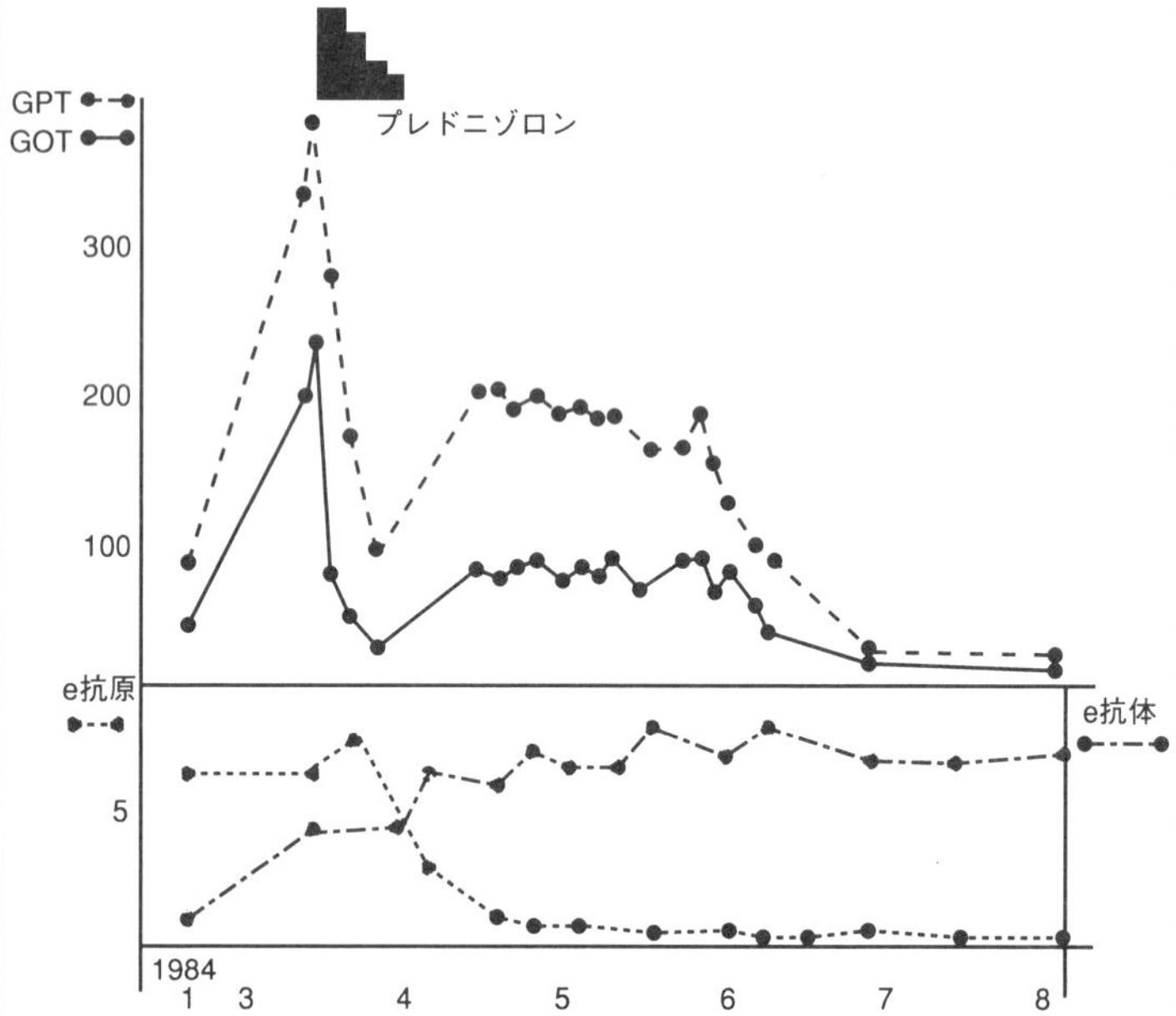

図24　孫 正義氏の臨床経過

安でいっぱいだったとき、孫さんは新聞記事で「ステロイド離脱療法」を知ったそうです。

一九八四年三月、孫さん二十六歳のとき、虎の門病院に入院しました。当時まだステロイド離脱療法は広く認知された療法とはいえませんでしたが、孫さんはワラをもつかむ思いで大学病院から転院したのでしょう。入院当初、彼は全身倦怠感を訴えていました。検査の結果、GOTは一九四単位、GPTは三三六単位。e抗原も陽性です。肝炎ウイルスの活動と免疫応答がかなり活発な時期でした。

タイミングをみはからい、著者はステロイド離脱療法を開始しました。三月十七日、ステロイド剤（プレドニゾロン）の投与を開始しました。まず一週目は四〇ミリグラムからです。二週目の二十四日からは三〇ミリグラムに減量して継続投与、二十九日からは二〇ミリグラム、さらに四月二日からは一五ミリグラムに減量し、四月五日に投与を中止しました。

投与期間中、ＧＯＴ・ＧＰＴ値は下降をつづけていましたが、投与を中止すると、急激に上昇に転じました。リバウンドが生じたのです。離脱から十一日後の四月十六日にはＧＯＴ八一単位、ＧＰＴ二一八単位になりました。この数値がピークでした。その後、ｅ抗原が消え、ｅ抗体があらわれました。セロコンバージョンが起こったのです。やがて、ＧＯＴとＧＰＴも正常な数値に戻っています。

　やがて、孫さんはみるみる回復しました。

　六月七日に退院するときの孫さんは、喜びと希望にあふれていましたが、無理もありません。大学病院で「再起不能」と宣告されていた「治らない」はずの慢性肝炎が治癒したのですから。著者も心から喜びました。孫さんが「この療法をもっと広く慢性肝炎の患者さんに知らせるべきです」と繰り返していたことが印象に残っています。

なお、ステロイド離脱療法は、Ｂ型慢性肝炎の治療に関しては他の療法より高い効果があります。ステロイド離脱療法によるｅ抗原陰性化率をみると、次のような実績が得られています。

「投与中止後の期間とｅ抗原陰性化率」

◎三か月後……二八・二％
◎六か月後……三三・〇％
◎一年後………六〇・四％
◎二年後………六〇・〇％
◎三年後………六七・九％
◎五年後………七二・〇％

このように、五年後には七二％の人がｅ抗原陰性に転じています。

インターフェロンとの併用療法

前述のように、ステロイド離脱療法は五年で七二％の患者さんをｅ抗原陰性に導くことができます。しかし、われわれは一〇〇％をめざして、もっと治癒率を高める方法を模索しなければなりません。そこで、ステロイド離脱療法とインターフェロン療法を併用することで、e抗原陰性化率をさらに向上させることができるのではないかと考えました。

ステロイド離脱療法では、ウイルス活動期に急性憎悪が起こり、トランスアミナーゼが上昇期に入ったときに投与を開始します。しかし、インターフェロン療法では、急性憎悪がピークを過ぎ下降期に入ったころに投与し、ウイルスを叩きます。

これは、ステロイド離脱療法でリバウンド（免疫賦活）を起こしはしたものの、e抗原陰性化（e抗原消失）にまでいたらない症例を支援するには格好の組み合わせと考えられます。

そこで、この併用療法に取り組み、結果を検討しました。

併用療法を簡単に説明しますと、まず、定石どおりにステロイド離脱療法をおこないます。当然、免疫賦活によってウイルスは弱ってきますが、その時期をみはからって、次にインターフェロンを投与します。つまり、ステロイド離脱療法のe抗原陰性化能力をインターフェロンの力でさらにパワーアップし、ウイルス排除をより強力に進める療法といってよいでしょう。

併用療法の結果とステロイド離脱療法（単独療法）の結果とを比較してみると、次のようになりました。数字は「e抗原陰性化率」です。

◎三か月後（併用）……六二・九％
　　　　　（単独）……二八・九％
◎六か月後（併用）……六〇・〇％
　　　　　（単独）……五三・〇％

このように、短期間の成果でみるかぎり、ステロイド離脱＋インターフェロン併用療法のほうが、ステロイド離脱（単独）療法よりもe抗原陰性化率が高いという結果が出ました。

しかし、併用療法にも問題がないわけではありません。人体の自然な免疫力を利用したステロイド離脱療法と違って、併用療法は、インターフェロンの力を借りて無理やりウイルスを抑え込む療法です。自然に逆らうわけですから、反動も起きやすいのです。併用療法でいったんe抗原陰性化に成功した場合でも、インターフェロンの投与を中止すると、e抗原が再出現するケースもありますから、その後の経過観察が大切です。

ＨＢｓ抗原のサブタイプで異なる治療効果

ＨＢｓ抗原は、Ｂ型肝炎ウイルス（ＨＢＶ）のエンベロープ成分蛋白です。Ｂ型肝炎患者の血液中からもっとも多く検出される抗原が、このＨＢｓ抗原です。

このＨＢｓ抗原には、数種類のサブタイプがあります。人類に、人種や皮膚の色の違いがあるように、Ｂ型肝炎ウイルスにも、外被の種類に違いがあるのです。

エンベロープ上には、すべての種類に共通な抗原決定基（エピトープ）ａがあり、同時に、特異的な抗原決定基のｄ／ｙとｒ／ｗがあります。ｄとｙは、同時に存在することのない相互に排他的な抗原決定基です。ｒとｗも同様です。したがって、ＨＢＶのサブタイプは、ａｄｒ、ａｄｗ、ａｙｒ、ａｙｗの四種類に大別されます。

このサブタイプは、民族学的な見地からも重視されています。世界各国をみると、民族別にＨＢＶ感染者のウイルス・サブタイプが異なるからです。日本人の場合、ａｄｒが約七〇％、ａｄｗが約八〇％で、ａｙｒやａｙｗは一％以下とたいへん少なくなっています。また、日本国内でも地域的な偏りがあって、西日本ではａｄｒが多く、東日本ではａｄｗが多くなっています。

ただし、このエピトープ部分は突然変異することがあり、複合的なサブタイプも存在します。現在、以上の四種類のほかに、ａｄｗｒやａｄｙｒといった特殊なサブタイプも確認されています。

さらに、このサブタイプの違いによって、治癒率にも差が出てくることがわかってきました。

虎の門病院で経過観察したＢ型慢性肝炎患者をＨＢｓ抗原のサブタイプ別に分け、そのｅ抗原陰性化率を比較してみたところ、**表3**のような結果となりました。

対象とした症例は、トランスアミナーゼが上昇を示してから二年以上経過観察できたｅ抗原陽性の慢性活動性肝炎百六十八例です。内訳は、経過観察だけで治療をしなかった自然経過例五十六例、治療をほどこした治療例百十二例の二群です。治療例は、おもにステロイド離脱療法で治療し、これに

表3　B型肝疾患におけるe抗原陰性化率とサブタイプとの関係

	subtupe	e抗原の推移 e抗原持続陽性 +/-→+/-	 e抗原陰性化 +/-→-/-		
自然経過例 56例	adr	31（68.9%）	14（31.1%）	45	$p<0.05$
	adw	0（　0%）	5（100%）	5	
	adwr	4（80.0%）	1（20.0%）	5	
	ayr	1（100%）	0（　0%）	1	
治療例 112例	adr	29（34.1%）	56（65.9%）	85	$p<0.05$
	adw	0（　0%）	12（100%）	12	
	adwr	3（27.3%）	8（72.7%）	11	
	ayr	2（66.6%）	1（33.3%）	3	
	ayw	0（　0%）	1（100%）	1	

インターフェロン療法を併用したものもあります。

①自然経過例（五六例）

adr（四五例）……e抗原陰性化は一四例（三一・一％）

adw（五例）……e抗原陰性化は全例（一〇〇％）

adwr（五例）……e抗原陰性化は一例（二〇・〇％）

ayr（一例）……e抗原陰性化はなし（〇％）

②治療例（一一二例）

adr（八五例）……e抗原陰性化は五六例（六五・九％）

adw（一二例）……e抗原陰性化は全例（一〇〇％）

adwr（一一例）……e抗原陰性化は八例（七二・七％）

ayr（三例）……e抗原陰性化は一例（三三・三％）

ayw（一例）……e抗原陰性化は一例（一〇〇％）

以上の結果をみるとわかるように、サブタイプａｄｗのｅ抗原陰性化率は非常に高く、自然経過例でも治療例でも、陰性化率は一〇〇％です。ａｄｒに比べると、統計的にも有意の差があります。

また、自然経過例と治療例での違いを比べてみると、ａｄｒは自然経過例で三一・一％ですが、治療例では六五・九％がｅ抗原陰性化に成功しました。ａｄｗｒは自然経過例で二〇・〇％、治療例で七二・七％が陰性化しています。

この二種類の場合、治療をしなければ二〇～三〇％しかないｅ抗原陰性化率が、治療をすれば六〇～七〇％に上昇するという結果が出ました。これは、明らかに治療に適した症例ということになります。

以上の事実から考えられることは、ａｄｒやａｄｗｒはステロイド離脱療法やインターフェロン療法によって高率に治癒する可能性があること、またａｄｗの場合、自然治癒する可能性が高いので、すぐに治療にとりかかるより、しばらく経過観察したほうがよいという判断も必要なことです。

遺伝子学的研究による新しい見解

これまでみてきたように、活動性のＢ型慢性肝炎を治療するとき、当面の目標として、ｅ抗原陽性からｅ抗体陽性へのセロコンバージョンをめざしました。それが、Ｂ型慢性肝炎の治癒の始まりだからです。

ちなみに、一九七〇～一九九三年に虎の門病院で診察したＨＢＶキャリア二千百四十八人の内訳をみると、Ｂ型慢性肝炎千二百三十二例（五七・六％）、肝硬変三百三十二例（一五・五％）、肝がん百四十二例（六・六％）、ＨＢＶキャリア（肝生検未施行）四百三十四例（二〇・三％）でした。

この二千百四十例のうち、初診時のｅ抗原陽性は七百八十四例（三六・六％）、ｅ抗体陽性は千三百五十六例（六三・四％）でしたが、その後、治療などによりｅ抗原陽性患者のうち五百四十八人はセロコンバージョンしてｅ抗体陽性となりました。その結果、ｅ抗原陽性は二百三十六例（一一・〇％）へと減少し、ｅ抗体陽性は千九百四例

（八九・〇％）に増えています。ｅ抗体陽性例のうち九十六例は、ＨＢｓ抗原まで陰性化し、ウイルスを完全に排除してしまいました。

しかし、ｅ抗原が陰性で、ｅ抗体が陽性になった（セロコンバージョンした）にもかかわらず、ひそかに慢性肝炎が持続し、のちに肝がんを発症した例もあります。これは、従来の常識では考えられないケースです。いったい、どういうことなのでしょうか。

そこで、遺伝子学的な追究がおこなわれました。すると、ｅ抗体陽性にもかかわらず、慢性肝炎が進行した症例では、ウイルス遺伝子が変異した状態で、変異株ウイルスが増殖していたことが判明したのです。

本来の遺伝子型をもつウイルスを、野生株（野生型）といいますが、その遺伝子配列の一部が変異したウイルスを、変異株（変異型）といいます。

B型肝炎ウイルスの場合、ｐｒｅ―Ｃ領域と呼ばれる塩基配列の中に変異が生じていることが判明しました。遺伝子配列のうち、千八百九十六番目の「ＴＧＧ」というトリプトファン（アミノ酸の一つ）を指定するコドンが、「ＴＡＧ」というストップ・コドン（アミノ酸合成を終了させるコドン）に変わっていたのです。ウイルス遺伝子のこの領域は、ｅ抗原を産生する指令を出しているので、ここに終止コドンがあるとｅ抗原はつくられません。しかし、変異したウイルス自体は生きているわけです。

人体側では、ｅ抗体を産生していますから、もしｅ抗原をみつけたら攻撃するでしょうが、そこに存在するのは、ｅ抗原を産生しない変異株ウイルスです。通常なら、セロコンバージョンのあと、野生株も変異株も排除されて（または非活動性になって）しまうのですが、患者の免疫力が十分でないと、変異株が増殖してしまうのです。

したがって、ｅ抗原陽性からｅ抗体陽性へとセロコンバージョンしたあとも、患者のウイルスを採取して、ＨＢＶ―ＤＮＡを遺伝子学的に検査してみなければならないケースも起こり得ます。

今後、B型慢性肝炎の治療は、ＨＢＶの野生株と変異株の両方を排除することを目標としなければならないでしょう。

変異株の増殖期間（活動期間）が長びくと、慢性肝炎から肝硬変への進展が加速することがわかっています。もちろん、それは肝がんをも誘発しかねません。

ＨＢＶの遺伝子学的な解析は、もう一つの重要な知見をもたらしました。それは、劇症肝炎に関する新しい発見です。

ＨＢＶの野生株の遺伝子配列のうち、前述のように、ｐｒｅ－Ｃ領域にある千八百九十六番目のコドンが終止コドンに変異するのに加えて、その上流のプロモーター／エンハンサー２という領域にある百三十三番目と百三十七番目の塩基配列が変異すると、このＨＢＶは、劇症肝炎ウイルスに変わるのです。つまり、Ｂ型劇症肝炎の大部分は、この特殊な変異株ウイルスが水平感染した結果発症することがわかったのです。

これは、考えてみれば恐ろしい話です。なぜなら、現在の遺伝子操作技術を使えば、ふつうの野生株ＨＢＶを劇症肝炎ウイルスに変えることなど難しい操作ではないからです。注射針などを通じて少量の劇症肝炎ウイルスを体内に注入されたら、その被害者は、おそらく一週間後には死亡してしまうにちがいありません。明らかに殺人です。

このように、遺伝子学的研究は、難病治療に貢献するため長足の進歩をとげていますが、一方でそれは、生物化学兵器や殺人に悪用されかねない危険な面ももっています。重大事故の可能性も否定できません。遺伝子操作に関しては、そうした悪用や重大事故につながりかねない部分を規制する枠組みづくりや、法制化が早急に検討されることが必要です。このことは、特筆大書しておきたいと思います。

二　Ｃ型慢性肝炎の診断

急性肝炎の慢性化

Ｃ型慢性肝炎は、ウイルス感染から潜伏期間をへて急性肝炎を発症し、それが慢性化するケースが一般的ですが、なかには急性肝炎を発症しないで慢性化し、肝硬変や肝がんになってから発見されるケースもあります。いずれにしても、一過性感染から感染者の一部が慢性化してしまうのが、C型肝炎の特徴です。

C型肝炎は、輸血後肝炎と散発性肝炎に大別できます。輸血後肝炎は感染経路がはっきりしていますが、散発性肝炎のほうは正確な感染経路を見付けることは難しく、完全な定説はありません。

一般に、感染から発症までの潜伏期間は、二～二十四週間といわれています。ただし、輸血後C型肝炎の場合は、三十～六十日の潜伏期間で発症することが多く、感染したのが輸血時ですと特定できますから、潜伏期間がわかりやすいのです。

しかし、感染経路が不明な散発性C型肝炎の場合は、潜伏期間を正確に調べることは難しく、短期間で発症する場合と、比較的長期間の潜伏期間をへて発症する場合がある、と考えられます。感染したウイルス量の多寡が影響している可能性が大きいのです。

C型急性肝炎を発症すると、他の急性肝炎と同様、次のような症状があらわれます。発熱、頭痛、関節痛、全身倦怠感などのインフルエンザのような症状、および食欲不振、吐き気、嘔吐などの消化器症状です。つづいて、数日後に褐色尿が出るようになり、それから、肝炎特有の黄疸もあらわれます。これらの症状は、A型やB型の急性肝炎と基本的には変わりがありません。

しかしC型肝炎では、全般的に症状が軽く、症状が出ない人もおり、インフルエンザのような症状や消化器症状がみられるのは半数以下です。つまり、二人に一人は明確な自覚症状がなく、黄疸も、必ずしも出るとはかぎりません。GOTとGPTの異常もA型やB型より軽度で、総ビリルビンの上昇度もあまり高くありません。つまり、C型急性肝炎は自覚症状も他覚所見も軽いし、まったく症状がない不顕性の場合もあるので、慢性化に気づきにくいのです。

発症後、急性肝炎だけで完全に治ってしまう人もいます。ただし、A型やB型の急性肝炎がほぼ一〇〇%近く完治するのに対して、C型急性肝炎は三〇～四〇%ぐらいしか完治しません。残りは慢性化するのです。とくに警戒しなければならないのは、トランスアミナーゼの異常がずるずると遷延化し、ＧＰＴ値が上下の変動を繰り返す「多峰性」（グラフにいくつも山を描く状態）に推移する場合で、こういう症例では、慢性化していることが多いのです。

急性症状がおさまった後も、トランスアミナーゼの異常が六か月以上つづくようであれば、慢性肝炎の疑いが濃厚です。その場合、次のような特徴があります。

①ＧＯＴ、ＧＰＴが同時に上昇する。（約九〇％の症例ではＧＰＴのほうがＧＯＴより高い）
②膠質反応（ＴＴＴ、ＺＴＴ）の異常をともないやすい。
③進行とともに血小板が減少する。
④飲酒に関係なく、γ―ＧＴＰが上昇を示すことがある。
⑤肝予備能を示す数値（アルブミン、ビリルビンなど）は正常なことが多い。

肝機能検査で以上のような特徴がみられたら、慢性化の可能性が大きいと思わなければなりません。Ａ型やＢ型など他の肝炎ウイルスに感染していないことを確認したうえで、ＨＣＶウイルスマーカーによる検査で、

⑥ＨＣＶ抗体検査が陽性
⑦ＨＣＶ―ＲＮＡも陽性

という結果が出たら、まちがいなく「Ｃ型慢性肝炎」という診断がくだされます。

感染経路

Ｃ型肝炎の感染経路は、まだ完全に解明されたわけではありませんが、おおよその推定はついています。Ｃ型には、輸血後肝炎と散発性肝炎があることは前に述べましたが、問題はその比率です。Ｃ型肝炎の感染者は、どのような経路で感染しているのでしょうか。

もっとも確認しやすい感染経路は輸血で、著名人の中にその代表的な例があります。かつての駐日アメリカ大使を務めたこともある日本研究の学者、エドウィン・ライシャワー氏の場合がそれです。

ライシャワー氏は駐日大使時代の一九六四年、

日本で暴漢に刺され重傷を負いました。そのときに受けた輸血で、C型肝炎に感染したのです。肝炎を発症したライシャワー氏は「わたしの体には日本人の血が流れている」と親日家らしい感想を語ったそうです。その後、米国で大学教授などを務めた後、残念ながら一九九〇年九月に肝硬変で亡くなりました。HCV感染から二十六年後に肝硬変による死亡を迎えたことになります。おそらく、感染から二十年後までには、肝硬変を発症していたにちがいありません。

このように、輸血による感染は因果関係が見極めやすく、日本では、C型肝炎の約四〇%が「過去」の輸血による感染と推定されています。というのは、日赤血液センターの調査で、次のようなことがわかったからです。

HCV抗体検査が開発された後、八王子血液センターでHCV抗体陽性の肝疾患患者を追跡調査した結果、C型慢性肝炎患者の四八・八%、C型肝硬変患者の四〇・三%、C型肝炎由来の肝がん患者の三九・六%は、過去に輸血歴があることが判明したのです。つまり、HCV抗体陽性の肝疾患患者のほぼ四〇%（以上）が輸血歴のある人たちで、これは、輸血によるHCV感染と推定されます。こうして一般的に、HCV感染者の約四〇%が輸血で感染したものと推定されたわけです。

では、輸血歴のない残り六〇%は、どんな経路で感染したのでしょうか。

石原裕次郎さん、伴淳三郎さん、近江敏郎さんなど芸能人の中にも、C型慢性肝炎がもとで亡くなった人は多く、そのほとんどの場合、感染経路は判明していません。

輸血以外の原因による散発性肝炎六〇%の感染ルートとして、まず考えなければならないのは、家族内感染です。

B型肝炎の場合は、おもに母子感染による家族内感染が多く、同じ家系内にB型肝炎患者が集中する傾向があります。これを「家族内集積」といい、B型慢性肝炎の特徴ですが、一方、C型では家族内集積があまり目立たず、家族間の感染は少ないようです。

多くの症例を分析してみますと、家族内感染（夫婦間感染）は最大でも二・八%程度と推定されます。これは、虎の門病院に入院した千百二十人のC型肝炎ウィルス感染者（第二世代HCV抗体陽性のC型慢性肝疾患患者）とその家族二千五百四十三人を検査した結果です。検査では、第二世代HCV抗体陽性率、HCV遺伝子型の一致率、HCVゲノムのE1領域の塩基配列の相同性などを比較分析しました。これによれば、夫婦間感染はわずかながらありましたが、兄弟間感染はほとんどないことも判明しました。

それ以外の感染ルートとして有力視されているのが「過去」の医療行為です。とくに昭和五十年代以前の予防接種が感染原因となった可能性が大きく、当時は「一人一針」ではなく同じ針で五人前後に接種をおこなっていました。こうした医療行為で感染がひろがった可能性が十分にあります。

また、昔の開業医のなかには、注射のさい、同じ針を繰り返し使用する医師もたくさんいたようで、これも感染原因となったのでしょう。予防接種で「使い捨て針」を利用するようになった昭和五十年代以降に生まれた若年層には、C型肝炎がきわめて少なくなりました。

もう一つ有力なのが、血液製剤による感染で、これも輸血と同様、大きな感染原因となったのです。また、医療従事者の汚染針事故（誤って注射針を自分の手などに刺す事故）も有力原因と推定されます。

そのほかに考えられるのが鍼灸治療の針で、C型肝炎患者のなかには鍼灸治療を受けていた人も多く、鍼灸治療師も、以前は針によるウイルス感染をよく認識していない人が多かったでしょう（しかし、最近では個人専用針を使う鍼灸治療院が増えてきたといわれています）。

刺青（入れ墨）の針も同様で、針によるウイルス感染に注意を払ってきた刺青師はほとんどいないでしょう。事実、刺青を入れている人々を検査したら、七五％がHCV抗体陽性であったという報告もあります。

たくさんの客に同じ剃刀を繰り返し使う理髪店や美容院でも、同様の血液感染が生じた可能性は否定できません。

これらから、散発性感染六〇％の感染経路の大部分は、予防接種など「過去」の医療行為、および血液製剤、医療事故、鍼灸治療、刺青、理容・美容などであろうと考えられます。これらを、とりあえず「医療行為」という言葉でひとくくりにすれば、C型肝炎の二大感染経路は、輸血（四〇％）と医療行為（五八％内外）ということになります。家族内感染（二％内外）については、重大視するほどではありません。

いずれにしても、HCVが血液を感染源とすることはほぼ確実ですから、感染予防のためには、血液感染機会に十分な注意を払うことです。

さて、日本にHCV感染者はどれくらい存在するのでしょうか。

全国の日赤血液センターでは、輸血後C型肝炎を予防するため、一九八九年からHCV抗体スクリーニングを実施しています。そのスクリーニング検査開始から九か月間に調べた供血者五百四十二万人の血液のうち、HCV抗体陽性者は一・一五％でした。このことから、日本人のHCV抗体陽性率は、およそ一・〇〜一・五％の範囲内と考えられます。

ただし、これは第一世代抗体による検査であって、そこには見落とされた陽性者もいたはずです。第二世代抗体で検査すれば陽性者は一・三倍以上に増えます。それを勘案すれば、日本人のHCV感染者は、おそらく一・三〜二・〇％の範囲内と推定されます。つまり、百六十万〜二百五十万人の感染者がいることになります。一般にいわれる約二百万人という数字は妥当でしょう。

現在では、輸血や血液製剤によるHCV感染の可能性は少なくなっています。日赤血液センターは、一九八九年十一月から世界に先がけて輸血用血液のHCV抗体スクリーニングを開始したので、一九九〇年以降は、輸血でHCVに感染する可能性は大幅に減少しました。現在はもっと精度の高い第二世代HCV抗体検査によるスクリーニングがおこなわれていますから、HCVに関しては、感染の不安はさらに少なくなったといえます。

C型慢性肝炎の自然経過

C型慢性肝炎は、どのような自然経過をたどるのでしょうか。

ここで、その典型的な症例を紹介します。

C型慢性肝炎の場合、病気そのものに気づきにくいこと、および、HCVの発見や検査薬の開発が最近であることなどの事情があって、自然経過の長期観察例はありませんが、過去の保存血清で経過をたどることはできます。

ここに紹介する症例も、初診時（一九七〇年）からの保存血清をレトロスペクティブに（過去に遡って）調べた結果です。

◎五三歳の男性Cさんの症例

Cさんは一九六一年、ある病院で、肺結核のため肺の左上葉を切除する手術し、そのさい輸血を受けました。当時はHCVはもちろん、HBVもまだ発見されていない時代で、輸血による肝炎ウイルスの感染（輸血後肝炎）が多かったのです。

しかしその後、Cさんはとくに異常を自覚することはなかったといいます。輸血から八年後の一九六九年に初めて、検診で肝機能障害があることを指摘されました。

一九七〇年三月に虎の門病院を受診し、そのときのGOTは七一単位、GPTは一七〇単位で、やや高めの異常値でした。腹腔鏡・肝生検がおこなわれた結果、CPH（F1）（軽度の慢性肝炎）と診断されました。その後、経過観察を続けましたが、トランスアミナーゼはGPT優位で、だいたいGPT一五〇単位前後で推移していました。

一九七六年三月になり、GOT一七〇単位、GPT一九六単位となった時点で、第二回目の腹腔鏡・肝生検を実施しました。診断の結果はCH2A（F2）（中等度の慢性肝炎）で、肝炎は確実に進行していました。しかし、その後も本人はとくに自覚症状を感じることなく、トランスアミナーゼだけが、例によってGPT優位の一〇〇単位前後で経過していました。

一九八一年四月になると、GOT一四〇単位、GPT一三三単位と変化が生じ、トランスアミナーゼがGOT優位に変わりました。そこで、第三回目の腹腔鏡・肝生検をおこなったところ、肝臓の一部に不完全な偽小葉形成が認められる初期の肝硬変になっていました。以後も、トランスアミナーゼが一〇〇単位前後で変動を繰り返し、なかなか落ち着きません。

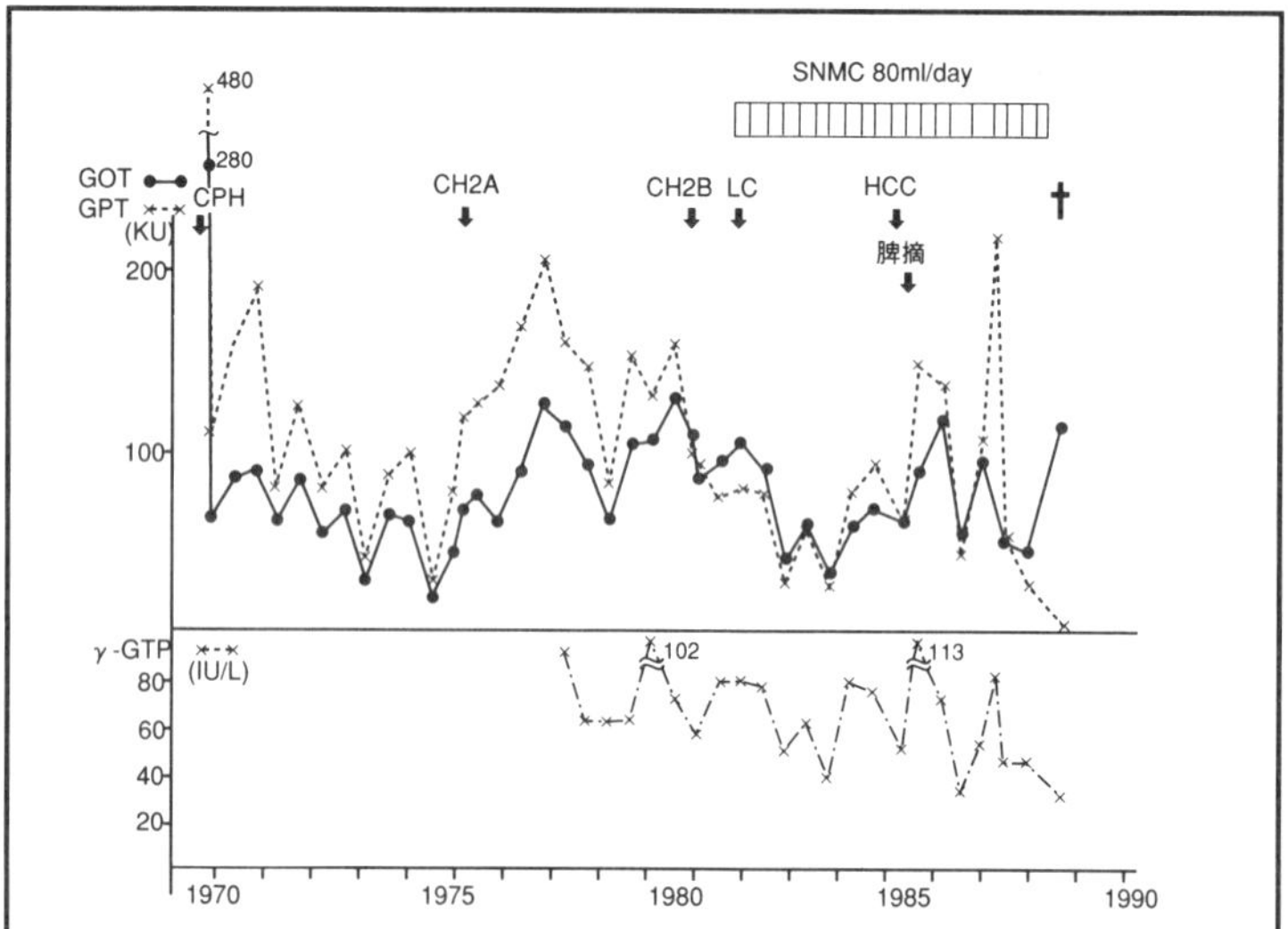

図25　C型肝炎の臨床像と治療

そこで、一九八三年五月からグリチルリチン製剤「強力ネオミノファーゲンC（SNMC）」の投与を開始しました。すると、トランスアミナーゼは五〇単位程度にまで低下しました。

しかし、一九八六年十二月になると、CTスキャンで肝がんの出現が認められ、それから二年九か月にわたって各種の治療をほどこしましたが、一九八九年八月、肝がんが悪化して亡くなりました。

Cさんが初診で訪れた当時（一九七〇年）はまだHCVが発見されておらず、死亡の前年（一九八八年）にやっと米国でRNAの一部が分離されたばかりでした。当然ながら、虎の門病院の診断は「非A非B型慢性肝炎」となっていました。

このCさんの初診時以降の保存血清を用いて、レトロスペクティブにHCV抗体を測定してみたら、第一世代抗体（C一〇〇―三抗体）陽性だったことが判明したのです。初診時から死亡時まで一貫して持続陽性で、Cさんは、間違いなくC型慢性肝炎だったのです。

Cさんは、一九六一年の輸血によって輸血後C

型肝炎にかかり、その後、自覚症状がないまま慢性肝炎が進行し、ちょうど二十年の経過をへて、一九八一年に肝硬変にまで進展し、その五年後の一九八六年には肝がんが発生したのです。死亡したのは、輸血から二十八年目のことです。

その経過中、本人は、とくに自覚的には異常なく過ごしており、定期的な血液検査などを受けていなければ、肝がんの出現まで肝炎は発見されなかったでしょう。C型慢性肝炎は、このように気づきにくい病気なのです。

この症例にみられるような「輸血でHCV感染→C型肝炎の慢性化→慢性肝炎の進行→肝硬変(二十年後)→肝がん(二十五年後)→死亡」という経過は、C型肝炎の典型的な自然経過なのです。

HCVの多様な遺伝子型(ジェノタイプ)

●HCV遺伝子の発見

一九八八年、米国カイロン社の研究グループによって初めてC型肝炎ウイルス(HCV)の核酸RNAが発見されました。この発見は、従来のウイルス発見と違って、新しい手法によるものでした。

従来は、まず、ウイルス本体の姿を形態学的にとらえ、分離同定し、次に、ウイルスの構造や遺伝子の解析をおこなうのが常道でした。

ところが、カイロン社の研究グループは、遺伝子工学と免疫科学の手法を用いて、ウイルス本体の姿形がわからなくても、遺伝子だけは取り出せることを実証してみせたのです。彼らはウイルス遺伝子の断片を次々と発見していき、その手法が多くの研究者に採用され、一九九〇年にはHCVの遺伝子構造の全体が解読されたのです。

HCVのビリオン(ウイルス粒子)の姿をやっと電子顕微鏡でとらえることができたのは一九九四年のことです。東京都臨床医学総合研究所の小原道法氏を中心とする東京都C型肝炎研究プロジェクトチームが、世界で初めてHCV本体の姿を電顕撮影することに成功しました。

それまでは、HCVは「ゲノムはわかるが姿は見えず」という状態でした。それでも、ウイルスRNAのある部分、すなわち特定のエピトープ

(抗原決定基)部分を利用して、感染者の血液中の抗体を検出する検査法が開発されたのです。

実際には、RNAは不安定なので、逆転写してcDNAを合成し、これをもとに、ウイルスの特定エピトープと同じ蛋白を発現させます。これが、カイロン社の手で最初につくられた「C一〇〇—三抗原」蛋白です。この抗原蛋白と患者の血液とを反応させると、「C一〇〇—三抗原」と特異的(選択的)に結合する抗体がみつかります。これが「C一〇〇—三抗体」です。体内でこの抗体を産生しているということは、その人がHCVに感染している(あるいは感染していた)証拠です。

こうして、ウイルスの「姿は見えず」とも、ウイルスに感染しているかどうかを判定する診断薬(抗体測定用の薬剤)をつくることができたのです。この「C一〇〇—三抗体」を測定するための抗体検出系を、一般に「第一世代抗体」といいます。そして、この抗体検査で陽性反応を起こす肝炎を「C型肝炎」と呼んだのです。

第一世代HCV抗体検査につづいて、さらに精度の高い第二世代HCV抗体検査が開発され、C型肝炎の診断は確実になりました。現在では、より正確な第三世代HCV抗体検査が一般に利用されています。

●HCV遺伝子の構造

すでに第四章で述べましたが、HCVは約九・九キロベースの一本鎖・プラス鎖RNAをゲノムとするRNAウイルスです。約九・九キロベースということは、遺伝子RNAが約九千九百個の塩基からなることを意味します。ウイルスの表面は糖蛋白のエンベロープ(外被)に覆われていることも判明しました。ただ、ウイルス粒子の大きさは、さすがに本体の姿をとらえないことにはわかりません。それが、前述の小原氏らの研究で電子顕微鏡で撮影された結果、五五〜六五ナノメートルだと判明したのです。

HCV遺伝子の塩基配列には既知のウイルスとの相同性は認められません。しかし、フラビウイルスに近い遺伝子構造をもっていることが遺伝子解析の結果わかっています。また、HCVはフラビウイルスと同じく、宿主細胞の細胞質内で増殖し、核内では増殖しないとみられています。

ＨＣＶゲノムの構造をみると、5'側と3'側に蛋白をコードしていない非翻訳領域（noncoding region）が存在し、その中間に、ウイルス蛋白のすべてを一つの大きなopen reading frame（解読枠）でコードしている翻訳領域（coding region）が存在します。

遺伝子のopen reading frame（解読枠）には、どんな遺伝情報が刻み込まれているかといいますと、まず、枠内の5'側（先頭に近い側）にウイルスの構造蛋白をコードしている構造領域（structural region）があります。この領域はさらに細分化され、コア（core）蛋白をコードする「Ｃ」領域と、エンベロープ（envelope）蛋白をコードする「Ｅ1」「Ｅ2」領域があります。構造領域とは、ウイルス粒子の殻などの構造物をつくる蛋白の設計図となるため、このように呼ばれているのです。

この構造領域につづいて、非構造蛋白（機能性の蛋白、つまり酵素）をコードしている非構造領域（nonstructural region）があります。これは「ＮＳ1」から「ＮＳ5」まで五つの領域に分けられます。この非構造領域は、ヘリカーゼ、プロテアーゼ、レプリカーゼなど、ウイルス増殖のために活躍する酵素の設計図となる部分です。

ＮＳ1領域は、エンベロープ様に中和抗体の標的抗原となる可能性があるとみられています。ＮＳ1とＥ領域は、遺伝子の変異がきわめて激しい超可変領域（ＨＶＲ）を含むことでも注目される部分です。

ＮＳ3領域にはヘリカーゼ、プロテアーゼ（蛋白分解酵素）という酵素蛋白がコードされています。先に述べた「Ｃ一〇〇―三抗原」蛋白は、ＮＳ3領域からＮＳ4領域にかけての発現蛋白です。

ＮＳ5領域にはレプリカーゼ（ＲＮＡポリメラーゼ）がコードされています。なお、この領域はさらにＮＳ5Ａ領域とＮＳ5Ｂ領域に分けられますが、ＮＳ5Ａ領域の二百三十七～二百七十六番目の塩基配列がいちじるしく変異しているウイルスには、インターフェロンがほとんど効かないことが、最近の研究でわかりました。

表４　C型肝疾患患者のHCV遺伝子による鑑別の割合

遺伝子型	患者数	%	参考
①１ａ（Ⅰ型）	3人	0.3	＊欧米型
②１ｂ（Ⅱ型）	753	68.4	＊東北アジア型
③２ａ（Ⅲ型）	211	19.2	＊南海型
④２ｂ（Ⅳ型）	88	8.0	
⑤３ａ（Ⅴ型）	1	0.1	＊東南アジア型
⑥３ｂ（Ⅵ型）	6	0.5	＊東南アジア型
⑦１ａ（Ⅰ型）＋１ｂ（Ⅱ型）	1	0.1	⑦以下は重複感染
⑧１ａ（Ⅰ型）＋２ａ（Ⅲ型）	12	1.1	
⑨１ｂ（Ⅱ型）＋２ｂ（Ⅳ型）	4	0.4	
⑩１ｂ（Ⅱ型）＋３ｂ（Ⅵ型）	1	0.1	
⑪２ａ（Ⅲ型）＋２ｂ（Ⅳ型）	2	0.2	
⑫検出不能	18	1.6	
合計	1,100	100	

●次々と発見される多様な遺伝子型

ＨＣＶには、遺伝子型（ジェノタイプ）の異なる多数の型（タイプ）と亜型（サブタイプ）があり、現在発見されているＨＣＶの系統樹を描けば、全部で十一グループ二十七種類（十一型二十七亜型）にも分かれます。

ＨＣＶは、遺伝子の一部が変異しやすいＲＮＡウィルスです。二十七種類もの遺伝子型があり、それぞれが各民族に特徴的なこともあって、民族学的にも大きな意義をもっているといえます。

日本では、一般的に六種類の遺伝子型の鑑別を行っています。１ａ（Ⅰ型）、１ｂ（Ⅱ型）、２ａ（Ⅲ型）、２ｂ（Ⅳ型）、３ａ（Ⅴ型）、３ｂ（Ⅵ型）です。

ただし、遺伝子型の鑑別は手間がかかりますので、これを簡略化したセロロジカル・グループ法（血清学的分類法）という簡易な鑑別法も開発されました。セロロジカル・グループ法を用いると、遺伝子型の鑑別まではできませんが、１ａ（Ⅰ型）、１ｂ（Ⅱ型）、２ａ（Ⅲ型）、２ｂ（Ⅳ型）の四つを大きく第一グループ（１ａ、１ｂ）と第二グループ（２ａ、２ｂ）の二つに分けることができます。

虎の門病院で治療した千百人のＣ型肝疾患患者を、ＨＣＶの遺伝子型の鑑別によって分けると、**表４**のようになりました。

この遺伝子型の比率は、日本のＨＣＶ感染者の遺伝子型の比率をそのまま反映しているものと思われ、ここから、次のようなことがわかります。

●日本人にもっとも多いのは１ｂ（Ⅱ型）で、七〇%弱を占めます。この型は、「東北アジア型」で、中国大陸や朝鮮半島でもこれが主流です。

●二番目に多いのが２ａ（Ⅲ型）で、二〇%弱を占めます。前表では、「南海型」と記しましたが、フィリピンに多い「フィリピン型」です。

●三番目に多いのが２ｂ（Ⅳ型）で、一〇%弱を占めます。

●１ａ（Ⅰ型）と３ｂ（Ⅵ型）は日本人には稀なタイプです。１ａ（Ⅰ型）はカイロン社が発見した型で、本来は「欧米型」です。この三例の感染者は血友病患者で、三例とも米国から輸入された血液製剤で感染しました。３ｂ（Ⅵ型）は本来タイに多い「タイ型」ですが、日本にも少数ながら昔から存在したと思われます。

●３ａ（Ⅴ型）は本来、日本には存在しません。この一例は、タイで輸血を受けて感染したことがわかっています。

以上からもわかりますように、日本のＨＣＶ感染者は、１ｂ（Ⅱ型）、２ａ（Ⅲ型）、２ｂ（Ⅳ型）という、ほぼ三つのタイプのどれかに分類されることが明らかです。感染者数もこの順に多く、七〇%、二〇%、一〇%という割合です。

興味深いことに、ＨＣＶの遺伝子型の違いは（ＨＢＶの場合もそうですが）民族の系統、出自、移動などをたどるには格好の材料を提供しています。とくに、ＨＣＶは、遺伝子型が全世界で六十七種類も確認されているので、民族の系統樹がたどりやすいのです。

日本人の場合、かつて民族学者（民俗学者）や考古学者、あるいは言語学者や国語学者などが推測したように、海上ルートをたどって日本列島に来た南方系民族と、大陸から朝鮮半島を経由して日本列島に来た北方系民族とが混交し、北方系優位で日本民族が形成されたという説が、HCV遺伝子型の分布状況からも裏づけられます。

それはともかく、HCVの遺伝子型をこのように分類して調べるのは、遺伝子型によってインターフェロンの治療効果が大きく異なるからです。

くわしくは後述しますが、インターフェロンでC型慢性肝炎が完全に治癒したと判定される著効率は、虎の門病院の場合、1b（Ⅱ型）で四二%、2a（Ⅲ型）で七六%、2b（Ⅳ型）で七〇%です。いずれも、全国平均の三〇〜三五%を上回っていますが、遺伝子型によって効果に大きな開きがあります。北方系の1b（Ⅱ型）にはインターフェロンが効きにくく、南方系の2a（Ⅲ型）にはたいへんよく効きます。

ウイルスも、北方系はガマン強くてしぶとく、南方系は陽気でガードが甘いのでしょうか？

困ったことに、インターフェロンの効きにくい北方系1b（Ⅱ型）のほうが日本人感染者には多く、約七割を占めています。もちろん、そのうちの四割以上はインターフェロンで完全に治りますし、それ以外の人にも、病状を改善する治療法はありますので、そう深刻になる必要はありません。しかし、完治をめざす私たち医師としては、1b（Ⅱ型）対策は重要課題なのです。

診断とウイルスマーカー

前節で説明しましたように、HCVゲノムの抗原蛋白を利用したHCV抗体測定系が、いままでは何種類も開発されています。世界で最初に開発された「C一〇〇—三抗体測定系」は一般に「第一世代HCV抗体」と呼ばれていますが、その後「第二世代HCV抗体」や、最近では「第三世代HCV抗体」まで開発されています。これらの抗体測定系は臨床上、C型肝炎のウイルスマーカーとして盛んに活用されています。

これらのHCV抗原抗体系を利用した血清学的診断に加えて、最近ではHCV—RNAの定性・定量を測定するPCR法や、前述の遺伝子型（サブタイプ）を鑑別する遺伝子解析など、遺伝子学的診断も臨床に活用されるようになってきました。

ここでは、それらを概観しましょう。

●第一世代HCV抗体

ＨＣＶ感染が疑われるとき、ウイルスの存在を調べる方法は、大きく分けて二つあります。

まず第一に、ＨＣＶに感染すると、宿主の体内では免疫反応が起こり、ウイルスの抗原蛋白を攻撃するため抗体が産生されます。その抗体を測定する方法が、第一の方法です。一個のウイルス粒子の中には抗原蛋白が何種類もありますから、抗体も当然一種類ではありません。この第一の方法は、血清学的診断法の一つです。

第二は、核酸（遺伝子）の特定部分を高度に増幅することによって、ウイルス核酸を直接検出する方法です。ＨＣＶの場合、ウイルス核酸はＲＮＡですが、これを逆転写し、ＤＮＡに変えてから増幅・測定します。変異の少ない箇所のほうが検出に適しています。この第二の方法は、遺伝子学的診断法の一つです。

第一の方法は、ウイルスそのものを直接検出する方法ではありません。ウイルスに対する生体側の反応（抗体産生）を利用し、抗体の有無を調べることによって、間接的にウイルスの存在を推定する方法です。

ただし、Ｂ型肝炎ウイルス（ＨＢＶ）の場合のＨＢs抗体（中和抗体）のように、ウイルスが完全に排除され治癒した後も体内で産生され、ＨＢＶの再侵入にそなえる抗体もありますから、すべての抗体がウイルスの存在を証明するわけではないのです。とはいえ、中和抗体以外は、ウイルスの活動に応じて産生される抗体がほとんどですから、抗体を確認することによって、ウイルスの存在や活動状況を推定することができます。

Ｃ一〇〇―三抗体測定系は、既述のように米国カイロン社が一九八八年に世界で初めて開発した「第一世代ＨＣＶ抗体」ですが、これが第一の方法を利用したものであることはいうまでもありません。

このＣ一〇〇―三抗体測定系の開発は、Ｃ型肝炎の診断にとって画期的なことであり、輸血用血液のスクリーニングで多くのＨＣＶ感染を防いでくれたことを考えれば、その功績はいくら強調しても強調しすぎることはありませんが、いまとなっては、次のようないくつかの難点があることも否定できません。

第一に、C一〇〇―三抗体測定系は、急性肝炎の診断には適さないことです。なぜなら、HCVに感染しても、C一〇〇―三抗体はすぐには血液中に出現しないからです。この抗体は、出現時期が遅いのです。

非A非B型の急性肝炎の患者を（C型であるかどうか確認するため）測定した場合、C一〇〇―三抗体が陽性化するのは、発症してから二～六か月後です。発症当初の急性期には、ほとんどの例でC一〇〇―三抗体は陰性を示します。ということは、C一〇〇―三抗体が陰性であっても、C型急性肝炎である症例が少なからず存在するということになります。C一〇〇―三抗体測定系は、そうした症例を見落とすわけです。

第二に、慢性肝炎の場合も、非A非B型肝疾患例での抗体出現率が低いことが挙げられます。ということは、HCV感染者が必ずC一〇〇―三抗体陽性になるわけではない、ということを意味します。それは、次の例からもわかるはずです。

図26は、一九八九年の一年間に虎の門病院消化器科に入院した非A非B型慢性肝炎の患者九百二十九人について、C一〇〇―三抗体を測定した結果です。これによれば、約五五～八四％がC一〇〇―三抗体陽性でした。

一般に、非A非B型慢性肝炎の六〇～七〇％がC一〇〇―三抗体陽性とされますが、私たちがPCR法という高感度の検出法で調べてみますと、非A非B型慢性肝炎の約九〇％でHCV―RNAが検出されました。つまり、C型慢性肝炎と診断されたのです。慢性肝炎の場合も、C一〇〇―三抗体検査では、二〇～三〇％の見落としが出ることになります。

第三に、C一〇〇―三抗体検査では偽陽性反応がみられることがあります。偽陽性反応は、血清の保存状態によっても出ることがありますが、理由はそれだけではありません。もともとC一〇〇―三抗体測定系では抗原蛋白だけでなくSOD（人体で産生される酵素の一種、スーパーオキシドディスムターゼ）との融合蛋白が用いられているため、非特異反応が生じて、偽陽性が出現するこ

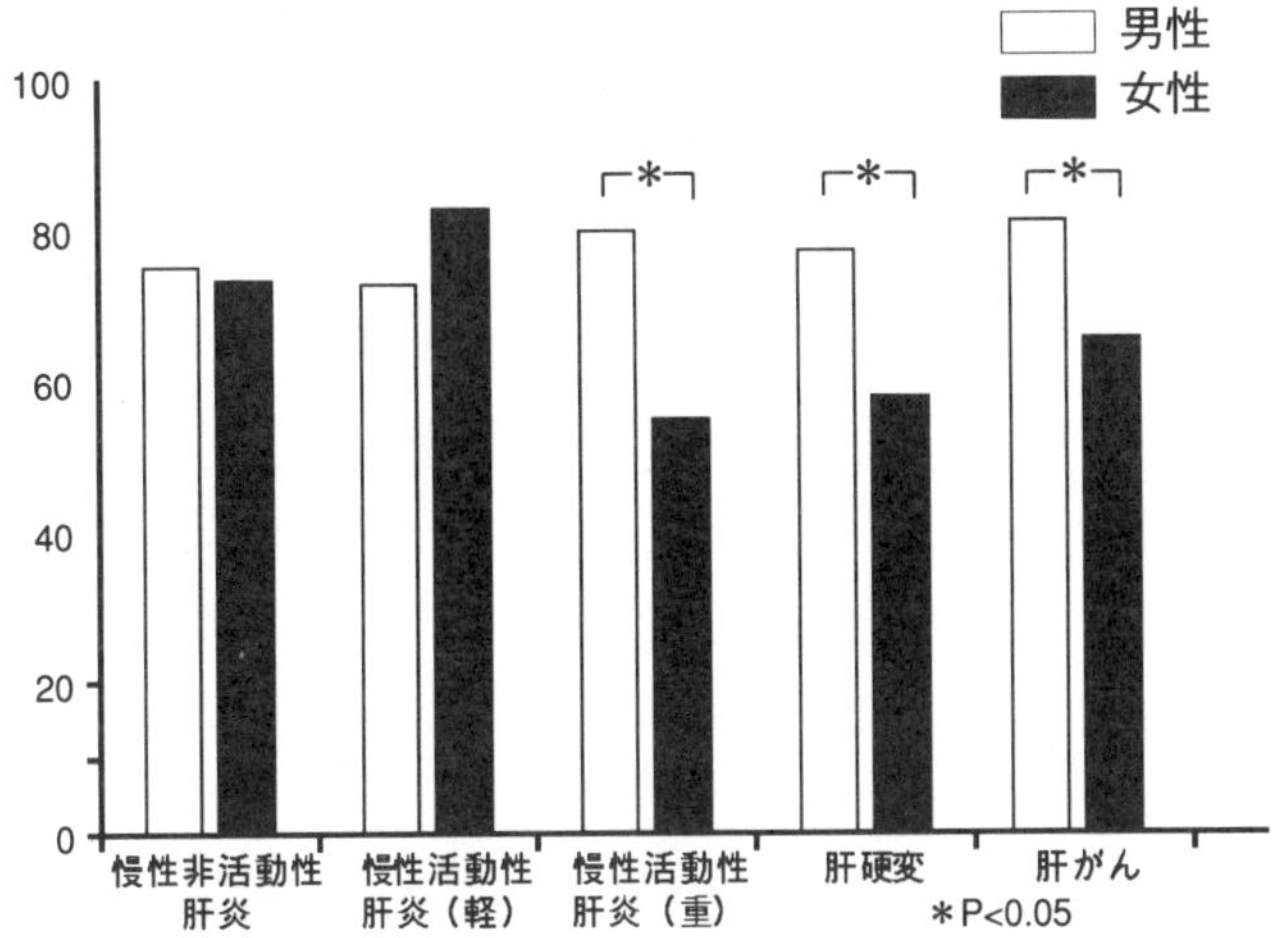

図26　男女別にみた肝疾患とC100－三抗体陽性率の頻度

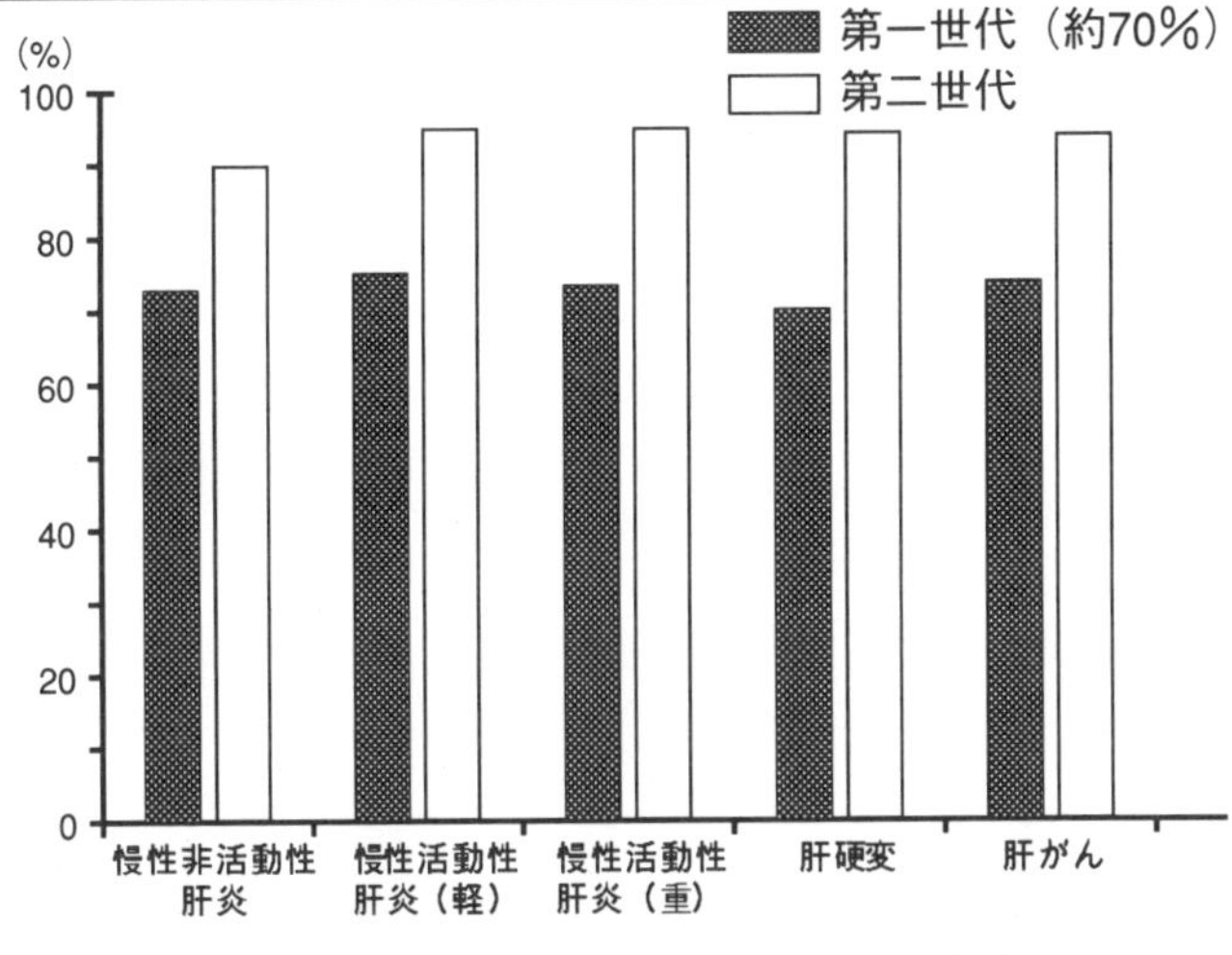

図27　肝疾患とHCV抗体の陽性率

とは避けられないと考えたほうがよいのです。

以上のような難点があったとはいえ、C一〇〇—三抗体測定系は、C型肝炎を鑑別する画期的なマーカーでした。その後、さらにHCVの遺伝子構造がくわしく解明されたので、新しい抗体測定検査も次々と開発されています。

● コア抗体

RNAウイルスは、遺伝子に変異が多いものです。

一般に、生物の遺伝子がDNAであり、RNAを一時的または部分的な役割にしか使っていないのは、RNAが不安定な（変異しやすい）物質だからであるといわれています。ウイルスの場合も、DNAを遺伝子とするDNAウイルスより、RNAを遺伝子とするRNAウイルスのほうが変異しやすいのです。

C型肝炎ウイルス（HCV）は、RNAウイルスです。このウイルスはとくに変異しやすいことが知られています。既述のように、多様な遺伝子型をもつ多数の変異株が確認されています。HCVの場合、遺伝子の非構造領域で変異が多く、そのため、非構造領域NS3〜NS4の抗原蛋白を用いたC一〇〇—三抗体測定系は、その点でも限界があるものと推測されます（ただし、HCV遺伝子の中でもっとも変異が激しいのは、エンベロープの糖蛋白をコードするE領域と、それに接するNS1領域で、この部分は、超可変領域＝HVR1およびHVR2を含んでいます）。

そこで注目されたのがコア領域です。構造領域の一部、コア領域は、非構造領域にくらべて遺伝子の変異が少なく、また免疫原性も強いので、それだけ診断精度が優れています。抗体の出現率も高く、急性肝炎における抗体出現時期もC一〇〇—三抗体より早いのです。

このコア領域の発現蛋白や合成ペプチドとして、CP九、CP一〇、P二二、N一四、C二二などがあります。最後のC二二は、コア領域のほぼ全域をカバーする抗原蛋白です。

GORは、HCVのコア蛋白そのものではありませんが、GORのアミノ酸配列がコア蛋白のCP一〇によく似ているため、GOR抗体の測定はコア抗体の測定とほぼ同じ意味をもっています。GOR抗体はC一〇〇―三抗体にくらべて、より広くHCV感染を探知できます。

コア領域の蛋白に対する抗体（コア抗体）と非構造領域（NS領域）の蛋白に対する抗体（NS抗体）は、それぞれ次のような特徴をもっています。

コア抗体の特徴は、血中ウイルス量の増減に応じて抗体量も増減する傾向があることです。だから、コア抗体の測定によって、ウイルス血症があるかないかを知ることができます。

NS抗体の特徴は、GPT値の推移（変動）と連動して血中で増減することです。HCVのNS領域の蛋白はふつう肝細胞内にあって、細胞外に分泌されることはないと考えられますが、肝細胞が破壊されると、GPTと同様に血中へと流れ出し、抗原として免疫反応を刺激した結果、NS抗体が産生されて、血中でNS抗体が検出されるようになります。NS抗体の一つであるC一〇〇―三抗体も、トランスアミナーゼの変動にほぼ歩調を合わせて、抗体価が昇降することが知られています。

●第二世代抗体・第三世代抗体・アンプリコア

第二世代HCV抗体とは、数種類の抗原蛋白を組み合わせた抗体測定系のことです。つまり、複合抗原を用いてHCV抗体を検出するわけです。第一世代にくらべると、抗体の検出感度がはるかに高いのです。

この第二世代HCV抗体測定系は、コア領域の蛋白と非構造（NS）領域の蛋白を組み合わせることによって、コア抗体とNS抗体を同時に検出します。そのため、抗体の見落としが少なくなりました。これは、コア抗体検出とNS抗体検出のいいところを組み合わせたもの、ということができます。

コア抗体とは、前述したCP九抗体、CP一〇抗体、P二二抗体、N一四抗体、およびコア領域のほぼ全域に対するC二二抗体のことです。GOR抗体も、コア抗体として扱ってよいのです。

非構造領域のNS抗体としては、NS3〜NS4領域のC一〇〇―三抗原蛋白に対するC一〇〇―

三抗体のほか、ＮＳ４とＮＳ５領域の蛋白を組み合わせた抗原蛋白ＫＣＬに対するＫＣＬ抗体があります。また、ＮＳ４領域の蛋白ＳＰ四二に対する抗体、ＮＳ５領域の蛋白Ｃ八二五に対する抗体などもあります。

とりわけ重要視されているのが、ＮＳ３―ＮＳ４領域の広い範囲にわたる蛋白Ｃ二〇〇に対する抗体、およびＮＳ３領域の蛋白Ｃ三三ｃに対する抗体です。これら非構造領域の抗体は、Ｃ一〇〇―三抗体の発見以降、多くの研究者によって次々と発見されました。

ふつう第一世代ＨＣＶ抗体といえば、たいていＣ一〇〇―三抗体のことを指しますが、以上に挙げた非構造領域のＮＳ抗原を個別に使用した抗体測定系も、広い意味では第一世代ＨＣＶ抗体です。

第二世代の特徴は、コア領域と非構造領域の抗体を、同時に測定することにあります。

第二世代ＨＣＶ抗体測定系の代表的なものは、次の二種類です。

①コア領域のＣ二二と、非構造領域のＣ一〇〇―三およびＣ二〇〇の三種類を組み合わせたもの。

②コア領域のＣ二二と、非構造領域のＣ一〇〇―三およびＣ二〇〇に加えて、Ｃ三三ｃと五―一―一の計五種類を組み合わせたもの。

（なお、五―一―一とは、Ｃ一〇〇―三の一部で、もともとＣ一〇〇―三という融合蛋白をつくる基になったエピトープです。）

こうした組み合わせによってつくられた第二世代ＨＣＶ抗体測定系は、きわめて高感度であり、Ｃ一〇〇―三抗体測定系（第一世代）にみられた偽陽性反応は減少しています。

虎の門病院では、第二世代ＨＣＶ抗体検出とＨＣＶ―ＲＮＡ検出の両方を実施して、両者を比較しました。ＰＣＲ法によるＨＣＶ―ＲＮＡ検出は現在のところ、ウイルスの存在を証明するもっとも鋭敏な感度の高い検出法です。もし、第二世代がこれと同程度の検出感度をもつならば、手間のかかるＨＣＶ―ＲＮＡ検出ができない医療施設にとって、臨床的な意義は大きいといえます。

同一検体を対象に二種類の検出法を試してみたところ、両者で結果が異なる症例はわずか一％に満たないほどでした。ということは、第二世代抗体検出法は、ＨＣＶ―ＲＮＡ検出法とほぼ同じ価値をもつといってよいでしょう。

これだけの検出感度があれば、たとえば、献血のスクリーニング検査に第二世代抗体を利用すれば、ＨＣＶに感染した血液を見落とす可能性も激減します。私たちが虎の門病院で確かめた結果をみるかぎり、Ｃ型慢性肝炎の診断においては、第二世代ＨＣＶ抗体の測定だけで十分と考えられます（なお、日赤ではすでに、供血のスクリーニングは、第二世代ＨＣＶ抗体測定系によっておこなっています）。

さらに最近、第三世代ＨＣＶ抗体測定系が開発されました。現在、臨床的には第三世代抗体が利用されることが多いと思われます。ただし、第三世代の抗体検出感度は、第二世代を約一％上回る程度なので、とくに詳述する必要はないでしょう。

Ｃ型慢性肝疾患の診断にさいして、私たちは肝機能検査や画像診断、腹腔鏡・肝生検などのほか、第三世代ＨＣＶ抗体検査とアンプリコアによる診断を併せておこないます。

アンプリコアとは、ウイルスそのものの存在を示す標識となるもので、ＰＣＲ法を利用して簡便にＨＣＶの存在の有無を調べる検査です。

第三世代ＨＣＶ抗体検査とアンプリコアを併用することによって、次のような病態診断をすることができます。

①第三世代ＨＣＶ抗体が陽性で、アンプリコアも陽性の場合

これは、Ｃ型慢性肝疾患（Ｃ型の慢性肝炎・肝硬変・肝がん）です。ＨＣＶ抗体とウイルスが両方とも検出されたわけですから。

②第三世代ＨＣＶ抗体が陽性で、アンプリコアが陰性の場合

これは、感染の既往を示します。抗体は存在するが、ウイルスは存在しないわけですから、現在は肝炎ではないが、過去に感染したことを意味します。

③第三世代ＨＣＶ抗体が陰性で、アンプリコアが陽性の場合

このケースはほとんどありませんが、ごく稀にキャリアである場合があります。

④第三世代ＨＣＶ抗体が陰性で、アンプリコアも

表5　HCV抗体検査とアンプリコアの併用による病態診断

		アンプリコア	
		陽　性	陰　性
HCV抗体第三世代	陽　性	C型慢性肝疾患	感染の既往
	陰　性	ごく稀にキャリア？	非B非C型肝炎

陰性の場合

これは、HCV非感染を示します。しかし、肝生検で慢性肝炎が確認されている場合、これは、非B非C型肝炎ということになります（**表5**）。

● HCV−RNA

これまで説明してきた抗体検査は、前にも述べたように、ウイルスの存在を間接的に証明するものです。

たしかにHCV抗体検査は、ウイルス感染の指標として利用するには、たいへん有用で、しかも簡便です。HCV抗体検査は、C型肝炎の診断、経過予測、治療効果判定、あるいは予防などに大いに役立つことはいうまでもありません。

たとえば、HCV抗体の抗体価は、肝炎が遷延化するにしたがって、慢性肝炎の進行を一足先に知らせるように上昇します。逆に、抗体価が下がって陰性を示しますと、やがて改善する例が多いのです。

また、HCV抗体が長期にわたって持続陽性を示すような症例では、慢性肝炎が治りにくい例が多いのです。その場合、肝機能もなかなか正常化しません。このように、ＨＣＶ抗体検査は、経過観察や予後の判定にも有用です。

しかし、抗体検査には弱点もあります。

ＨＣＶ抗体が陽性か陰性かということは、ウイルスの有無を直接証明するものではありません。抗体が検出される（陽性）ということは、あくまでも「抗体の存在」を示すだけです。抗原蛋白が現存している（感染中の）場合も、かつて存在した（既往の）場合も、抗体は検出されるので、それだけでは、感染中という証明にはなりません。

その他、稀なケースを想定すれば、抗原蛋白（断片）に組成のよく似た別の物質断片が侵入した場合も、やはり、同じ抗体が体内で産生される可能性があります。

逆に、ＨＣＶ抗体が検出されない（陰性である）からといって、ウイルスがまったく存在しないとは断定できません。極端に変異したウイルスの場合、既存の抗体検査では、新しい抗原蛋白に対する抗体を検出することができない可能性もあるからです。

もちろん、これは考えられうるレアケースを述べていますので、大部分は抗体検査で大丈夫です。ただ、抗体検査には、このような限界があることも認識しておく必要があります。

そこで、ウイルスの存在を直接検出する別の方法も必要です。ウイルスとは「遺伝子そのもののような存在」ですから、ウイルス遺伝子を検出できれば、ウイルスの存在を直接確認することができます。そのためにおこなわれるのが、ウイルス遺伝子（ＨＣＶ—ＲＮＡ）を検出する遺伝子学的診断法です。

最近よく用いられるＰＣＲ（polymerase chain reaction）法も、そうした遺伝子学的診断法の一つです。ＨＣＶ—ＲＮＡを検出する方法としては、ほかにＤＮＡ probe法などがありますが、虎の門病院では、感度の高いＰＣＲ法によってＨＣＶ—ＲＮＡの検出をおこなっています。

ＰＣＲ法とは、ＤＮＡポリメラーゼ（polymerase）を使った連鎖反応（chain reaction）によってウイルスＤＮＡを増幅する方法です。

ごく簡単にやり方を説明しますと、まず、患者の血清からウイルスの遺伝子RNAを抽出します。

ご承知のように、HCVの遺伝子はRNAです。次に、このRNAに逆転写酵素を作用させて、cDNA（RNAに相補的なDNA）を合成します。遺伝子には、変異しやすい領域と、変異しにくい領域がありますが、増幅するには、変異しにくい領域のほうが適しています。

そこで、DNAの中の変異しにくい領域を選び、その部分にDNAポリメラーゼを作用させて増幅します。これを連続的におこなうのがPCR法です。

虎の門病院では、このPCR法の検出感度を上げ、特異性を高めるために、nestedPCR法と呼ばれる二重増幅法を実施しています。これだと、わずか一分子のDNAでも検出できるほど、高感度の測定をおこなうことができます。

非A非B型肝炎患者がC型肝炎かどうかを判定するとき、PCR法を用いれば、患者の血中にまだHCV抗体が出現しない段階でも（すなわちHCV抗体検査が陰性であっても）、患者がC型肝炎かどうかを判定することができます。血中にウイルスがきわめて微量にしか存在しない段階でも、HCV−RNAを検出することができるからです。

虎の門病院で診療した患者さんの保存血清などを対象にPCR法で調べた結果、非A非B型慢性肝炎の約九五％でHCV−RNAが検出されました。つまり、非A非B型慢性肝炎のほとんどは、ほぼ間違いなくC型肝炎なのです。残り五％が未知の肝炎ウイルスによるもの、という可能性が残ります。

なお、PCR法によるウイルス診断にも注意すべき点があります。

第一に、検査の技術的な問題です。PCR法はきわめて鋭敏な検出法であるため、検体（血液）へのコンタミネーション（混入・汚染）に細心の注意を払わなければなりません。採血から検査終了までの過程のどこかでHCVが混入・汚染すると、当然ながらHCV−RNAが検出されてしまいます。この場合、結果が陽性だからといって、ほんとうに感染しているかどうかはわかりません。

第二に、これも技術的な問題ですが、判定の問題もからみます。検査でHCV−RNAを検出したつもりでも、誤って似たような別の遺伝子断片を検出している可能性があり、注意しなければなりません。この場合も結果は陽性となりますが、やはり、ほんとうに感染しているかどうかはわかりません。

第三に、ウイルス自体の問題です。HCVは変異しやすいウイルスであるため、ねらった部分がもし大きく変異していたら、PCR法による増幅が起こらない可能性もあります。増幅が起こらなければ、結果は陰性と出ますが、安心はできません。ほんとうは、ウイルスが存在しているかもしれない、という可能性は残るわけです。

このように、PCR法にも注意点がないわけではありませんが、HCV−RNAの変動は肝機能の改善や増悪と深い相関を示すことがわかっていますから、医師は総合的に判断することになります。

治療効果に影響する要因

診断でC型慢性肝炎が確認され、治療を要すると判断された場合、まず考えられますのは、インターフェロン療法です。というのは現在のところ、C型慢性肝炎を完治させられる治療薬としては、インターフェロンがもっとも効果的だからです。

もちろん、インターフェロン以外にも肝臓の治療薬はいろいろありますが、インターフェロンをしのぐ治療効果を示す薬剤はありません。ステロイド離脱療法も、C型肝炎にはあまり有効ではありません。

そこで、C型慢性肝炎の治療法を検討するとき、インターフェロンを軸に検討することになります。

では、インターフェロン療法に影響を与える要因には、どんなものがあるでしょうか。インターフェロンは、どんな要因があると効力を発揮し、どんな要因があると効果が少ないのでしょうか。治療効果を左右する決定的な要因とは何かを見極めることができれば、より効果的な治療方針を立てる際に、大きな指針とすることができるのです。

●著効が期待できるケースと期待できないケース

私たちは、虎の門病院で診療した多数の症例を対象に、さまざまな角度から分析を加え、治療効果に影響する要因をさぐりました。

考えられる要因を枚挙しますと、たとえば、患者の年齢、性別、輸血歴の有無、肝臓の組織所見（進行度）、HCV遺伝子型の違い、HCV－RNAの血中量、インターフェロンの種類、その投与量、その投与方法（連続か間歇か）、治療前のGPT値、HCVコア抗体の抗体価などがありますが、これらのデータをもとに、多変量解析という統計学的手法で分析することを中心に、症例を検討しました。

そのさい、治療効果の判定基準を明確に定めておかないと、統計的処理ができません。私たちが最初にこの研究に取り組んだ当時は、まだ統一基準がありませんでしたので、虎の門病院独自の基準を設定しました（後述）。しかし、その後、厚生省難治性肝炎調査研究班治療分科会で「治療効果判定基準」が定められましたので、それにしたがって説明します。

その「治療効果判定基準」は、次のとおりです。

◎「著効」…インターフェロン投与終了後、六か月以内にGPTが正常化し、その後、六か月以上正常値が持続した症例

◎「有効」…インターフェロン投与終了後、六か月以内にGPTが正常上限値の二倍以下に改善し、その後、六か月以上正常上限値の二倍以下を持続した症例

◎「悪化」…インターフェロン投与終了後、六か月間の経過で、投与前にくらべてGPTが明らかに増悪した症例

◎「不変」…前記のいずれにも属さない症例

これを基準に、私たちは前述のさまざまな要因を分析した結果、次のような結論に達しました。

まず、「著効」達成に影響度が大きかった要因は、①HCVの遺伝子型、②インターフェロンの投与方法、③肝臓の組織所見、④HCV－RNA量という順でした。その他の要因（年齢、性別、輸血歴など）は、この四つの要因に吸収されてしまい、独立した要因としては、治療効果にあまり影響力をもたないことが判明しました。

この四つの要因のうち、②のインターフェロンの投与方法は、医師が治療時にコントロールできる要因ですから、患者側の要因としては結局、①H

CVの遺伝子型、②肝臓の組織所見、③HCV―RNA量がどういう状態であるかが治療の行方を決める、といってよいのです。つまり、患者さんが自分の病気は治癒しやすいかどうか（インターフェロンで治りやすいかどうか）を考えるとき、決め手になるのは、この三つの要因だということです。

では「著効が期待できる条件」とは何でしょうか。それは、次の三つです。

①HCVの遺伝子型が2a（Ⅲ型）、2b（Ⅳ型）であること。

②肝臓の組織所見が軽いこと。

③HCV―RNA量が少ないこと。

逆に「著効が期待できない条件」は、次のようになります。

①HCVの遺伝子型が1b（Ⅱ型）であること。

②肝臓の組織所見が肝硬変に近いこと。

③HCV―RNA量が多いこと。

インターフェロン治療をおこなう場合、このように治りやすい条件、治りにくい条件が、かなり明確にわかってきました。ですから、治療方針を立てたり変更したりするにあたっても、方針が決定しやすくなりました。

ただし、自分が「著効が期待できない条件」にあてはまるからといって悲観することはありません。この条件にあてはまる患者さんでも、完治した人はたくさんいるのです。逆に、「著効が期待できる条件」にあてはまっても、スムーズに治らない人もいます。前記の条件は、あくまでも統計に基づく標準的なものだ、ということを忘れないでいただきたいのです。

さて、これらの治療に影響する要因が、統計的にはどのような比率であらわれるか、次にそれをみてみましょう。

●要因別の著効率

①HCVの遺伝子型別の著効率

日本でみられるHCVは、遺伝子型（ジェノタイプ）の違いによって六種類の亜型（サブタイプ）に分けられることは前にも説明しました。すなわち、1a（Ⅰ型）、1b（Ⅱ型）、2a（Ⅲ型）、2b（Ⅳ型）、3a（Ⅴ型）、3b（Ⅵ型）の六種類です。

しかし日本では、1b（Ⅱ型）七〇％、2a

（Ⅲ型）二〇%、2b（Ⅳ型）一〇%と考えて大過ありません。

このそれぞれの遺伝子型のウイルスに感染している慢性肝炎患者さんたちは、インターフェロンの著効率はどうなっているでしょうか。遺伝子型別に著効、有効、無効を調べますと、比率は、次のようになっていました（図28）。

◎1b（Ⅱ型）ウイルス感染者（百五人）の場合、著効四二%、有効六%、無効五二%です。

◎2a（Ⅲ型）ウイルス感染者（五十人）の場合、著効七六%、有効四%、無効二〇%です。

◎2b（Ⅳ型）ウイルス感染者（十人）の場合、著効七〇%、無効三〇%です。

◆以上三タイプ合計（感染者百六十五人）では、著効五四%、有効五%、無効四一%となりました。

全体では著効率五四%で、半数以上の患者さんは完治しているわけでした。ある程度改善した有効まで含めれば、約六割がよくなるといってよいのです。ただし、遺伝子型別の著効率をみますと、大きな違いがあることが一目瞭然でした。

2a（Ⅲ型）ウイルス感染者では七六%の人が完治し、2b（Ⅳ型）ウイルス感染者は七〇%が完治しています。それに対して、1b（Ⅱ型）ウイルス感染者では著効四二%と、明らかにインターフェロンの効果に差がありました。

とはいえ、効きにくいといわれる1b（Ⅱ型）ウイルス感染者でさえ、五人に二人以上は治っているのです。自分がこれに感染しているからといって悲観するにおよばないというのは、このように、実際に治っている人がたくさんいるからです。

ところで、遺伝子型の違いによって、肝疾患の進行度が違ってくるかどうかという問題がありますす。このことは、とくに1b（Ⅱ型）ウイルス感染者には切実な関心事でしょう。

虎の門病院では、三百二十七例の症例を、慢性肝炎の軽度、中等度、高度、肝硬変、肝がんに分けて調べてみましたが、どの肝疾患でも、各遺伝子型の分布頻度は似たようなものでした。要するに、どの遺伝子型であっても、軽度の慢性肝炎から肝硬変、肝がんにいたるまでの症例が同じようにあるわけです。遺伝子型によって進行に差が出ることはない、と考えてよいでしょう。

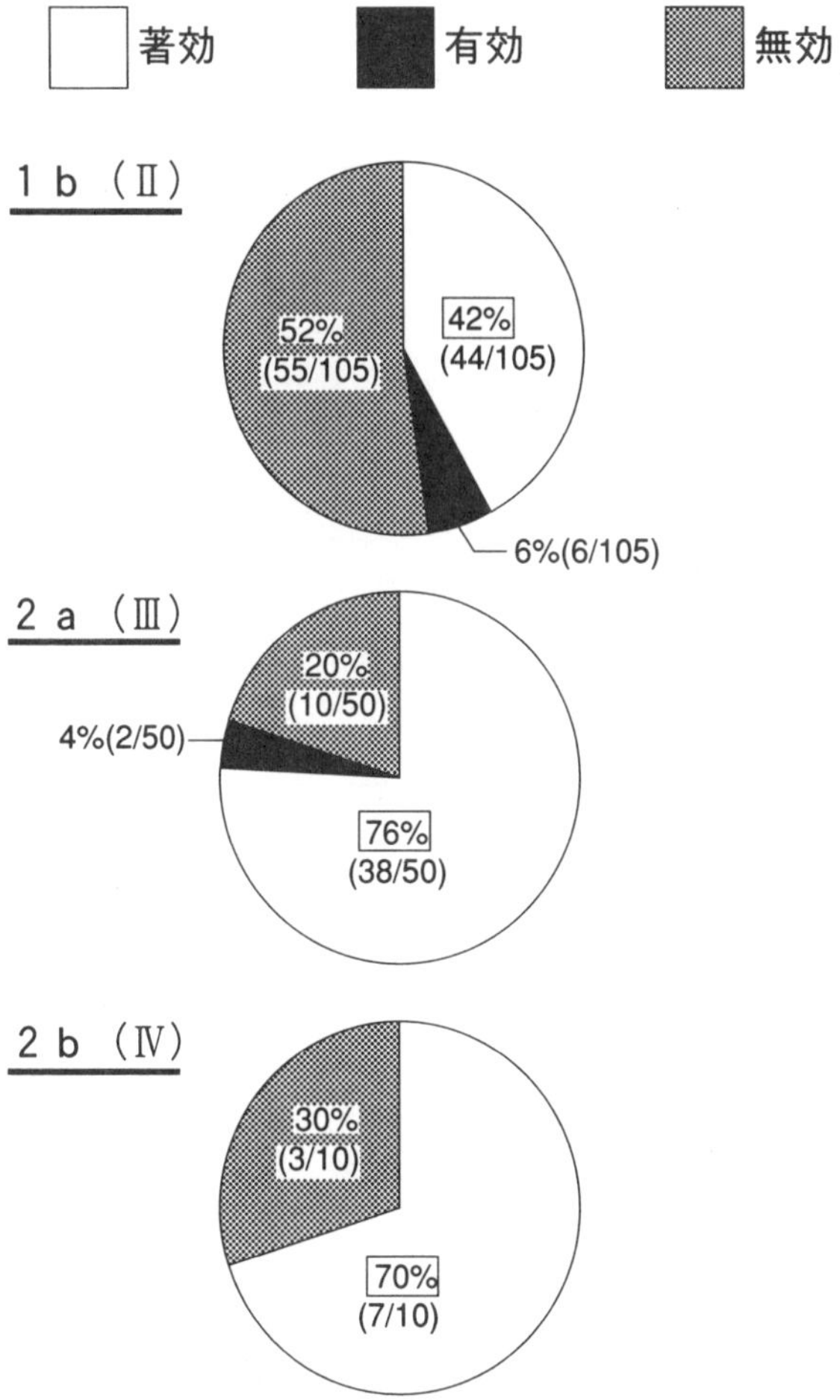

図28　遺伝子型別の著効果

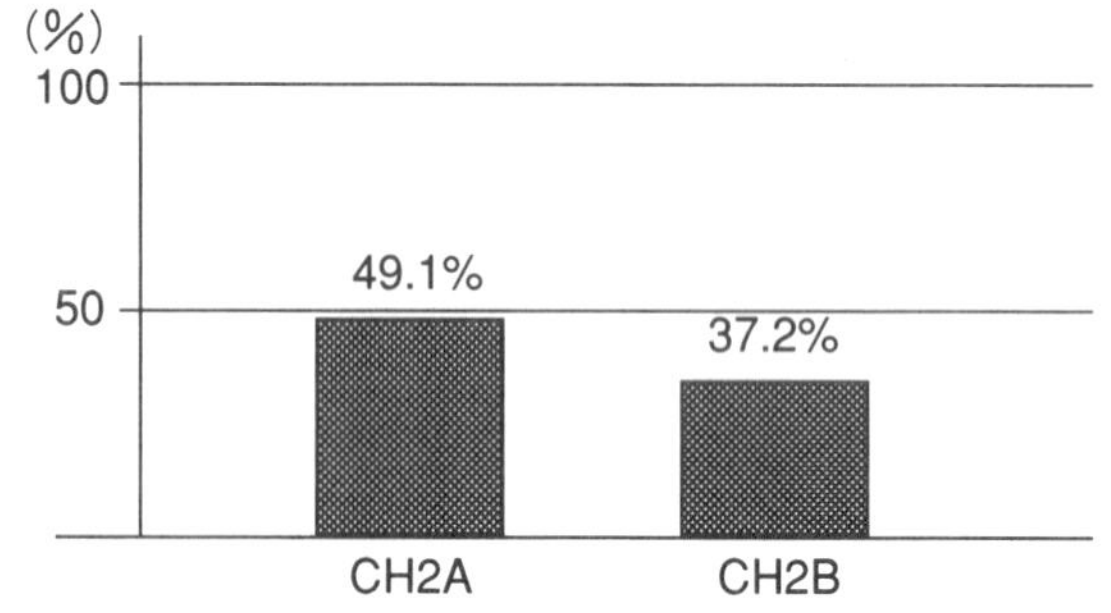

図29　組織所見別の著効率

②組織所見別の著効率（図29）

インターフェロン治療は、活動性の肝炎だけが保険適応になっている関係で、非活動性では、インターフェロン治療を求める人はそう多くありません。実際、投与時期としても、非活動期はあまりふさわしくありません。GPTが高い時期のほうが効果が大きいのです。

そこで、活動性であるCH2A（F2）（中等度の慢性肝炎）とCH2B（F3）（高度の慢性肝炎）における著効率を比較してみました。

すると、CH2A（F2）の著効率は四九・一％、CH2B（F3）の著効率は三七・二％という結果が出ました。約一二ポイントもの差があります。

この結果からみても、インターフェロンは、組織所見の軽い活動性肝炎のほうが効果が高いことがわかります。慢性肝炎が進行し、肝硬変に近づくと、効果が低くなります。慢性肝炎は、早めに発見して治療をおこなえば治りやすいわけです。

③HCV―RNA量別の著効率（図30）

体内のウイルス量の違いによって、インターフ

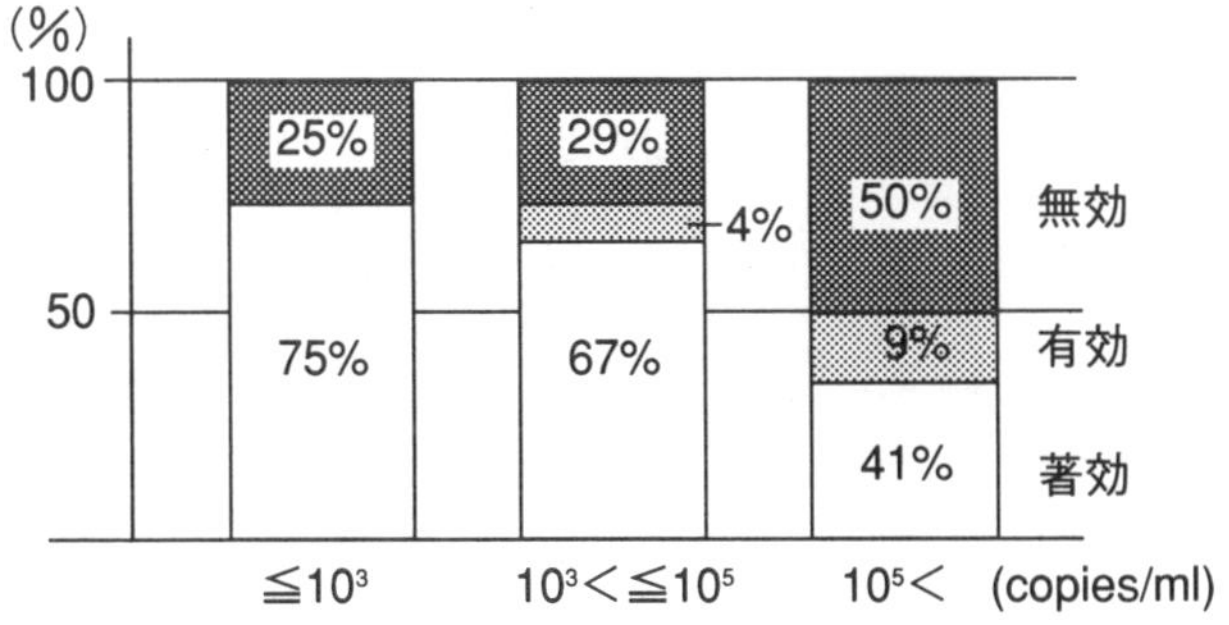

図30　HCV−RNA量別の著効率

ェロンの効果に、どの程度の開きがあるかを調べてみました。ウイルスの定量には、competitivePCR法とbranchedDNA probe法の二つの方法を用いて測定しましたが、どちらもほぼ同じ傾向を示し、はなはだしい違いがみられないので、ここでは、前者の方法で得た結果を紹介します。

まず、検査対象をウイルス量別に三群に分けました。第一群はHCV−RNA量が10^3以下のグループ、第二群は10^3超〜10^5以下のグループ、第三群は10^5超のグループです（いずれも単位はコピー／ミリリットル）。

第一群（ウイルス量10^3以下）では、著効七五％、無効二五％でした。

第二群（同10^3超〜10^5以下）では、著効六七％、有効四％、無効二九％でした。

第三群（同10^5超）では、著効四一％、有効九％、無効五〇％でした。

著効率の違いからも明らかなように、ウイルス量が多いか少ないかは、インターフェロンの効果に大きな影響を与えることがわかります。とくに、ウイルス量が10^3以下の第一群と、10^5超の第三群と

表6　投与方法別の著効率
著効＝IFN終了後GPT正常継続
IFN終了後6か月でのHCV-RNA（－）

IFN投与法（総投与量）		4～8W連続 (158～336MU)	間歇 (368～720MU)	2～4W連日+間歇 (403～480MU)	8W連日＋間歇 (528～1040MU)	計
肝組織像	CH2A	24/64 (37.5%)	20/76 (26.3%)	25/61 (41.0%)	131/267 (49.1%)	200/468 (42.7%)
	CH2B	9/45 (20.0%)	33/99 (23.2%)	11/41 (26.8%)	83/223 (37.2%)	126/408 (30.9%)
	LC 肝硬変	0/7 (0%)	4/48 (8.3%)	0/2 (0%)	0/10 (0%)	4/67 (6.0%)
	計	33/116 (28.4%)	57/223 (25.6%)	36/104 (34.6%)	214/500 (42.8%)	330/943 (35.0%)

（虎の門病院で設定した基準による）

では、著効率が倍近い開きがあります。

ウイルス量の違いが何によるのかは正確にはわかっていませんが、一般的には、輸血による感染のほうがウイルス量が多いものと推測されます。しかし、その後の増殖のしかたを決定する因子が何であるかは、まだわかっていません。いずれにしても、ウイルス量が少ないほうが治りやすいことはたしかです。

④インターフェロンの投与方法別の著効率

上に掲げる**表6**は、著効の判定基準がこれまでのデータとはやや異なっています。虎の門病院で設定した、以下の基準に基づいて、著効を判定した一覧表です。

「著効」…インターフェロン投与終了から六か月後の時点で、GPTが正常で、かつHCV－RNAが陰性である症例

「不完全著効」…インターフェロン投与終了から六か月後の時点で、GPTは正常ですが、HCV－RNAが陽性である症例

「有効」…インターフェロン投与終了から六か月後の時点で、GPTが正常上限値の一・五倍以

下である症例

「無効」…前記のいずれにも属さない症例

この表では、組織所見別（CH2A、CH2B、肝硬変）およびインターフェロン投与方法別（四〜八週連日投与、間歇投与、二〜四週連日＋間歇投与、八週連日＋間歇投与）に分けて、著効を達成できた患者数とその母集団、ならびに、著効率（カッコ内％）を各コマに表示しました。

たとえば、同じCH2A（F2）（中等度の慢性肝炎）でも、投与方法別にみると、「四〜八週連日投与」は三七・五％の著効率、「間歇投与」は二六・三％の著効率、「二〜四週連日＋間歇投与」は四一・〇％の著効率、「八週連日＋間歇投与」は四九・一％の著効率というように、投与方法によって、完治する割合が違ってくることがわかります。

全体をみれば、「八週連日＋間歇投与」「二〜四週連日＋間歇投与」「四〜八週連日投与」「間歇投与」という順で、著効率が高いのです。

ただし、肝硬変の場合は「間歇投与」だけが著効を示し、他の投与方法では著効が達成できていません。それには理由があり、肝硬変の場合、一般に血小板が減少しますが、インターフェロンも副作用として血小板の低下をともなうことが多いのです。とくに、連日投与をおこなうと、肝硬変の人は血小板の減少が危険域を越えることが多いので、連日投与を断念せざるをえなくなります。したがって、「連日投与を含む投与方法」では著効がみられません。逆に、肝硬変の場合は、間歇投与がもっともふさわしいということが統計的にも証明されたことになりません。

ふつう、肝硬変は治らないと思っている人が多いのですが、原因である慢性肝炎を治療すれば、肝硬変の進行も止まります。したがって、インターフェロンの間歇投与は、肝硬変の治療にも有効なのです。

慢性肝炎の場合、インターフェロンの標準的な投与方法は「二〜四週連日＋間歇投与」とされています。ほとんどはこれで効果があらわれます。なお、具体的にどの投与方法を採用するかは、個別の症例に応じて判断されることはいうまでもありません。

三　C型慢性肝炎の治療法

各種の治療法

一般に慢性肝炎を発症した場合に、もっとも基本となる療法は、「安静」と「食事（栄養補給）」です。これは、急性肝炎でも変わりません。

急性肝炎はとくに重症化しなければ、治療法の主体は安静と栄養補給だけです。それだけで治ってしまう人が多く、入院するのは急性肝不全、劇症肝炎、他の疾患の可能性などにそなえるためです。

基本的に薬剤を使わずに治るということは、肝炎ウイルスとの戦いにおいて、主役は、患者さん自身の免疫力だということです。急性肝炎だけでなく慢性肝炎でも、このことに変わりはありません。主役である免疫力を、自然治癒力と呼び変えてもいいですし、回復力と呼んでもいいでしょう。

B型慢性肝炎の治療で広く用いられるステロイド離脱療法も、患者さん自身の強い免疫賦活力を誘発する治療法でして、薬剤の力で肝炎ウイルスを殺しているのではありません。肝炎ウイルスを殺すのは、患者さん自身の免疫力なのです。

しかしC型慢性肝炎の場合、ステロイド離脱療法はほとんど効果がありません。C型肝炎が、まだ非A非B型肝炎と呼ばれていた時代から、各種の治療法が試みられてきましたが、その中でももっとも効果的だったのが、インターフェロン療法でした。現在でもそうなのです。

インターフェロンも直接ウイルスを殺すわけではなく、インターフェロンが肝細胞に働きかけて、ある物質をつくらせ、それがウイルスの蛋白合成を阻害したり、ウイルス遺伝子（ｍＲＮＡ）を分解したりして、ウイルスの増殖を阻むのです。その意味では、細胞の物質代謝能力を刺激するという間接的な作用なのですが、しかし、インターフェロンの作用で原因ウイルスが排除されるという意味では、間違いなく原因療法といえるでしょう。

現在のところ、C型慢性肝炎の治療薬としてインターフェロンをしのぐ効果をもつ薬剤はありません。

しかし、インターフェロンには後述するように副作用もあり、また、最初からインターフェロン療法に適さない症例もあります。投与した結果、効果のない症例もあります。そういう場合には、グリチルリチン製剤や小柴胡湯（漢方薬）、あるいは、各種の肝臓用剤が用いられます。

そして、それらの薬剤による療法もかなり効果的で、臨床的な改善例も多くあります。だから、インターフェロンが効かなかったからといって、絶望する必要はありません。人間の免疫力（自然治癒力、回復力）は、薬剤の何万倍もの力を秘めているのです。インターフェロンと相性が悪い人は、その人に合った薬剤で、免疫力を高めることが可能なのです。

現在、C型慢性肝炎の治療によく用いられる薬は、インターフェロン以外に、グリチルリチン製剤「強力ネオミノファーゲンC（SNMC）」が有力ですが、そのほか「ウルソ」、小柴胡湯、肝抽出物製剤「アデラビン9号」、肝水解物製剤「プロヘパール」、グルタチオン、チオプロニンなど、ここでは全部を列挙できないほどたくさんあります。これらはC型肝炎にかぎらず、患者さんの症状に応じて使われます。

しかし、インターフェロンを含めて、どんな薬剤にも副作用があり、患者さんの状態に応じた使い方の加減があります。そのためには、経過観察が欠かせません。

これが肝炎治療の基本です。とくに慢性肝炎の場合、すぐに薬物療法に入るというより、まず経過観察が基本になります。そこから得られる情報は多く、治療が必要かどうか、治療を開始するタイミングはいつがいいか、治療薬は何が適しているか、投与量はどのくらいが適量か……等々を判断する材料として、経過観察は重要な意味をもちます。だから、患者さんはあまり病院を転々と変えないほうがよいのです。治療のため的確な判断をくだすには、一定期間以上の経過観察が欠かせないからです。

それはさておき、本書では、C型慢性肝炎のおもな治療法を理解していただくため、インターフェロン療法とグリチルリチン製剤療法の治療例を数例紹介します。

インターフェロン療法

●インターフェロンの作用

インターフェロン療法を理解するためには、最初に、インターフェロンが体内でどのような働きをするのか、ということを知っておいたほうがよいでしょう。

じつは、インターフェロンを最初に発見したのは日本人でした。一九五四年に長野泰一氏らが発見し、「ウイルス抑制因子」と名づけた微量成分がそれです。ウサギの皮膚から出る滲出液を分析した結果、その滲出液の中に、ウイルス増殖を抑制する微量成分を発見したのです。

一九五七年には英国のアイザックらが、ウイルス干渉現象に関与している微量物質を発見し、それを「インターフェロン」（干渉因子・妨害因子）と名付けました。ウイルス干渉現象とは、ある細胞にウイルスが感染すると、その細胞では他のウイルスの増殖が妨害される現象のことです。のちに、両者は同じものであることが証明されました。

インターフェロンが動物の体内から発見されたことからもわかるように、それは、もともと動物の体内でつくられる物質なのです。インターフェロンは、いまではサイトカインの一種であることがわかっています。サイトカインとは、細胞が産生する生理活性物質で、細胞間の相互作用を媒介する高分子物質のことです。一種の刺激媒体、または情報媒体といってもよいでしょう。

細胞は、ウイルス感染などをきっかけに、サイトカインの一つであるインターフェロンを産生します。インターフェロンが、抗ウイルス作用をもつ物質だからです。

ウイルスに感染した細胞が生み出したインターフェロンは、自分の細胞内でも働きますが、細胞外にも放出されて、同類の感受性細胞に伝わり、相手を刺激して、それらの細胞にもインターフェロンを産生させます。すると、それらの細胞も抗ウイルス状態になるわけです。こうして仲間同士の細胞は、みんなでウイルスと戦うための戦闘態勢をととのえることになります。

　通常、細胞は、正常な状態のときはインターフェロンを産生していません。ウイルスや特定物質が侵入してきたときだけ、インターフェロンを産生するのです。細胞にそのきっかけを与える誘発物質や誘発微生物を、インターフェロン・インデューサー（ＩＦＮ誘発剤）と呼びますが、ウイルスももちろん、インデューサーの一つです。

　あらゆるウイルスが、必ずインターフェロンの産生を誘発するとはかぎりません。インターフェロン誘発能の強いウイルスと、あまり誘発しないウイルスがあります。一般に、誘発能が強いウイルスは、ＲＮＡウイルスに多いといわれています。同じＲＮＡウイルスでも、エンベロープをもつものほど誘発能が強いのです。

　その点、Ｃ型肝炎ウイルス（ＨＣＶ）はＲＮＡウイルスで、しかも、エンベロープをもっているので、インターフェロンを誘発しやすいのです。ということは、ＨＣＶはもともとインターフェロンの作用で増殖を阻害されやすい条件をもっていることになります。ＨＣＶの血中量がＨＢＶにくらべて二～三桁も少ないのは、細胞のインターフェロン産生を誘発しやすいせいかもしれません。もちろん、肝臓の中でインターフェロンが増えれば増えるほど、ＨＣＶは増殖しにくくなるわけですから、ＨＣＶには、インターフェロン療法が効きやすいということになります。

　次に、インターフェロンの作用をもう少しくわしく話しましょう。インターフェロンは、どんなメカニズムで抗ウイルス作用を発揮するのでしょうか。

　前述のように、ウイルスがある細胞に感染すると、その感染細胞はインターフェロンを産生するようになります。たいていの細胞は、インターフェロンと結合するレセプターを細胞表面にもっていますので、ウイルスに感染した細胞からインターフェロンが流れ出すと、仲間の細胞は、そのインターフェロンをキャッチします。仲間の細胞とは、同じインターフェロンと結合する感受性をもつ細胞のことです。こうして、仲間の細胞もインターフェロンを産生し、ウイルスにそなえます。

　そこへウイルスが侵入すると、細胞は抗ウイル

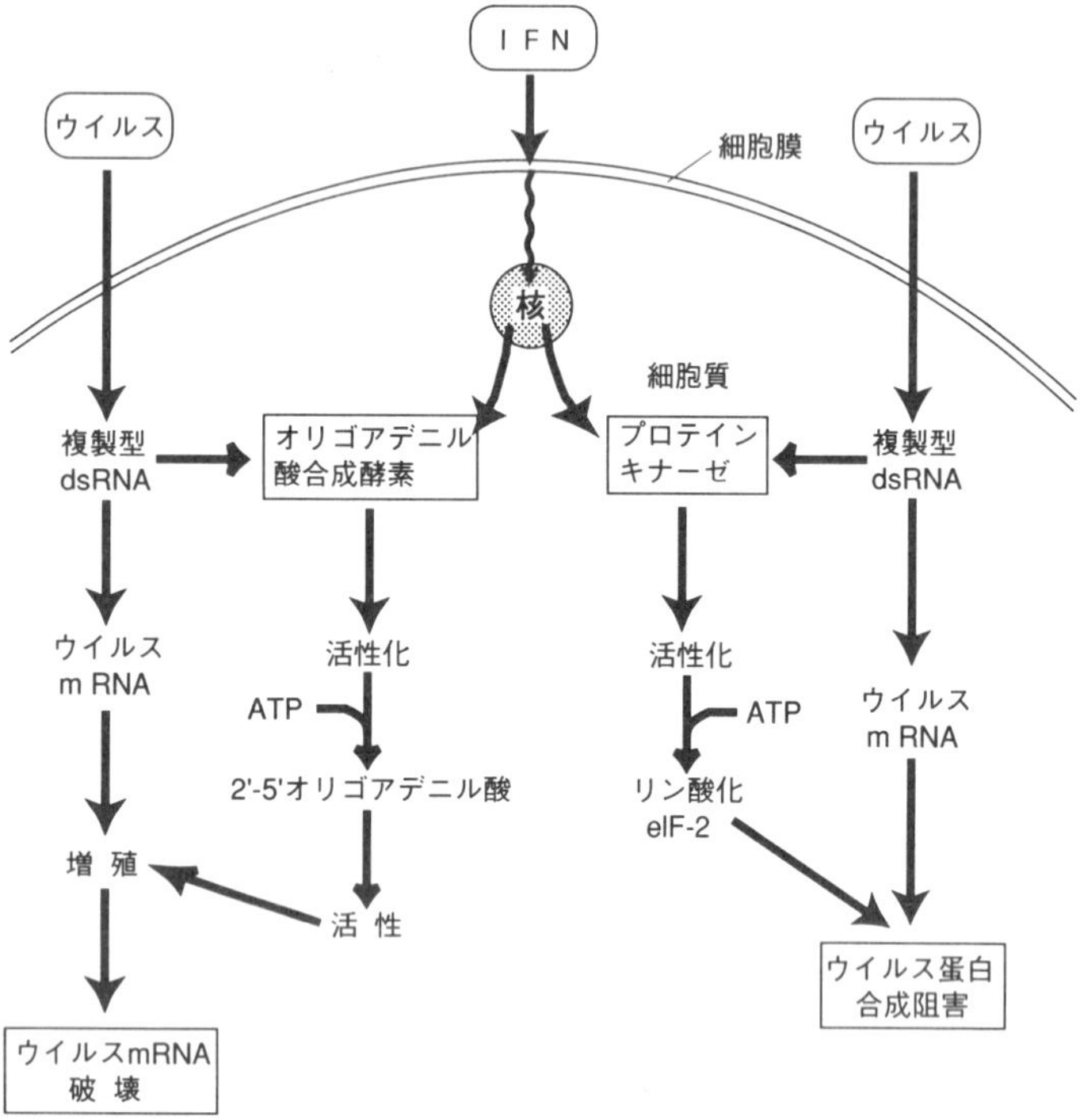

図31　インターフェロンの抗ウイルス作用のしくみ

ス作用を発揮します。インターフェロンがウイルスの増殖を阻止するメカニズムは、すでにくわしく解明されていますが、ごく簡単に説明しましょう（**図31**）。

インターフェロンを受け取った細胞は、その情報をまず核に伝えます。その情報に基づいて、細胞は二つの酵素を活性化させます。

一つは、オリゴアデニル酸合成酵素（２―５ＡＳ）です。この酵素はいくつかの過程をへて、オリゴアデニル酸を活性化させます。これがＲＮＡ分解酵素です。このオリゴアデニル酸がウイルスのｍＲＮＡ（メッセンジャーＲＮＡ）を分解してしまいます。

もう一つは、プロテインキナーゼ（ＰＫ）という酵素です。これが活性化しますと、ウイルス蛋白の合成に必要な因子をリン酸化してしまいます。そうなると、ウイルスはｍＲＮＡから蛋白を合成しようとしても合成できません。「翻訳」のプロセスが阻害されるからです。

こうしてインターフェロンは、ウイルスのｍＲＮＡを分解したり、蛋白合成を阻害したりすることによって、ウイルスの増殖を抑制するわけです。

以上のメカニズムからもわかりますように、インターフェロンは特定ウイルスだけを特異的に（選択的に）攻撃するわけではなく、種類の違うウイルスに対しても抗ウイルス作用を発揮するのです。そのほか、抗腫瘍（抗がん）作用や免疫調節作用、あるいは、細胞増殖抑制作用なども、インターフェロンの働きの一つです。

さて、インターフェロンは、どんな細胞から産生されたかによって、おもに三種類に分けられます。産生細胞によって抗原特異性が異なるから、用途も違ってきます。

三種類とは、次のとおりです。

①αインターフェロン（産生細胞は白血球）
②βインターフェロン（産生細胞は線維芽細胞）
③γインターフェロン（産生細胞はＴリンパ球）

なお、α型とβ型は発生的には同系統らしく、アミノ酸配列・塩基配列に相同性があります。そのため抗原特異性も似ており、共通のレセプターに結合することが知られています。ということは、治療薬としても同じ目的に使えるということです。

この三種類のほかに、ωインターフェロンというのもあります。これはα型に似ているが、別種のインターフェロンだと確認されています。

現在、C型慢性肝炎の治療に使用されているのは、αインターフェロンとβインターフェロンです。αインターフェロンは、医療用の製剤としては「天然型」と「遺伝子組み換え型」の二種類があります。これは、筋肉注射で投与します。βインターフェロンは「天然型」の製剤だけです。これは、静脈注射で投与します。なお、B型慢性肝炎の治療に使われるのも、αインターフェロンとβインターフェロンです。

●インターフェロンの最適量

インターフェロンをC型慢性肝炎の治療に使う場合、どの程度の使用量が適量なのでしょうか。わたしたちは過去の数多くの症例から、次のような結論に達しました。

「天然型αインターフェロンの場合、一日の投与量を六〇〇万単位とするのがもっとも効果的である」

これは、虎の門病院の次のようなデータに基づいています。

二週間連日投与をおこなった過去の症例を三群に分け、一日の投与量を一〇〇万単位とした第一群、三〇〇万単位とした第二群、六〇〇万単位とした第三群を比較すると、次のように明らかな違いがみられました。効果の判定基準は、血中ウイルス量です。PCR法によって血中のHCV－RNAの量を測定し、ウイルスが消失したかどうかを調べました。

その結果、

◎第一群（一〇〇万単位投与群）
　HCV－RNA消失率は二二・二％
◎第二群（三〇〇万単位投与群）
　HCV－RNA消失率は六〇・〇％
◎第三群（六〇〇万単位投与群）
　HCV－RNA消失率は八八・九％

という結果が得られたのです。

そのため、虎の門病院では現在、αインターフェロンは一日量六〇〇万単位を標準としています。静注のβインターフェロンの場合は三〇〇万単位が基本となっています。α型の六〇〇万単位は、ほぼβ型の三〇〇万単位に相当すると考えてよいでしょう。もちろん、これは基本であって、症例によって増減はあります。α型なら三〇〇万〜九〇〇万単位の範囲で、β型なら三〇〇万〜六〇〇万単位の範囲で適量を決めます。

なお、「インターフェロンの投与方法別の著効率」でも述べたように、インターフェロン療法でももっとも治療効果が上がっている投与方法は、「八週連日十間歇投与法」です。具体的には、最初の二か月間はインターフェロン六〇〇万単位を八週間連日投与し、その後つづけて六〇〇万単位を週二回のペースで十六週間（約四か月間）にわたって間歇投与する、という方法です。

以下、インターフェロン療法の具体例をご紹介しましょう。

インターフェロン療法の症例①

ここで紹介するのは、「八週連日十間歇投与法」による著しい改善例（著効例）です。この例では、αインターフェロンを使用しました。

◆二十八歳・男性Dさんの症例（慢性活動性肝炎＝CH2A（F2））

Dさんが全身倦怠感を覚えて近所の病院を受診したのは、一九八九年七月のことです。そのときの検査によれば、GOT一〇二七単位、GPT二七三五単位と、高度の肝機能障害がみられました。

入院して経過観察の結果、安静にしているだけで、GOT、GPTが自然に改善したので退院となりました。しかし退院後、トランスアミナーゼは一〇〇単位以上の上昇を繰り返したそうです。

そこで一九九〇年三月、Dさんは虎の門病院を受診しました。初診時の検査によれば、GOT一二二単位、GPT三八一単位、HBs抗原陰性、HBc抗体陰性、第一世代HCV抗体（C一〇〇—三）陽性でした。

HBs抗原やHBc抗体が陰性だったから、当然B型肝炎ではありません。HCV抗体は陽性であるため、C型肝炎と判断されました。

なお、確認のため、このときの保存血清（マイナス八〇℃で保存されている）をもとに、後日検査してみると、第二世代HCV抗体も陽性を示し、

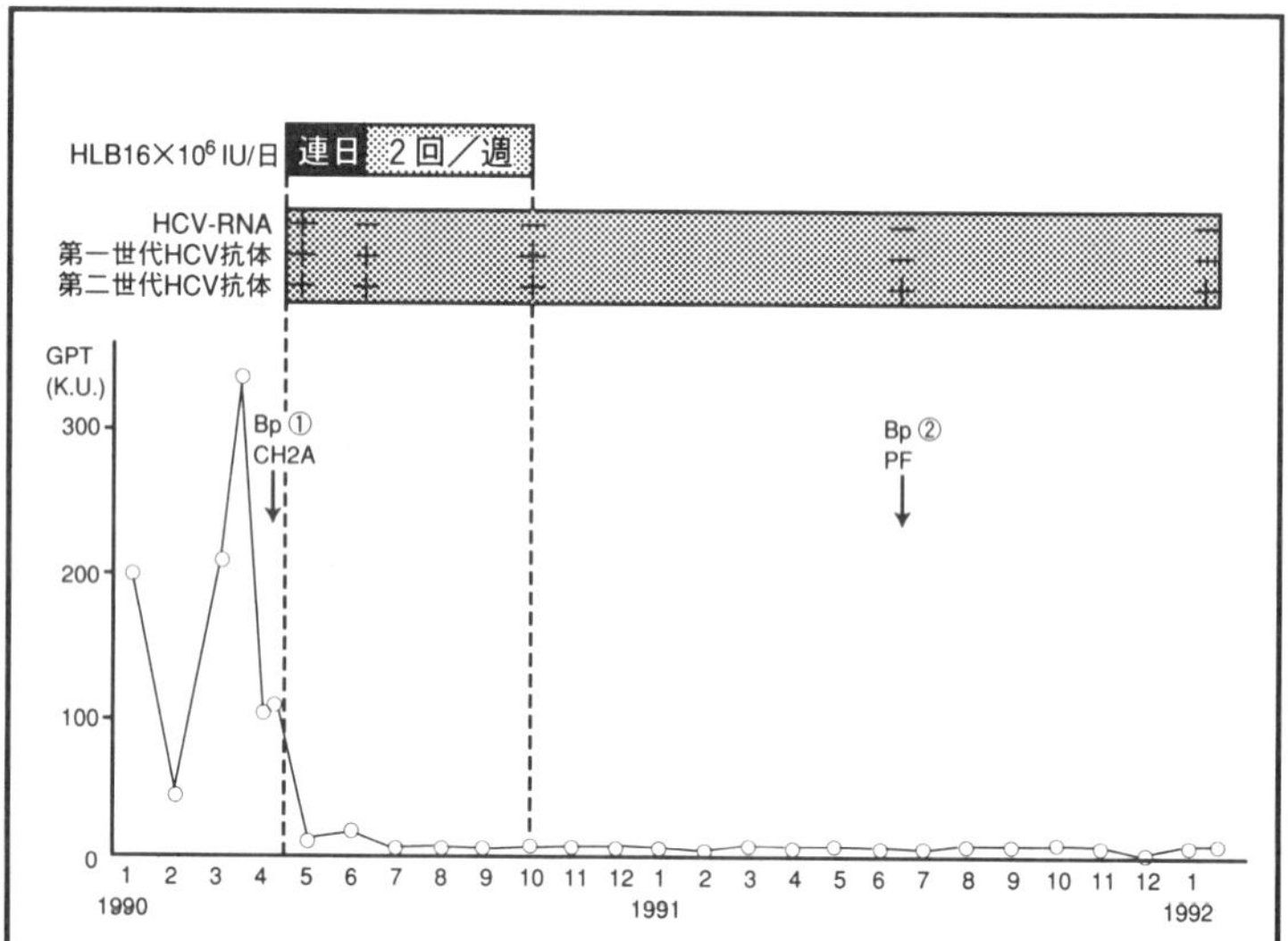

図32　Dさんの臨床経過（28歳男性）

ＨＣＶ－ＲＮＡも陽性でした。つまり、Ｄさんは間違いなくＣ型肝炎だったことがわかります。

一九九〇年四月、虎の門病院に入院。四月六日には腹腔鏡・肝生検がおこなわれました。肝生検による組織学的所見は、ＣＨ２Ａ（Ｆ２）（中等度の慢性活動性肝炎）でした。

次いで四月十二日、ＧＰＴが一〇六単位になったので、その時点から天然型αインターフェロン（ＨＬＢＩ）六〇〇万単位を連日投与する療法が開始されました。すると、トランスアミナーゼは順調に低下していったのです。インターフェロンの「八週間連日投与」が終了した時点では、ＧＯＴ一二単位、ＧＰＴ二三単位と、ともに正常値です。

その後もひきつづき十六週間にわたって、一日六〇〇万単位のαインターフェロンを「間歇投与」しました。投与は週に二回のペースです。その間、トランスアミナーゼは正常値のままで経過していました。

一九九〇年十月、「八週間連日十間歇投与（十六週間）」という六か月にわたるインターフェロン療法が終わり、投与を終了しました。トランスアミナーゼは持続的に正常です。

その後も定期的に検査がつづけられたましたが、トランスアミナーゼは正常値がつづいており、HCV－RNAの検査も陰性のままです。ウイルスはすでに消失したとみられます。

インターフェロン投与終了から八か月後の一九九一年六月十四日、肝臓の組織像がどう変化しているかを確認するため、腹腔鏡・肝生検がおこなわれました。しかし、portal fibrosis（門脈域に線維化の痕跡が残る状態）という所見で、慢性肝炎の像は消えていました。Dさんは、C型慢性肝炎がほぼ完治したといってよいでしょう。

インターフェロン療法の症例②

この症例は「四週連日十間歇投与法」による著効が達成できた例です。この例では最初、グリチルリチン製剤を投与しましたが、まったく効果がなく、インターフェロンに切り替えたら、明瞭な効果があらわれました。

◆三十一歳・男性Eさんの症例
（慢性活動性肝炎＝CH2A（F2））


Eさんは輸血歴も、黄疸の経験もありません。家族に肝疾患をもつ人もいませんでした。飲酒は一日にビール二本程度で、とくによく飲むほうでもありません。ほかの病気の既往歴もありませんでした。

Eさんが異常を感じたのは、一九八八年十月下旬のことです。全身に倦怠感があり、右の上腹部（右季肋部）に不快感もありました。病院で診断を受けたのは、尿の色が濃くなっていることに気づき、不安を覚えたからです。

虎の門病院ではすぐに採血し、肝機能検査をおこないました。その結果、GOT三六四単位、GPT四〇七単位とトランスアミナーゼがかなり高いことがわかったのです。肝機能障害です。B型肝炎の可能性を示すHBs抗原とHBc抗体は、

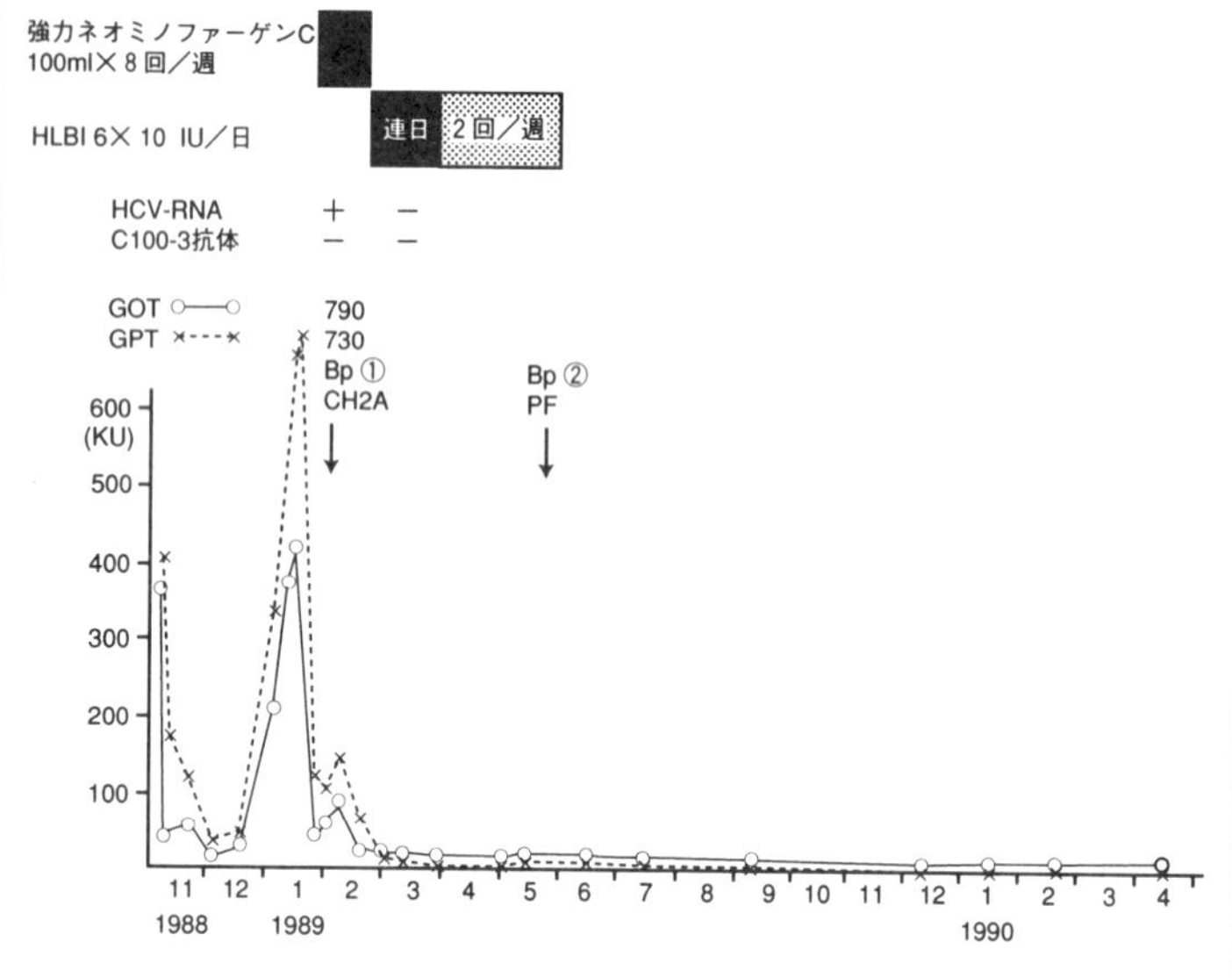

図33　Eさんの臨床経過（31歳男性）

ともに陰性でした。だからB型肝炎ではありません。そのころは、まだHCV抗体検査が開発されていなかったので、当時の診断基準にしたがって「非A非B型肝炎」と診断されました。

ただし、のちにC型肝炎ウイルスマーカーの測定をおこなったところによれば、第一世代HCV抗体（C一〇〇―三抗体）は陰性でしたが、第二世代HCV抗体は陽性、HCV―RNAも陽性だったのです。ウイルスの存在が確認されたので、間違いなくC型慢性肝炎だったわけです。

しばらく安静に寝て過ごしていると、トランスアミナーゼは低下し、同年十二月十三日の検査では、GOT二五単位、GPT七八単位にまで改善しました。

しかし、一九八九年一月十日になると、GOT三五三単位、GPT七四〇単位へと上昇し、一月十二日にはさらにGOT四二九単位、GPT七九〇単位にまで上昇して、下がる気配をみせません。そのため、この日から、グリチルリチン製剤「強力ネオミノファーゲンC（SNMC）」の投与が開始されました。投与量は一日一〇〇ミリリットルで、連日投与です。

強力ネオミノファーゲンCの連日投与によってトランスアミナーゼは低下しました。一月三十日にはGOT三八単位、GPT一一三単位にまで改善しています。

同年一月二十六日には、肝生検がおこなわれました。肝小葉の門脈域には、小円形細胞の浸潤がみられ、また、膠原線維による不整形の拡大がみられました。炎症状態の強い肝炎の像です。組織学的診断は、CH2A（F2）（中等度の慢性活動性肝炎）でした。

強力ネオミノファーゲンCの投与で、一時は低下傾向を示していたトランスアミナーゼが、まだ投与中にもかかわらず、二月に入ると再上昇しはじめました。二月十四日には、GOT八六単位、GPT一四六単位となったのです。これは、Eさんの肝炎には、強力ネオミノファーゲンCが効かないことを示しています。そこで、投与が中止されました。

そこで、すぐにαインターフェロン（HLBI）に切り替え、一日六〇〇万単位を連日投与する方法が採用されました。Eさんの場合、この治療が功を奏しました。

αインターフェロンの投与開始から一週間後には、GOT二〇単位、GPT六〇単位へと低下し、二週間後には、GOT二二単位、GPT三〇単位へと改善しました。

同年三月四日になると、GOT一四単位、GPT一九単位になり、トランスアミナーゼは正常化しました。その後、αインターフェロン六〇〇万単位を、週二回のペースで投与する間歇投与法が約二か月間つづけられましたが、その間も、トランスアミナーゼは正常値を維持していたのです。

二か月間の間歇投与が終わった五月中旬の時点でも、トランスアミナーゼは完全に正常化した状態を保っていました。そこで一九八九年五月十八日、経過観察のため腹腔鏡・肝生検をおこない、肝臓の組織状態を確認してみたのです。すると、肉眼でも顕微鏡下でも慢性肝炎の所見はなく、組織学的にはPF（portal fibrosis＝門脈域に線維化の痕跡が残る状態）と診断されました。臨床的治癒の状態です。Eさんはその後も、トランスアミナーゼは正常です。

Eさんの保存血清をのちに調べてみると、第一世代HCV抗体は、初診時から最後まで常に陰性を示していた。肝炎発症初期だったせいで、第一世代抗体には反応しなかったのでしょう。しかし、前述のように第二世代HCV抗体は陽性、HCV－RNAも陽性でした。

しかし、インターフェロン投与開始から一ヵ月後には、HCV－RNAは陰性化していました。それ以降は、インターフェロンの投与終了後もずっとHCV－RNAの陰性化がつづいています。つまり、ウイルスは消失したとみてよいでしょう。

この例のように、インターフェロンの連日投与開始後、すみやかにトランスアミナーゼその他が正常化した場合は、投与期間が短くてすむことが多いのです。

インターフェロン療法の症例③

この例は、αインターフェロンの「四週連日十間歇投与法」の結果、トランスアミナーゼも組織所見も著しく改善し、治癒したとみられました。ところが、その後、トランスアミナーゼが再上昇したのです。一時は治癒したと思われたにもかかわらず、GPTが再び異常値を示したのは、ウイルスが完全に排除されていなかったからだと思われます。インターフェロン療法では、このように再発するケースに注意しなければなりません。

◆三十六歳・男性Fさんの症例

（慢性活動性肝炎＝CH2A（F2））

Fさんには輸血歴はありません。酒も三十歳くらいまでは飲んでいましたが、それでもウイスキーを五日で一本飲む程度でした。のちに家族調査でわかったことは、妻もHCVキャリアだったということです。妻は、第一世代HCV抗体が陽性のC型慢性肝炎（組織診断CH2A（F2））でした。

Fさんは、一九八五年八月に全身倦怠感を覚え、近所の病院で診てもらったところ、GOT四七三単位、GPT五二六単位と肝機能障害を指摘され、

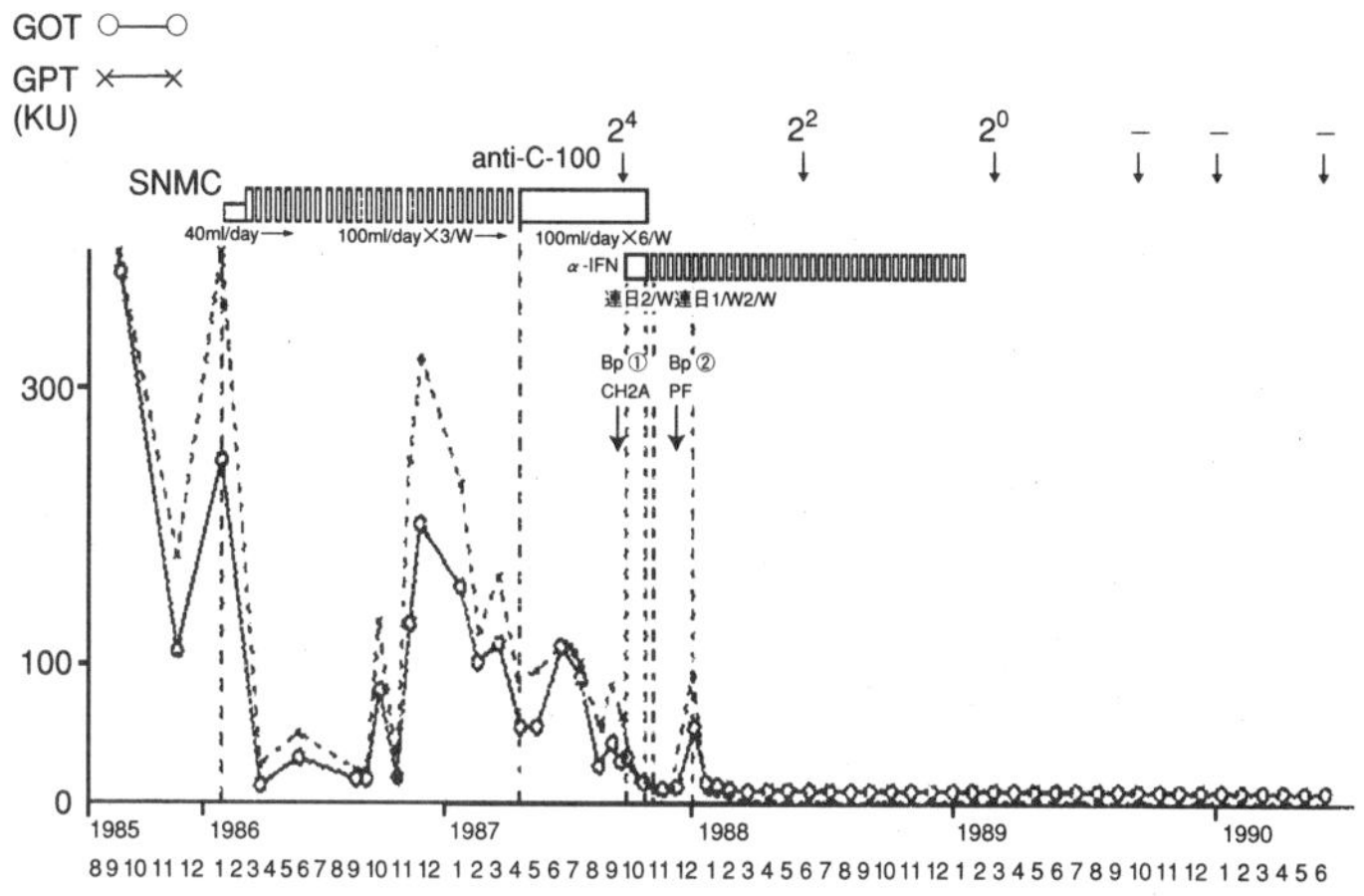

図34　Fさんの臨床経過（36歳男性）

入院しました。入院後、安静に寝ていたらトランスアミナーゼが改善したため、いったん退院しました。

ところが、一九八六年一月、再びGOT二三〇単位、GPT四八〇単位とトランスアミナーゼが上昇したため、病院では強力ネオミノファーゲンCの投与を開始しました。Fさんは一日四〇ミリリットルを連日投与され、二月からは一〇〇ミリリットルを週三回投与されていました。しかし、強力ネオミノファーゲンCの投与にもかかわらず、トランスアミナーゼは異常値を繰り返しました。

そのため、一九八七年四月からは投与回数が増え、週六回になったというのです。これは、強力ネオミノファーゲンCの無効例とみるべきでしょう。

一九八七年八月六日、Fさんは虎の門病院で受診しました。初診時の検査では、GOT四三単位、GPT八六単位、血小板は一ミリリットルあたり二四・九万、HBs抗原陰性、HBs抗体陽性でした。HBs抗体陽性だからB型肝炎の既往はありますが、それは完治しているので、今回のトランスアミナーゼ上昇の原因ではありません。

この当時は、まだHCV抗体検査が開発されていない時代なので「非A非B型肝炎」と診断されましたが、のちに当時の保存血清を調べたところ、HCV抗体が陽性だったことが判明しました。すなわち、FさんはC型慢性肝炎だったのです。

Fさんは精密検査のために入院し、九月十九日に腹腔鏡・肝生検を受けました。腹腔鏡の肉眼所見では、Fさんの肝臓は赤色調で、細血管の増生の目立つ平滑肝でした。肝生検の顕微鏡所見では、門脈域が不規則に拡大し、小円形細胞の浸潤をともなうpiecemeal necrosis（虫食い状の肝細胞壊死）が散見されました。明らかに活動性の肝炎です。組織学的には、CH2A（F2）（中等度の慢性活動性肝炎）と診断されました。

その後、九月二十二日からαインターフェロンの投与が開始されました。この日のGOTは三四単位、GPTは四二単位です。一日六〇〇万単位を四週間、連日投与することにしました。すると、開始から二週間後には、早くもトランスアミナーゼが正常化したのです。その後、計四週間の連日投与が終了するまで正常値は維持されました。

そこで次は、一日六〇〇万単位を週二回のペースで間歇投与することになります。十月二十日から間歇投与になりましたが、トランスアミナーゼは間歇投与中も正常値を維持していました。これは通常、インターフェロンが「著効」を示すパターンなのです。

投与開始から八週目の十一月二十日、第二回目の腹腔鏡・肝生検をおこないました。腹腔鏡によれば、霜降り様の白色模様の目立つ平滑肝で、改善した肝臓の様子がよくわかります。肝生検によれば、門脈域も改善しており、組織学的にはportal fibrosis（門脈域に線維化の痕跡が残る状態）、すなわち、肝炎の鎮静化を示す組織像、と診断されました。ほとんど治癒したといってよい状態だったのです。

インターフェロンの投与開始から二か月後、まだ間歇投与中ではありましたが、肝生検でこれだけ著しい改善を示す肝組織像が確認されたため、インターフェロンの投与回数を週一回に減らすことにして、投与を継続しました。

ところが、それから二か月後になると、トランスアミナーゼが再び上昇して、肝機能障害を示しました。GOT五九単位、GPT九〇単位という異常値だったのです。

そのため、インターフェロンの投与を再び週二回に増やすことになりました。すると間もなく、トランスアミナーゼは再び正常化したのです。しかし、再上昇の恐れが残るため、Fさんへの間歇投与は十二か月間も継続されたのです。

その間、トランスアミナーゼの正常値が持続したため、一九八九年一月になってインターフェロンの投与を終了しました。その後も、トランスアミナーゼは正常化した状態で経過しています。

当時は、まだHCV—RNA測定系（PCR法）はおろか、第一世代HCV抗体測定系すらもない時代だったので、肝生検によって治癒の判定をせざるを得なかったのですが、この例によって、肝生検での肝炎鎮静化所見は絶対的ではないことが証明される結果となったのです。C型慢性肝炎の場合、肝生検だけでなく、HCV—RNA検査でウイルスが消えたことを確認する必要があります。

インターフェロンの副作用

あらゆる薬剤には、副作用があると考えてよいでしょう。とくに効果の大きい薬ほど、副作用も強いといえます。

インターフェロンにも副作用があります。インターフェロンは本来、体内で自然につくられる微量物質ですから、これを外部から大量に投与すれば、なんらかの悪影響が生じることは避けられません。それは、ホルモンの投与と似たような意味をもっているでしょう。

しかし、ホルモンのバランスを崩している人に対して、ホルモンの投与が有効なように、多数のウイルスと戦って疲弊している肝細胞に、インターフェロンという援軍を外から送り込むことは大きな助けとなります。要は、その功罪を見極めながら、インターフェロンの有用性を活用することなのです。

インターフェロン療法においては、個々の患者さんにあらわれる副作用を注意深く監視しながら治療を進めることになります。それは、他の薬物療法と変わりません。

以下、インターフェロン療法中にみられる副作用について概観します。表面にあらわれる自他覚症状と、検査で判明する症状とがあります。

●自他覚症状

よくみられる副作用として、発熱、全身倦怠感、頭痛、筋肉痛、関節痛、食欲不振、および脱毛などがあります。脱毛がかなり後期にみられることを除けば、これらの大半は、インターフェロン投与の初期にあらわれる症状です。

インターフェロンの副作用でもっとも多いのが発熱です。たまに熱が出ない人もいらっしゃいますが、九割以上の人は出ると考えたほうがよいでしょう。αインターフェロンの場合、筋肉注射後およそ六～八時間で発熱のピークを迎え、徐々に熱が下がってきます。βインターフェロンは静脈注射（または点滴）ですから、αインターフェロンより発熱が早いのです。いずれにしても、解熱剤を併用するのがふつうです。

発熱にともなって、全身倦怠感、悪寒、頭痛、筋肉痛、関節痛、食欲不振、吐き気などもみられます。これら全身症状、神経・筋症状（インフルエンザ様症状）、消化器症状などは、わりと多いほうです。しかし、もちろん個人差があります。発熱、倦怠感、頭痛を除けば、これらの症状を感じない人のほうが多いようです。

ごく少数ですが、神経痛や皮膚症状（発疹・かゆみなど）もないわけではありません。しかし、皮膚症状は、ほとんどがインターフェロン投与期間中に消えてしまいます。

インターフェロン療法では、投与期間中に「なれ」の現象が起こります。体がインターフェロンに慣れてしまうのです。ですから、たいていの症状は、投与開始から五～六回目以降には軽くなることが多いのです。症状が強いと判断されるときには、消炎鎮痛剤などで症状を抑えることができるから、そう心配には及びません。

もっとも関心が高く、心配されるのは、鬱病（抑鬱症状）などの精神症状でしょう。実際には、インターフェロン治療の二％以下の症例にしか出ないのですが、副作用としては重大なのでよく知られています。

鬱病の場合、最初は不眠に始まります。次いで、焦燥感や不安感を募らせることが多くなってきます。もともとそうした素因のある人（抑鬱的な性格や家系に鬱病があるなどの場合）には、インターフェロン療法そのものを控える、という判断も大切になってきます。しかし、事前にそれが把握できない場合は、医師の注意深い観察が欠かせません。

インターフェロン治療開始以前は、その患者さんがどういう性格の人であったか、治療開始後にその性格に変化がないかなど、よく把握しておく必要があります。問診で「よく眠れますか？」と確認することは、最低限の条件となります。

不眠や性格の変化がみられるようになったら、十分に注意しなければなりません。不安感などにつづいて自信喪失、さらに思考力低下などが生じ、さらに悪化すると、自殺にいたることもあるからです。症状によっては、インターフェロン療法を即刻中止することも必要になります。

その他、長期投与中に、糖尿病や自己免疫疾患が出てきたり、憎悪したりすることもありますが、その例は少ないようです。

脱毛を気にする患者さんもいらっしゃいます。たしかに、長期投与では脱毛がみられる例もあります。これは、βインターフェロンではほとんどなく、αインターフェロンのほうが比較的多いようです。ただし、インターフェロンの投与が終われば元に戻るから、心配はないでしょう。

なお、第七章に、副作用の一覧とその出現頻度の表を掲げましたので、参考にしてください。ただし、数字は厳密ではないので、単なる目安と心得ていただければ幸いです。

●検査でわかる症状

自他覚症状は、患者さん自身や医師の目で見てわかることですが、検査をしなければわからない症状もあります。とくに、血小板や白血球の減少には目を光らせなければなりません。

血小板や白血球の減少は、おもに連日投与をおこなう場合に多いのです。もっとも強く認められるのは、投与開始から十日前後の時期です。とくに、血小板数が一立方ミリメートルあたり五万以下になると、出血傾向があらわれるので要注意です。内出血や鼻血、歯肉などからの出血も見られます。検査結果によっては、投与量を減らしたり、中止したりする必要も当然あります。

間歇投与（週二～三回）をした場合には、血小板や白血球の減少は軽いか、ほとんど見られない場合が多いので、もともと血小板の少ない肝硬変などの症例でインターフェロンを使用するときは、間歇投与のほうがよいでしょう。

虎の門病院での多くの実績からみても、肝硬変例のインターフェロン治療には、間歇投与が適しているといえます。

もちろん、いずれの場合も、インターフェロン投与中はしばしば血液検査をおこない、血球の動向に注意を配る必要があります。ただし、血球減少は、投与を中止すると、ほとんどの場合、元に戻ります。

血球のほかに重要なのは、蛋白尿でしょう。これはどちらかというと、βインターフェロンを使用した場合に比較的多く見られます。ときに、ネフローゼ症候群を呈することもあるので、尿検査も大切です。

●その他の問題

インターフェロン投与中・投与後のGPTの動きを調べてみると、ほぼ五つのタイプに分けられます。

第一は、インターフェロン投与中からGPTが正常化し、投与後も正常値を維持するタイプ。

第二は、投与中にGPTは低下するが、終了後にリバウンドが起こり、再上昇したのちに、正常化するタイプ。

第三は、投与中は異常値を示しているが、投与終了後から正常化するタイプ。

第四は、投与中はいったん正常化するが、投与終了後から再上昇して、そのまま異常を繰り返すタイプ。

第五は、投与中も終了後も、異常値のまま推移するタイプ。

以上の五タイプのうち、最初のころ理解に苦しんだのは、第三の「投与中は異常値を示している が、投与終了後から正常化する」タイプです。その逆の第四のタイプなら理解しやすいのですが。

しかし、第四のタイプが起こりうる理由がわかりました。じつは、インターフェロンそのものに肝障害を起こす作用があるというのです。そのため、投与中は肝障害作用のほうが強くあらわれてGPTが上昇するのです。しかし、投与を終了すると抗ウイルス作用が表面化し、GPTも正常化することになります。

このインターフェロンの肝障害作用がどのような場合に生じるのか、まだよくわかりませんが、少なくとも、このようなケースがありうることは認識しておいたほうがよいでしょう。投与中にGPTが異常値を示したからといって、その患者さんには、インターフェロンが無効だとは決めつけられないからです。

もう一つ、インターフェロン中和抗体の問題がありますす。インターフェロン療法中に、患者さんの体内にインターフェロンに対する中和抗体が出現することはしばしば報告されています。中和抗体が出現するということは、体がインターフェロンを異物と認識して、その活動を封じることを意味しているのです。当然、それは治療効果を減殺します。

天然型のαインターフェロンとβインターフェロンについては、まだ中和抗体の出現例は報告されていませんが、遺伝子組み換え型のαインターフェロンの場合は、三〇～四〇％の症例に出現するとの報告もあります。

中和抗体が出現した場合は、αインターフェロンからβインターフェロンへと種類を切り替えれば、投与を継続することもできるのです。

グリチルリチン製剤療法の有効性

●強力ネオミノファーゲンCの改善作用

グリチルリチン製剤の代表的なものとして「強

力ネオミノファーゲンＣ（ＳＮＭＣ）」があります。ふつう肝臓病の治療で、グリチルリチン製剤といえば、この強力ネオミノファーゲンＣを指しています。

これは静脈注射用の注射薬で、成分としてグリチルリチン〇・二％、グリシン二・〇％、システイン〇・一％、その他を含んでいます。グリシンもシステインもアミノ酸です。主成分はもちろんグリチルリチンですが、これは、漢方生薬の甘草（かんぞう）から抽出された成分です。

強力ネオミノファーゲンＣは、肝臓用剤の一つです。肝機能障害があると、肝細胞が壊死・脱落しているわけですから、そういう状態の肝臓からは各種の蛋白、酵素などの生理活性物質がたくさん失われてしまいます。肝臓用剤はそれを補い、肝臓の各種の代謝機能を助けたり、改善したりするのです。

慢性肝炎患者に強力ネオミノファーゲンＣを投与すると、多くの例でトランスアミナーゼ値が改善します。この薬剤には、肝細胞膜を強化し、炎症を抑える作用があると考えられており、ウイルスに感染した肝細胞の破壊を防ぐことによって、肝細胞保護と肝機能維持に役立っているのではないかと思われます。そのほか、肝細胞のインターフェロン産生を誘起する作用や、ＮＫ細胞（ナチュラルキラー細胞）の活性を促進する作用があるとも推測されています。しかし、その作用メカニズムはまだ完全に解明されていません。

強力ネオミノファーゲンＣは、抗ウイルス剤ではないので、ウイルスを直接殺したり、ウイルス増殖を阻害したりする力はありません。

しかし、前述のように慢性肝炎を改善する力があることは事実で、以前から各種の肝炎に使用されてきました。かつて、Ｃ型肝炎が非Ａ非Ｂ型肝炎と呼ばれていたころもよく使われ、一定の成果をあげてきました。インターフェロンがＣ型慢性肝炎の主要な治療薬となった現在でも、なおその存在意義を失っていません。

なぜなら、インターフェロンの場合、投与できない不適応例がありますし、また、投与してもインターフェロンが効かない無効例もあるからです。そのような症例では、肝機能改善のため強力ネオミノファーゲンCを用いることが多いです。さらに、インターフェロンと強力ネオミノファーゲンCを併用して効果を上げる、併用療法もあります。

●C型慢性肝炎に対する有効率

わたしたちは、虎の門病院でC型慢性肝炎の治療に強力ネオミノファーゲンCを使った症例を対象に、その有効性を検討してみました。

強力ネオミノファーゲンCは通常、一日に四〇ミリリットルを投与します。しかし、症例によっては一日に一〇〇ミリリットルという大量投与もおこないます。そこで、「四〇ミリリットル投与法」と「一〇〇ミリリットル投与法」とでは、有効性にどれくらいの差があるか、ということを検討しました。

それを比較するために、まず「四〇ミリリットル投与法」と「一〇〇ミリリットル投与法」それぞれの治療効果を調べてみました。

治療効果の判定は、GPT値の測定に基づいて、次の四段階に分けられます。すなわち、

◎「著効」……GPTが正常化した症例
◎「有効」……GPTが正常上限値の一・五倍以下に改善した症例
◎「無効」……効果がなかった症例
◎「判定保留」

という四つの段階です。

次に、検討対象とした症例は「四〇ミリリットル投与法」で百二十九例あり、「一〇〇ミリリットル投与法」で九十一例ありました。その百二十九例と九十一例のそれぞれを、輸血の有無によって、三群に分けました。

◎第一群は「輸血後早期の慢性肝炎」（輸血後一年以内）
◎第二群は「輸血歴のあるC型慢性肝炎」
◎第三群は「輸血歴のないC型慢性肝炎」

こうしておいて、各群で「著効」「有効」「無効」「判定保留」が何%あるかを調べたのです。

Ⓐ「一日四〇ミリリットル投与法」の場合

この投与方法をおこなった治療例百二十九例の内訳は、**表7**のとおりです。

この判定結果のうち、「著効」と「有効」を合計したものを「有効例」とすると、四〇ミリリット

ルを投与した場合の強力ネオミノファーゲンCの「有効率」は、次のようになります。

①第一群
「輸血後早期の慢性肝炎」…………四〇・七％
②第二群
「輸血歴のあるC型慢性肝炎」……五九・一％
③第三群
「輸血歴のないC型慢性肝炎」……六五・五％

ごらんのように、①の輸血後早期（一年以内）の慢性肝炎の場合は、有効率が約四割と少ないですが、②③では、C型慢性肝炎の約六割が強力ネオミノファーゲンCの力で肝機能が改善しています。とくに、③輸血歴のないC型慢性肝炎で有効性が高いといえます。

Ⓑ「一日一〇〇ミリリットル大量投与法」の場合

この投与方法をおこなった治療例九十一例の内訳は、**表7**のとおりです。

この判定結果のうち、「著効」と「有効」を合計したものを「有効例」とすることはⒶと同様です。すると、一〇〇ミリリットルを投与した場合の強力ネオミノファーゲンCの「有効率」は、次のようになります。

①第一群
「輸血後早期の慢性肝炎」…………七六・一％
②第二群
「輸血歴のあるC型慢性肝炎」……八〇・四％
③第三群
「輸血歴のないC型慢性肝炎」……七八・九％

こちらのほうは、①②③ともに四〇ミリリットル投与法より高い有効率を示しています。①は三五・四ポイント、②は二一・三ポイント、③は一三・四ポイント高くなっています。

なお、一〇〇ミリリットル大量投与法といっても、治療期間中ずっと一〇〇ミリリットルを投与するわけではありません。まず、最初の二か月間だけ一日一〇〇ミリリットルを投与した後、二〇ミリリットルずつ漸減し、計一年間以上投与するという方法をとります。強力ネオミノファーゲンCは急に投与を中止すると、トランスアミナーゼが再上昇することがままあるため、漸減していって投与を中止するのです。

ⒶとⒷを比較すれば一目瞭然、大量投与法のほ

表7　慢性肝炎の血清トランスアミナーゼからみた強力ネオミノファーゲンの使用効果

1日40ml投与法の場合

効果／原因	著　効（%）	有　効（%）	無　効（%）	判定保留（%）	総　数
輸血後肝炎	3 (11.1%)	8 (29.6%)	11 (40.7%)	5 (18.5%)	27
輸血歴のあるC型肝炎	10 (22.7%)	16 (36.4%)	14 (31.8%)	4 (9.1%)	44
輸血歴のないC型肝炎	8 (13.8%)	30 (51.7%)	15 (25.9%)	5 (13.8%)	58
計	21 (16.3%)	54 (41.9%)	40 (31.0%)	14 (10.9%)	129

1日100ml大量投与法の場合

効果／原因	著　効（%）	有　効（%）	無　効（%）	判定保留（%）	総　数
輸血後肝炎	4 (19.0%)	12 (57.1%)	4 (19.0%)	1 (4.8%)	21
C型肝炎	18 (35.3%)	23 (45.1%)	10 (19.6%)		51
非C型肝炎	8 (42.1%)	7 (36.8%)	4 (21.1%)		19
計	30 (33.0%)	42 (46.2%)	18 (19.8%)	1 (1.1%)	91

うが有効率が高いのです。とはいえ、大量投与法に問題がないわけではありません。それは、副作用の問題です。

「四〇ミリリットル投与法」では、副作用がほとんどありませんでした。しかし、「一〇〇ミリリットル大量投与法」では、偽アルドステロン症による低カリウム血症と高血圧という副作用が、十八例（一九・八％）に認められたのです。

ただし、この副作用は、カリウム製剤や抗アルドステロン剤の経口投与ですぐに改善しました。低カリウム血症といっても、患者自身には、その自覚症状はありません。

以上の有効率からも明らかなように、強力ネオミノファーゲンCは、C型慢性肝炎にも一定の有効性を示しています。もちろん、ウイルスを消滅させることはできませんが、肝機能を正常に保つことによって、慢性肝炎から肝硬変への進展を防止することが十分に期待できます。慢性肝炎患者といっても、トランスアミナーゼの正常な慢性肝炎として経過するのであれば、日常生活上では何の制約もないし、慢性肝炎で死亡することもありません。慢性肝炎が怖いのは、致命傷である肝硬変や肝がんに進展するからなのです。肝機能が正常であれば、その可能性は低くなります。

また、強力ネオミノファーゲンCの積極的なメリットもあります。インターフェロン療法では、組織学的に進行した（悪化した）症例ほど著効率が低下しますが、強力ネオミノファーゲンCの場合には、病期（進行度）による治療効果の差はほとんどみられません。これは、進行した慢性肝炎には救いとなるでしょう。

グリチルリチン製剤療法の症例

ここで紹介する症例は、インターフェロン療法が無効で、最終的にグリチルリチン製剤療法が有効だったケースです。ただし、そこへ至るまでには、多くの紆余曲折がありました。

最初にまず、強力ネオミノファーゲンC単独療法をおこなったものの、それは無効で、次に、強力ネオミノファーゲンCとインターフェロンの併用療法に取り組みました。しかし、それも無効で

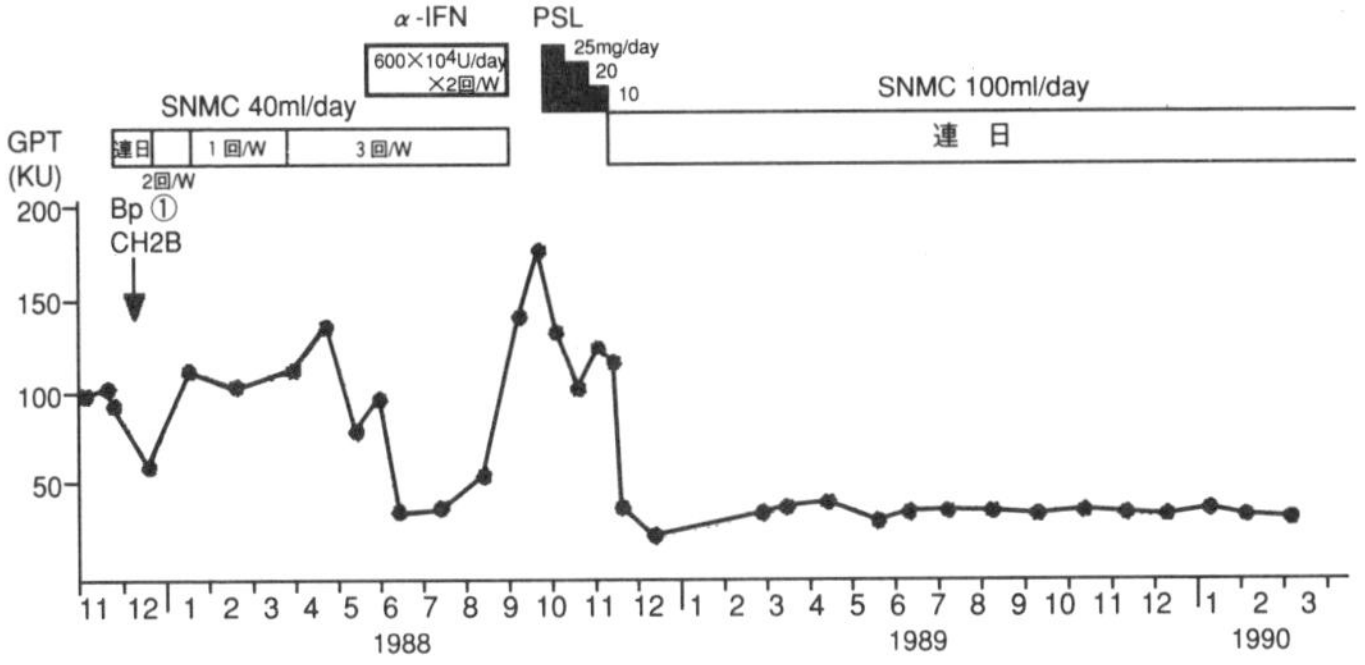

図35　Gさんの臨床経過（54歳男性）

した。三度目には、ステロイド単独療法を試みましたが、これもやはり無効。最後に、強力ネオミノファーゲンCの単独大量療法を施したら、これが功を奏したという、治療法のオンパレードのような症例なのです。

◆五十四歳・男性Gさんの症例
（慢性活動性肝炎＝ＣＨ２Ｂ（Ｆ３））

　Gさんは輸血歴もなく、飲酒歴もありません。

　一九八七年十一月、Gさんは検診で肝機能障害を指摘されました。

　そこで、翌月の十二月になって虎の門病院を受診し、精密検査を受けるために入院しました。入院時の検査では、ＧＯＴ六〇単位、ＧＰＴ一〇四単位、γ‐ＧＴＰ二四単位、ＨＢ^{s}抗原・抗体ともに陰性、ＩＣＧ R_{15} は一八％でした。

　検査の結果、ＨＢ^{s}抗原・抗体ともに陰性でしたから、Gさんは B型肝炎ではありません。当時はまだC型肝炎が発見されていなかったため「非A非B型肝炎」と診断されました。のちに、この初診時の保存血清で、第一世代HCV抗体（C一〇〇―三抗体）の検査をしたところ、陽性を示しました。Gさんは、C型慢性肝炎だったわけです。

腹腔鏡・肝生検では、次のような所見でした。まず腹腔鏡で見ると、肝臓表面は凸凹状で、細血管の中等度の増生が認められます。肝生検では、一部にbridging necrosis（架橋状壊死）が見られます。これは、いずれ肝硬変への進展を予測させる高度の慢性肝炎です。組織学的には、CH2B（F3）と診断されました。

そこで、まず最初の治療として、強力ネオミノファーゲンCの一日四〇ミリリットルの投与が開始されました。しかし、トランスアミナーゼはまったく改善しません。投与を週三回にした時期の途中からは、GOT、GPTが一〇〇単位台に再上昇することもあり、肝機能障害はつづいていました。

初診から五か月後の一九八八年五月には、GOT一〇三単位、GPT一〇七単位、γ―GTP四九単位を示しました。そこで、この時点から、インターフェロン療法をこれに加えたのです。一日六〇〇万単位のαインターフェロン（HLBI）を週二回のペースで間歇投与するという、強力ネオミノファーゲンCとの併用療法です。

この併用投与療法は十四週間つづけられましたが、投与期間中、トランスアミナーゼは十分に低下しませんでした。その経過から、インターフェロンは無効と判断せざるを得ません。そこで、投与を中止しました。

次に、ステロイド剤の単独療法を試みました。自己免疫性肝炎の可能性も考慮したからです。抗核抗体陰性、LEテスト陰性だったので、自己免疫性肝炎の可能性はほとんどなかったのですが、当時は、C型肝炎の診断方法がなかったため、他の肝疾患の可能性もいろいろと考慮する必要があったのです。こうして、ステロイド剤の投与を開始しました。しかし、やはりGOT、GPTは改善しませんでした。

そこで再度、強力ネオミノファーゲンC療法に挑戦することにしました。しかし、今度は一日一〇〇ミリリットルの大量投与療法です。一九八八年十一月二十九日から、強力ネオミノファーゲンC一〇〇ミリリットルを連日投与することにしました。

投与開始時のトランスアミナーゼ値は、GOT八一単位、GPT一二三単位でしたが、一週間後の十二月六日にはGOT三三単位、GPT四一単位にまで著しい低下をみせました。さらに投与開始から二週間後には、GOT二二単位、GPT二三単位になり、Gさんが慢性肝炎を発症して以来、初めてトランスアミナーゼが正常化したのです。

さらに投与開始から一か月後も、GOT二三単位、GPT二五単位と正常値が持続しています。その後もひきつづき、強力ネオミノファーゲンCの投与を継続していますが、トランスアミナーゼは、正常ないし軽微な異常値で経過しています。

このGさんの例のように、インターフェロン療法が無効で、グリチルリチン製剤療法だけが有効だったという例は、ほかに何例もあります。それらの症例で特徴的なのは、CH2B（F3）（高度の慢性肝炎）や肝硬変という進行した症例が多いということです。CH2A（F2）には、このような例はみられません。

インターフェロンはCH2A（F2）のように、あまり進行していない慢性肝炎に効果が高いですが、グリチルリチン製剤は逆に、インターフェロンの不得手な進行した症例で効果が高い、という傾向がみられました。

ただし、インターフェロンとグリチルリチン製剤の併用療法が大きな効果をみせる症例もあるので、ケースバイケースで判断することが大切です。

四　肝硬変と肝がん

C型慢性肝炎と肝硬変、肝がん

●致命的な肝硬変と肝がん

慢性肝炎が、いつまでも慢性肝炎の状態にとどまっているならば、これは、そう恐れるほどの病気ではありません。慢性肝炎が怖いのは、生命にかかわる肝硬変や肝がんに進展する可能性が大きいからなのです。

たとえば、肝硬変のために肝不全、肝性昏睡に陥ったり、食道静脈瘤の破裂で大量吐血をしたりして亡くなる人は、以前より少なくなったとはいえ、いまも、なお楽観視できません。

食道静脈瘤とは、肝硬変で門脈を通りにくくなった血液が、側副血行路というバイパスを通るようになったためにできた、静脈血管のふくらみのことです。食道粘膜下の静脈が、このバイパスとなります。食道内腔を見ますと、連珠状にふくらんだ静脈が蛇行しているのがわかります。

この静脈瘤は、食物の通過を妨げるほど膨張するわけではないので、本人には自覚症状がありません。ところが突然、静脈瘤が破裂し、血が食道内へなだれ込み、胃にたまった結果、大量に吐血しますと、ショック状態に陥る人が多いのです。手当てが遅れますと、この大量吐血が致命的となってしまいます。

以前は食道静脈瘤で倒れると、そのまま亡くなる人が多く、芸能人の死因でもよく目につきました。古くは歌手の水原弘さんがそうです。俳優のフランキー堺さんも、一度は食道静脈瘤の破裂で命が危ぶまれたものの、処置が迅速だったため順調に回復し、その後もテレビや映画で活躍しました。しかし、最近亡くなったことはご存じの方も多いでしょう。

最近では、食道静脈瘤の破裂が起こっても、「内視鏡的硬化療法」という治療技術の進歩のおかげで、助かる人が多くなっています。しかし、食道静脈瘤出血の救命率が向上したからといって、肝硬変の怖さが軽減したわけではありません。

むしろ近年、肝硬変になると肝がんを必発するといってよいほど、肝がん合併率が増加しているため、肝硬変は肝がんへの「一里塚」のような趣を呈してきたのです。肝硬変で命を落とすより、肝がんを合併して、ついに不帰の客となる、というケースが多くなっているから安心はできません。

●肝がんを合併する肝硬変が増えた理由

肝がんを合併して死亡する肝硬変患者が増えていると述べましたが、その傾向を如実に示すグラフをご紹介します（図36）。虎の門病院における肝硬変死亡者数の推移です。

これは、一九七五～一九九二年の十八年間に肝硬変で死亡した患者さんのうち、何人が死亡時に肝がん（肝細胞がん）を合併していたかを示すグラフです。棒グラフの黒い部分が、「死亡時に肝がんを合併していた肝硬変患者数」で、白い部分は「死亡時に肝がんを合併していなかった肝硬変患者数」です（なお、この肝硬変死亡者数には、原発性胆汁性肝硬変やヘモクロマトーシスなどの特殊型肝硬変は含まれていません）。

大きな傾向をつかむために、この十八年間を前半と後半に分けてみます。

そうすると、前半の九年間（一九七五～一九八三年）における肝がん合併率は五〇・〇％（百十六人中五十八人）、つまり半数です。それが後半の九年間（一九八四～一九九二年）になると、八六・八％（二百九十六人中二百五十七人）へと大幅に増加を示しています。つまり、肝硬変患者の八割以上九割近い人々が、肝がんを合併して死亡したのです。

その理由をさぐってみますと、主に二つの変化が目につきます。一つは診療上の変化、もう一つは病因（成因）の変化です。

診療上の変化として注目されるのは、前半と後半の境目にあたる一九八四年ごろから、内視鏡を使った、食道静脈瘤硬化療法が定着してきたことです。

食道静脈瘤出血による死亡を回避するための有力な方法が普及してきたわけで、またこの時期から、蛋白製剤が入手しやすくなったことで、難治性の腹水も処置できるようになりました。

上部消化管出血の治療薬（H２ブロッカー）が出てきたのも同じ時期です。こうした診療技術の向上で、肝硬変だけで命を落とす例は減少したといえます。

いいかえれば、肝硬変患者の余命を肝がん発生まで引き延ばした、ということです。昔なら、肝がん発生より前に亡くなっていた肝硬変患者が、最近は肝がんを合併してから亡くなるようになった、ということです。これは、肝硬変患者の肝がん合併率が上昇したことの消極的理由でもあります。

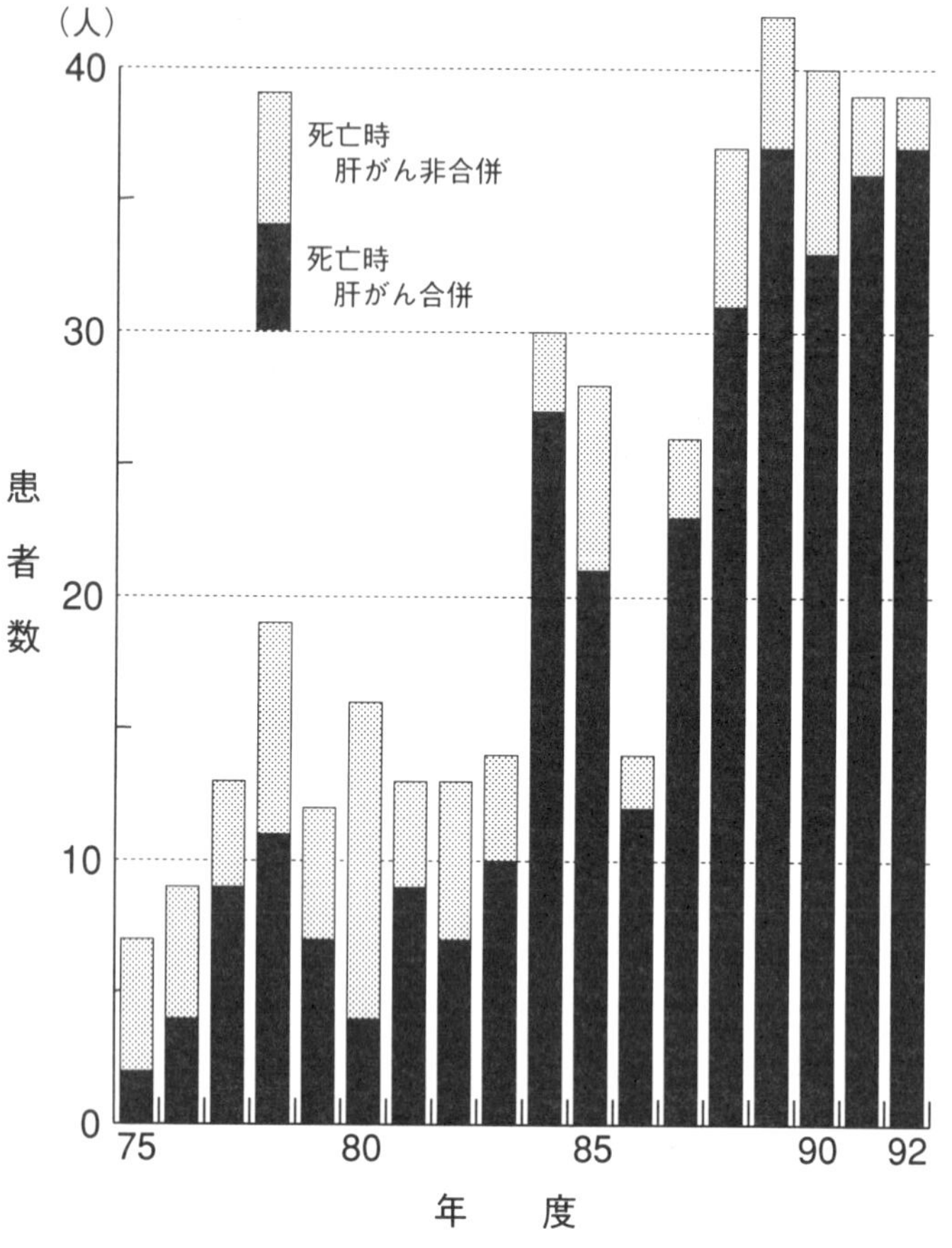

図36　虎の門病院で死亡した肝硬変症例の肝細胞がん合併症
（特殊型肝硬変を除く）

次に、病因（成因）の変化として注目されるのは、C型肝硬変の比率が増加したことです。やはり、一九八四年ごろから、死亡した肝硬変症例の中に占めるC型肝硬変の比率が増加しています。

肝硬変には、B型慢性肝炎から進展したもの、C型慢性肝炎から進展したもの、アルコール性肝炎から進展したものなど、成因に違いがあります。そのうち、C型慢性肝炎を成因とするC型肝硬変の比率が、一九八四年ごろから急速に増加してきました。C型は発がん率が高いものですから、C型の増加は肝がん合併率をいっそう押し上げることになったのです。これは、肝硬変患者の肝がん合併率が上昇したことの積極的理由と考えられます。

●発がん率の高いC型肝硬変

①肝硬変の累積発がん率

肝硬変から発がんする発がん率は、前述のように急速に伸びています。肝硬変患者が死亡時に肝がんを合併している肝がん合併率は、虎の門病院の場合、九割にも迫ろうとする勢いです。

では、肝硬変になった場合、将来、どのくらいの比率で発がんする可能性があるのでしょうか。その累積発がん率を、過去のデータから割り出してみました。これも、虎の門病院の症例分析です。

一九七四～一九八九年の間に、虎の門病院で腹腔鏡・肝生検をおこなって、肝硬変と確定診断された症例は七九五例あります（特殊型肝硬変は除外しました）。このうち、B型・C型などウイルス性の肝硬変が九五％以上で、残りの一部に純粋なアルコール性肝硬変が数％含まれます。これらの症例の経過観察期間は二～十七年です。なお、脱落例（追跡不可能となった例）は九・一％にすぎませんから、データの質は良好です。

これらの症例のうち、観察期間中に発がんした例は二百二十一例（二七・八％）でした。プロダクト・リミット法という手法で累積発がん率を算出すると、次のような結果になりました。

これは「肝硬変と診断されてから、何年後に何％の人が発がんするか」ということを予測する数字です（図37）。

三年後の発がん率……………九・二％
五年後の発がん率……………一九・四％

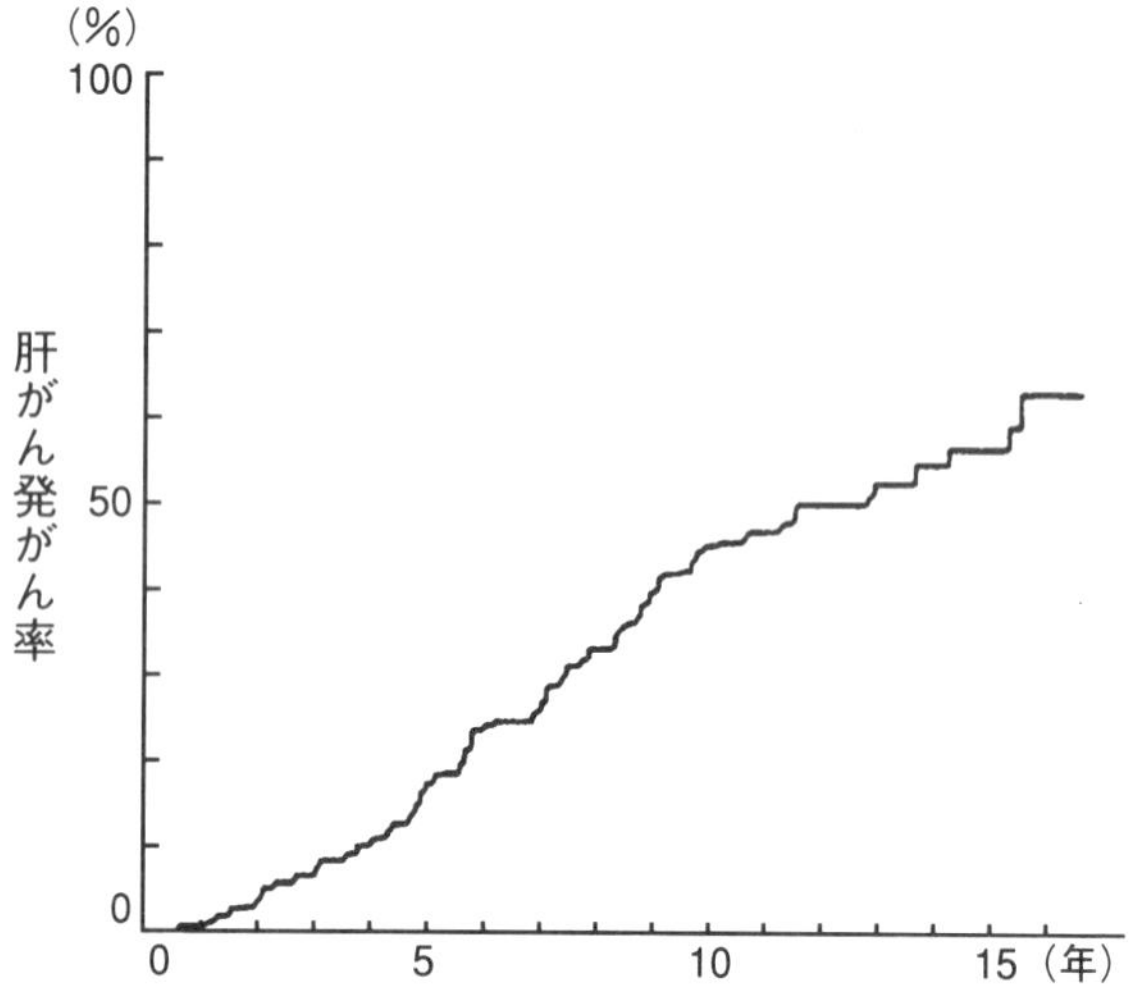

図37　肝硬変診断後の累積肝がん発がん率

十年後の発がん率……………四四・二％
十五年後の発がん率…………五八・一％

なお、五〇％の人が発がんする年数「五〇％発がん率」は、十一・八年後となります。つまり、肝硬変患者の半数は、約十二年後には発がんする可能性があるわけです。

②肝硬変の成因別にみた累積発がん率

では、肝硬変全体ではなく、B型肝硬変、C型肝硬変など、成因別にみた肝硬変の発がん率は、どう違っているでしょうか。これを調べれば、とくに発がん率が高いといわれるC型肝硬変が、他の肝硬変とくらべて、どれくらい発がん率が高いかがわかります。

前述の七百九十五例のうち、輸血する以前の初期血清（マイナス八〇℃で保存）でウイルス感染を確認できたのは五百八十八例ありました。なお、検討対象はあくまでも「初期血清」でなければなりません。なぜなら、食道静脈瘤で倒れたときの内科的処置や外科的緊急手術では、輸血することが多いからです。

ウイルス発見以前の時代だと、輸血によってウ

表８　肝硬変の成因別にみた累積発がん率

	３年	５年	10年	15年
B型肝硬変	7.2%	14.2%	27.2%	27.2%
C型肝硬変	10.4%	21.5%	53.2%	75.2%
B型C型合併肝硬変	0%	12.5%	46.6%	46.7%
非B非C型肝硬変	44例のうち４例（9.1%）が発がん			

イルス感染した可能性もありますので、初期血清以外は除外しなければなりません。もちろん、保存状態の悪い血清も除外されます。

五百八十八例のうち、ⓐＨＢｓ抗原だけが陽性の「Ｂ型肝硬変」は百八十例、ⓑ第二世代ＨＣＶ抗体だけが陽性の「Ｃ型肝硬変」は三百四十九例、ⓒその両方が陽性の「Ｂ型Ｃ型合併肝硬変」は十五例、ⓓ両方とも陰性の「非Ｂ非Ｃ型肝硬変」は四十四例でした。

なお、ⓓ「非Ｂ非Ｃ型肝硬変」四十四例のうち、十八例は多飲酒歴のある純粋なアルコール性肝硬変と考えられました。しかし、未知の肝炎ウイルスに感染している可能性も排除できません。かつて、ＨＣＶ抗体検査が開発されたとき、それまでアルコール性肝疾患と診断されていた症例の大部分が、Ｃ型肝炎ウイルスに感染していたことが判明した経緯がありますので、純粋なアルコール性とみられる肝硬変に対する評価は、慎重にしなければなりません。

ⓐ～ⓓの四群のデータから累積発がん率を求めると、**表８**のようになりました。

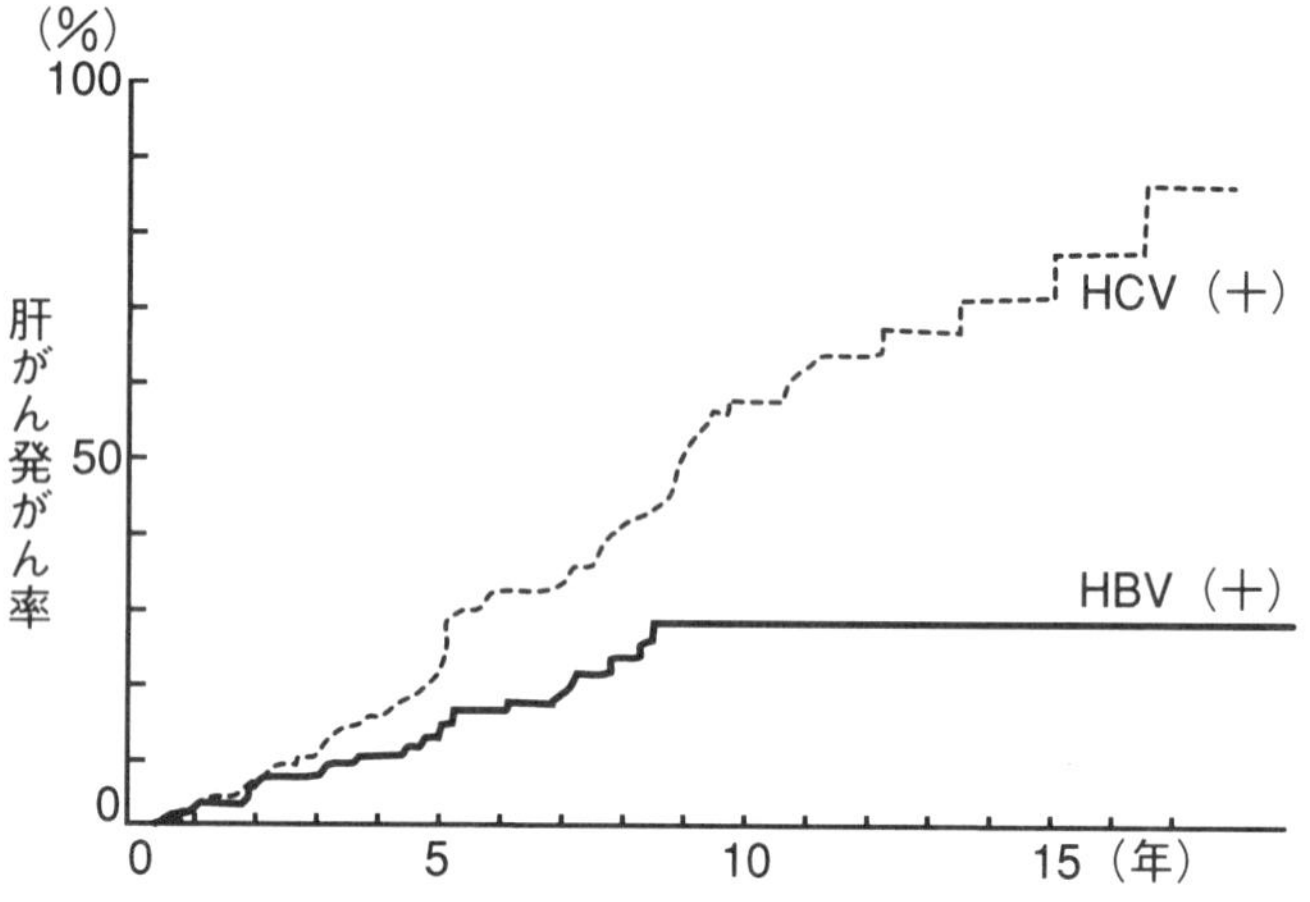

図38　B型肝硬変とC型肝硬変からの肝がん発がん率の比較

このうち、B型肝硬変の場合、十年以後の発がん例はみられませんでした。また、C型はB型にくらべて明らかに発がん率が高く、しかもB型と違って、十年以後も時間の経過とともに着実に増加します。

B型C型合併肝硬変については、B型とC型のほぼ中間的な数字を示しました。この群をみると、重複感染しても二つのウイルスの「相乗効果」はないことがわかります。どちらか一方が、発がんに主要な影響を与えているものと考えられます。

非B非C型肝硬変群には、ウイルス性とアルコール性が含まれているので、これ以上の発がん率計算は、信頼性に欠けると思われるため、累積発がん率は表せませんでした。

以上の累積発がん率をみれば、C型肝硬変の発がん率の高さがハッキリとわかります。C型肝硬変と診断されたら、十年後には五三％の人が、十五年後には七五％の人が発がんする恐れがあります。つまり、半数の人は十年以内に発がんし、四人に三人は十五年以内に発がんする可能性があるわけです。

●肝硬変からの発がん率を高めるリスク要因

既述のように虎の門病院のデータによれば、肝硬変と診断されてからの発がん率は、十年後で四四％、十五年後で五八％に達します。C型肝硬変に限れば、その比率はさらに高くなります。

しかし具体的には、確定診断からわずか数年で発がんする人もいれば、十年以上たっても依然として肝硬変のままで、発がんする様子をみせない人もいます。

発がんする、しない、を左右する要因は何か。それをデータ分析でさぐってみました。前述の七百九十五人の症例から、発がんに影響を与えそうな種々の要因を抜き出して数値化し、それを多変量解析という手法で分析したのです。

要因として検討されたのは、年齢、性別、HBs抗原、HCV抗体、喫煙歴、糖尿病合併、多飲酒歴、輸血歴、肝疾患の家族歴、肝硬変の病期、GOT、GPT、アルブミン、ビリルビン、グロブリン、AFP値、血小板数、ICG十五分値の十八項目です。

その結果、次の五つの要因が発がん率に独立して寄与する（影響する）ことが判明しました。

①「HCV抗体」

HCV抗体陽性（C型肝炎ウイルス感染）の肝硬変患者は、それ以外の患者にくらべて、一・九七倍発がんリスクが高くなります。

②「AFP（α―フェトプロテイン）値」

AFP値が二〇ナノグラム／ミリリットル以上の患者は、二〇ナノグラム／ミリリットル未満の患者にくらべて、一・七四倍リスクが高くなります。

③「年齢」

年齢が五十五歳以上の患者は、五十五歳未満の患者にくらべて、一・五四倍リスクが高くなります。

④「ICG十五分値」

ICG十五分値が三〇％以上の患者は、三〇％未満の患者にくらべて、一・二九倍リスクが高くなります。

⑤「総飲酒量」

総飲酒量が五〇〇キログラム以上の大酒家は、総飲酒量五〇〇キログラム未満の患者にくらべて、一・一五倍リスクが高くなります。

なお、総飲酒量五〇〇キログラムというのは、「日本酒に換算して三合の酒を毎日、二十年間飲んだ場合」の量に相当します。

要するに「C型肝硬変で、AFP値が高く、年齢が五十五歳以上で、ICG値も高く、よく酒を飲んだ人」は、それ以外の人より発がんする可能性がきわめて高い、ということです。

さらに、C型肝硬変だけを対象に、発がん率に寄与する独立要因を調べると、「AFP値」「年齢」「総飲酒量」の三つが独立要因として浮かび上がりました。一方、B型肝硬変では、「年齢」「ICG値」の二要因でした。C型とB型で、発がんを促進する要因に微妙な違いがあるのは興味深いことで、HCVとHBVとでは、ウイルスによる発がん機構に違いがあることが予想されます。

●インターフェロン療法で発がん抑制

C型慢性肝炎が進展してC型肝硬変になると、著しく発がん率が高いことは以上にみてきたとおりですから、C型慢性肝炎の段階で治療することがいかに大切かはいうまでもありません。

では、肝硬変になってしまったら、次は肝がんの発生を座して待つのみか、というと、そんなことはありません。C型肝硬変になっても、インターフェロン療法でGPTの改善が得られれば、肝がんの発生を抑制することができるのです。

わたしたちは、C型肝硬変の患者にインターフェロン（IFN）を投与し、GPTが正常化したグループと、投与後もGPTが異常値を示したグループを比較検討しました。すると、明らかに肝がんの発生頻度に差が生じたのです（**表9**）。

インターフェロンは、肝硬変にも効果があることがわかっていますが、このように、肝がん発生という点からみても、インターフェロン療法で肝機能が改善された場合は、肝がんの発生を抑制できるのです。

なお、肝硬変ではなく、C型慢性肝炎やB型慢性肝炎から、いきなり肝がんを発症するケースも少数ながら存在します。その場合、C型では活動性肝炎（CH2A（F2）・CH2B（F3））の状態から発がんするケースがほとんどですが、B

表９　C型肝硬変のIFN投与例における肝がん発生頻度

肝がん発生率	１～２年	２～３年	３年～
IFN投与後 GPT正常群	0/13 (0%)	0/10 (0%)	0/8 (0%)
IFN投与後 GPT異常群	3/63 (4.8%)	8/46 (17.4%)	3/15 (20.0%)

型では活動性だけでなく、ＣＰＨ（Ｆ１）や肝線維症の状態からも発がんするケースがあることは注意すべきでしょう。

日本の肝細胞がんの八〇～九〇％は、肝硬変を合併した肝がんですが、残り一〇～二〇％のほとんども、慢性肝炎など何らかの慢性肝疾患をともなっています。ですから、慢性肝疾患をもつ人は、定期的な検査でつねに肝がんへの注意を怠らないようにすべきです。

肝がんの診断と治療

不幸にして肝がんを発症した場合は、どのような治療法があるのでしょうか。また、がんで死なずにすむ可能性はどのくらいあるのでしょうか。ここでは、そうした問題について概説します。

なお正確にいえば、肝がんには、肝臓で発生した原発性肝がんと、他の臓器から転移した転移性肝がん（続発性肝がん）があります。しかし、転移性肝がんの場合、もとの臓器の治療が優先するので、ここでは取り上げません。

原発性肝がんは、肝細胞がんと胆管細胞がん（胆管上皮細胞がん）に分けられます。しかし、原発性肝がんの九五％以上は肝細胞がんです。胆管細胞がんは稀なうえ、原因もよくわかっていません。治療法も肝細胞がんに準ずるので、ここではやはり割愛します。本書で「肝がん」といえば、「原発性肝細胞がん」のことです。

●発見されにくい肝がん

現代医学の大きな課題の一つは間違いなく、がんの発生機構の解明と、治療法の確立でしょう。肝がんも、その意味で、最先端の課題をになっています。

とくに肝がんには、他のがんと異なる特徴があります。それは、ハイリスクグループが明確にわかっていることです。他の臓器の場合、たとえば、肺炎患者が必ず肺がんを発症するとか、胃潰瘍患者が必ず胃がんになるとかの濃密な関係はあまりうかがえません。その点、肝がんはほとんどが肝硬変患者から発生します。それは単なる相関関係ではなく、因果関係の糸で結ばれているはずです。

だから、今後の研究課題は、肝硬変→肝がん発生の機構を、遺伝子レベルで追究することに向けられることでしょう。もしかしたら、他のがんに先駆けて、肝がんの発生機構がもっとも早く解明されるかもしれません。

それが解明されれば、肝がんに対する早期の根本的な治療法の確立も夢ではありません。今後の研究の進展が期待されるゆえんです。

とはいえ、現に肝がんに苦しんでいる患者さんは、それまで待っているわけにはいきません。また、早期発見すれば現在の治療技術で十分に治癒する潜在的患者さんも多いのです。そうした診断と治療の技術はひと昔前にくらべれば飛躍的に進歩しています。決して希望を見失う必要はありません。

しかし、一般的に肝がんは臨床症状に乏しく、それが発見を遅らせる原因ともなっています。症状が出てからでは、すでに手遅れの場合も少なくないし、一般にそういうケースが予後不良であることはよく知られています。肝がんの臨床症状は、肝硬変とほとんど区別がつかず、血液検査（血液生化学検査）にみられる異常値も、やはり肝硬変における肝機能異常と見分けがつきません。現在のところ、腫瘍の直径が一〇ミリメートル程度の小さな「早期肝がん」を診断できるような、特異的な血液診断や遺伝子診断はまだ開発されていません。

だから、肝がんの早期発見のためには、定期的な診断を重ね、腫瘍マーカーや画像の変化を経時的・体系的に検討することが必要になります。単独の数値としては異常が少なくても、持続的な上昇傾向にあるとか、突然傾向が変わったとか、他の数値と連動していないとかいう、経過観察が大きな意味をもつことが多いのです。

　早期発見で肝がんを治してしまうためには、肝硬変や慢性肝炎などハイリスクグループの人々は定期的な診断を受け、異常を見過ごさないようにすることが大切です。

● 定期的診断と各種の画像診断

　肝がんの根治療法は、まず、外科手術で病巣を切除してしまうことです。切除できる状態の肝がんなら比較的安全性の高い手術で治ります。しかし、根治切除が可能なのは「早期肝がん」（一般的には直径一五ミリメートル以下）の状態で発見された場合であって、実際には、もっと進んだ状態で発見されることが多いので、発見時すでに多発性、という例も少なくありません。

　なお、臨床的な重要性に鑑みれば、直径二〇ミリメートル以下の悪性腫瘍を「小型肝がん」と呼んで区別してもよいでしょう。三〇ミリメートル以下をそう呼ぶこともあります。二〇～三〇ミリメートル以内なら、まだ「根治切除」の対象となりうるからです。後述するエタノール局注療法も、以前は、直径三〇ミリメートル以下の悪性腫瘍（肝がん）を適応症例としていました。腫瘍の直径が二〇～三〇ミリメートルを超える大きさになると、肝内転移・脈管侵襲を起こしはじめるので、根治的療法（切除など）が難しくなります。

　では、肝がんを「早期」の状態で発見するためには、どんな定期検査が必要でしょうか。肝機能検査（血液生化学検査）のほか、次のような検査が、肝がんの定期的なスクリーニングによく利用されます。

◎腫瘍マーカー「ＡＦＰ（α―フェトプロテイン）」の測定
◎腫瘍マーカー「ＰＩＶＫＡ―Ⅱ」の測定
◎「腹部超音波検査」
◎「Ｘ線ＣＴ」（その他、必要に応じて「ＭＲＩ」など）

　スクリーニングとしては、これらを活用すれば十分でしょう。

　C型肝硬変は、再生結節（偽小葉結節）が比較的粒ぞろいなので、小さな腫瘍の発生も腹部超音波検査で発見しやすいのですが、B型肝硬変の場合は大型の結節を形成し、結節間の隔壁が薄いため、小型の腫瘍ができても超音波検査だけでは発見されにくいので、B型肝硬変の場合は、X線CTの併用が欠かせません。

　さらにくわしく検査する必要があるときは、次のような画像診断を適宜組み合わせておこないます。
◎「血管造影」および「DSA（デジタルサブトラクション・アンギオグラフィ＝血管造影をデジタル化した方法）」
◎「経動脈性門脈造影下CT（CT―AP）」
◎「アンギオエコー（CE―US＝炭酸ガス動注超音波検査）」
　虎の門病院の実績では、この三つの方法を組み合わせて十分な画像診断をおこなえば、八〇％以上の確率で、肝がんの診断がつけられることがわかっています。

　これらの画像診断を駆使しても、良性か悪性かの鑑別が困難な腫瘍（約一八％）については、次の方法で確定診断をくだします。
◎「超音波下細径針腫瘍生検」（以下、「細径針」と略します）
　この細径針では、超音波を使用しながら腫瘍の中央部から組織を採取します。そのさい、腫瘍でない周囲の部分の組織も採取して、顕微鏡で腫瘍部分と周囲組織との比較もおこないます。これによって、直径一〇ミリメートル前後の小さな「早期肝がん」も診断することができます。

●肝がんの治療

　現在、肝がんの治療に用いられている方法は、およそ次のようなものです。
①「外科切除」
②「エタノール局注療法（PEI）」
③「肝動脈塞栓術（TAE）」
④抗がん剤「スマンクス（SMANCS）動注療法」
　その他、放射線療法、免疫療法、温熱療法などもあります。必要に応じて利用しますが、あまり一般的ではありません。わたしたちが肝がん治療

に利用しているのは、おもに①～④の療法です。

①外科切除

肝がんの根治療法とされているのは、「外科切除」と「エタノール局注療法（ＰＥＩ）」です。肝臓は血液をたっぷり含んだ臓器であり、内部には各種の脈管（門脈・固有肝動脈・肝静脈・胆管・リンパ管など）が網の目のように複雑に入り組んだ臓器ですから、外科切除には、他の臓器にない難しさがともないます。

必要な部分だけを安全に、かつ迅速に切除するためには、目に見えない肝臓内部の脈管の走行を推測し、目的以外の部分（とくに血管）を傷つけないように手術する必要があります。肝がん患者のほとんどが肝硬変を合併しているため、内部構造の推定はそう容易なことではありません。だから以前は、熟練した外科医の技量に負うところ大でした。それでも、誤って血管を傷つけるなどの不測のアクシデントがないように、細心の注意が払われたのです。

しかし現在では、超音波診断装置に連絡した外科用探触子が開発されたおかげで、不測のアクシデントも回避できるようになりました。この探触子を使えば、内部の血管の走行状態がモニター画面に映し出されるため、安全で迅速な切除が可能になったのです。出血も少なくてすみます。

こうして、外科切除ができる肝がんなら、比較的短時間で終わる、安全性の高い手術が受けられるようになったのです。

ただし、外科切除できない肝がんも当然あります。たとえば、大きすぎる肝がんの場合、あちこちに転移している肝がんの場合、門脈や下大静脈に病巣がある場合、合併している肝硬変が重く肝機能が極度に低下している場合、活動性の慢性肝炎がある場合、心臓病・腎臓病・糖尿病のどれかを合併している場合、高齢（個人差はありますが八十歳以上）の老人である場合、などです。

幸い外科切除ができた肝がんの場合でも、心配なのは再発するかどうかでしょう。これに関して、虎の門病院の症例分析に基づく累積再発率を紹介しておきます（**図39**、**図40**）。

一九八三～一九九三年の間に、虎の門病院で肝切除術をおこなった症例のうち、「根治切除」がで

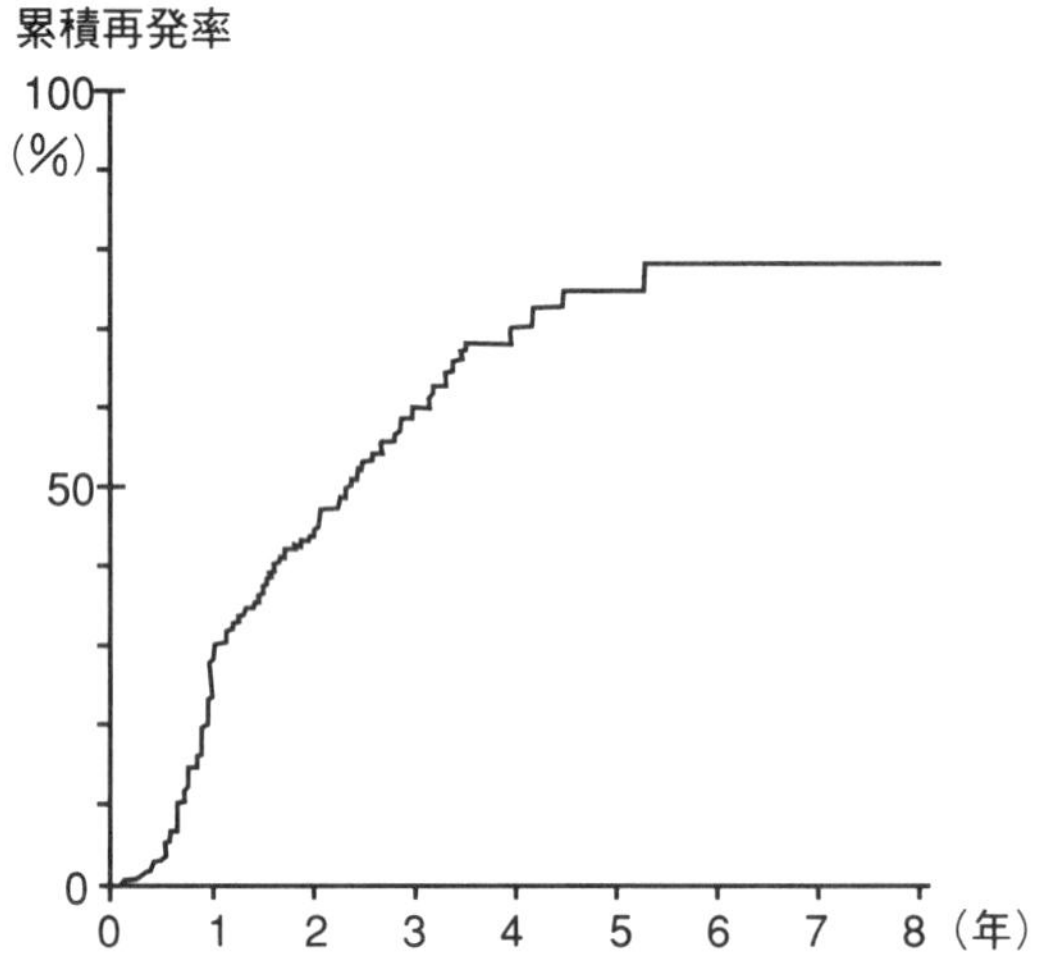

図39　肝がん根治切除後の累積再発率

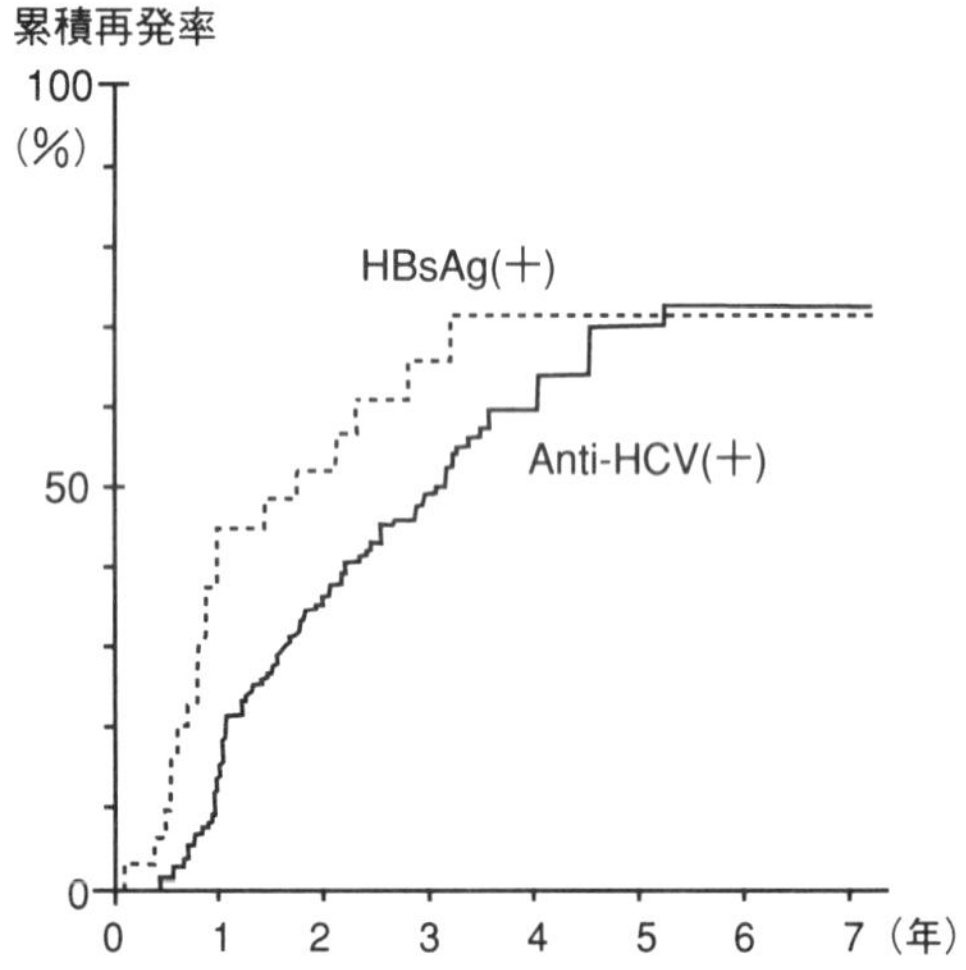

図40　肝疾患の成因別にみた根治切除後の肝がん再発率

表10　肝がん根治切除後の累積再発率

	全体	B型肝硬変	C型肝硬変
1年後の再発率	27.3%	37.8%	17.2%
2年後の再発率	44.1%	52.7%	37.5%
3年後の再発率	56.8%	66.2%	51.7%
4年後の再発率	70.6%	71.8%	66.6%
5年後の再発率	73.3%	71.8%	72.7%
7年後の再発率	77.8%		

きた百五十四例を対象に検討しました。ここでいう「根治切除」とは、手術中の超音波検査を含めて、肉眼で確認できる腫瘍をすべて取り除いた手術のことです。

この百五十四例の年齢は三十八～七十三歳（中央値五九歳）で、男性百二十三例、女性三十一例です。そのうち百四十二例（九二・二％）は肝硬変を合併していました。さらに、肝硬変合併症例のうち六例は、腹水か肝性脳症の既往がある、非代償期の肝硬変です。

また、B型肝炎ウイルス感染者は、百五十四例のうち三十五例（二二・七％）、C型肝炎ウイルス感染者は、百三十二例のうち九十八例（七四・二％）でした。

肝がんの腫瘍病巣の最大径は六～一六五ミリメートルで、中央値二四ミリメートルでした。発がんが単発性か多発性かをみると、単発性は百五十四例中の百十九例（七七・三％）で、残りは多発性でした。

以上のような肝がん患者を対象におこなわれた「根治切除」ですが、手術後に肝がんを再発した人は何人いたのでしょうか。

百五十四人の肝がん患者のうち、その後、再発したのは七十六人（四九・四％）でした。再発までの期間は、三～六十七か月（中央値十三か月）です。

これらをもとに、「肝がん根治切除後の累積再発率」を算出すると、**表10**のようになります。

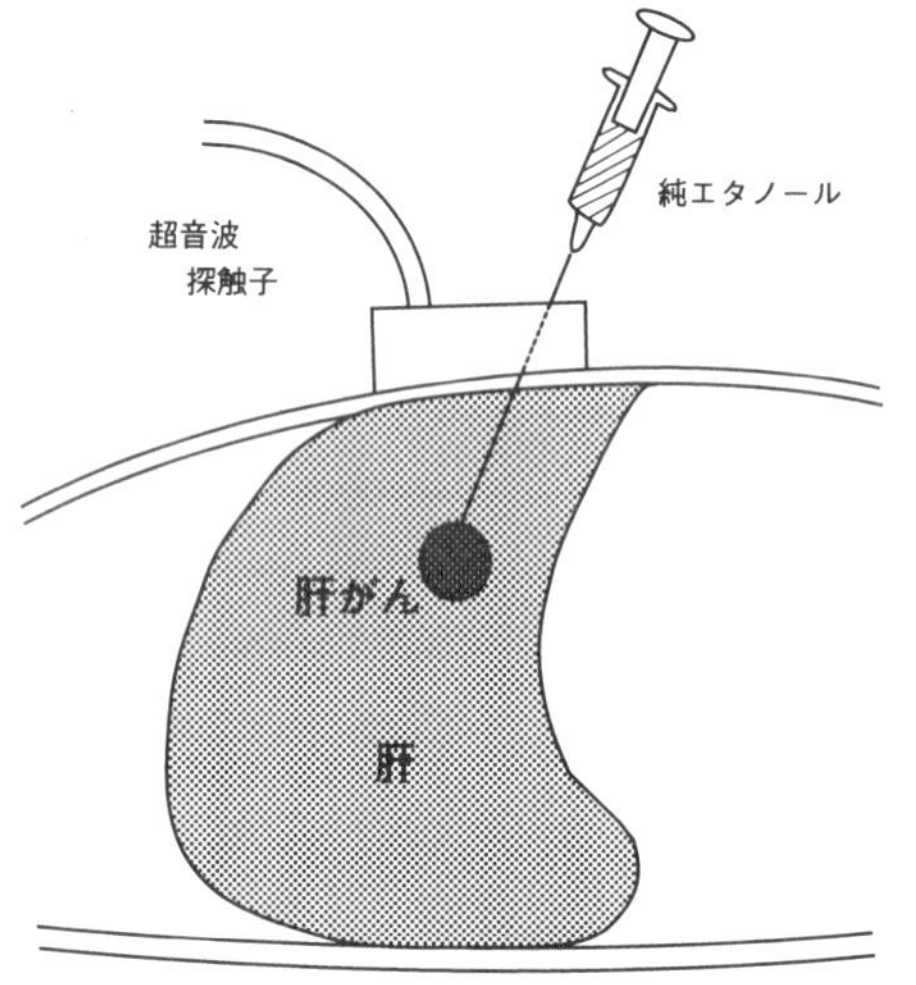

図41　肝細胞がんに対するエタノール局注療法

　これを見ると、再発率に関しては、B型肝硬変をともなう肝がんのほうが、C型より再発の危険性が高いことがわかります。

　なお、再発した肝がんに対しては、「再切除」「エタノール局注療法（ＰＥＩ）」「肝動脈塞栓術（ＴＡＥ）」などをおこないます。虎の門病院の場合、多くのケースで肝動脈塞栓術（ＴＡＥ）がほどこされます。

②エタノール局注療法（PEI）

　肝硬変は、肝がんを合併する可能性が大きく、このことが広く認識されて以来、肝硬変患者に対して、かなり注意深い経過観察がおこなわれるようになりました。その結果、小型の段階で肝がんが発見される機会が増えています。

　その段階の小型肝がんなら、外科切除やエタノール局注療法（ＰＥＩ）などの根治性の高い治療法が利用できます（**図41**）。

　そこで、外科切除と、エタノール局注療法のどちらを採用すべきか、という選択を迫られることになりますが、外科切除の場合、術後数年以内にかなりの高率で再発することがわかってきたため、いずれ再発するなら体に負担が少なく、内科的に簡便におこなえる局所療法として、エタノール局注療法が選ばれることが多くなってきました。

エタノール局注療法とは、腫瘍部分にエタノール（アルコール）を外から注入する方法です。エタノールはがん細胞を壊死させる働きがあるので、それを注入して直接がん細胞を殺すわけです。使用されるエタノール濃度は、以前は一〇〇％とされましたが、八五％程度まで濃度を下げても十分な効果があるとの報告があります。

エタノール局注療法では、超音波診断装置で画像を見ながら、体の表面から狙いをつけて細長い針を刺し、肝臓の腫瘍部分にエタノールを注入します。エタノールを浴びたがん細胞は壊死してしまいます。

かつて、エタノール局注療法に適するのは、腫瘍の大きさが二〇～三〇ミリメートル以下の小型の肝がんで、二個程度以内まで、とされていたが、最近では、個数が少なければ直径一〇〇ミリメートル近い腫瘍でも、十分な回数おこなうことで壊死させることができるといわれ、腫瘍の個数も三～五個であれば、治療可能と考えられています。

なお、エタノールの代わりに酢酸を注入する方法、あるいは熱湯を注入する方法も一部で実施されています。

虎の門病院で、一九八八～一九九四年の間におこなったエタノール局注療法のうち、根治を目的としておこなったのは七十三例（男性六十例、女性十三例）です。うち十五例は、七十歳以上の高齢者でした。

この七十三例の累積生存率を算出してみました。これは「エタノール局注療法を開始してから△年後に生存している人の比率は△％である」ということを意味します。結果は、次のとおりです。

一年後の生存率……八八・三％
二年後の生存率……七〇・五％
三年後の生存率……五七・四％
四年後の生存率……四四・三％
五年後の生存率……四四・三％
（図42）

なお、この七十三人の患者さんの生存期間に影響した要因を、多変量解析で調べてみると、「肝硬

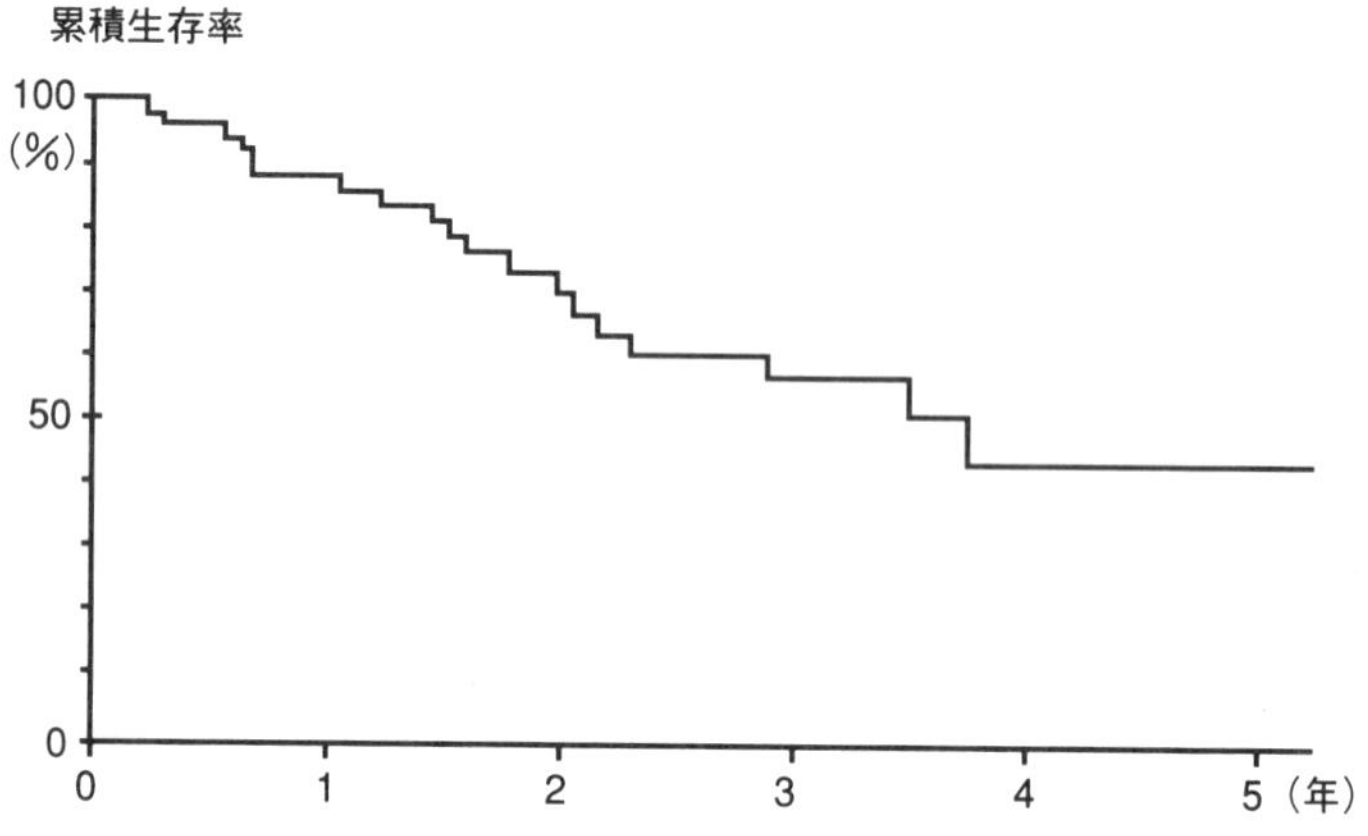

図42　PEI施行開始後の生存率

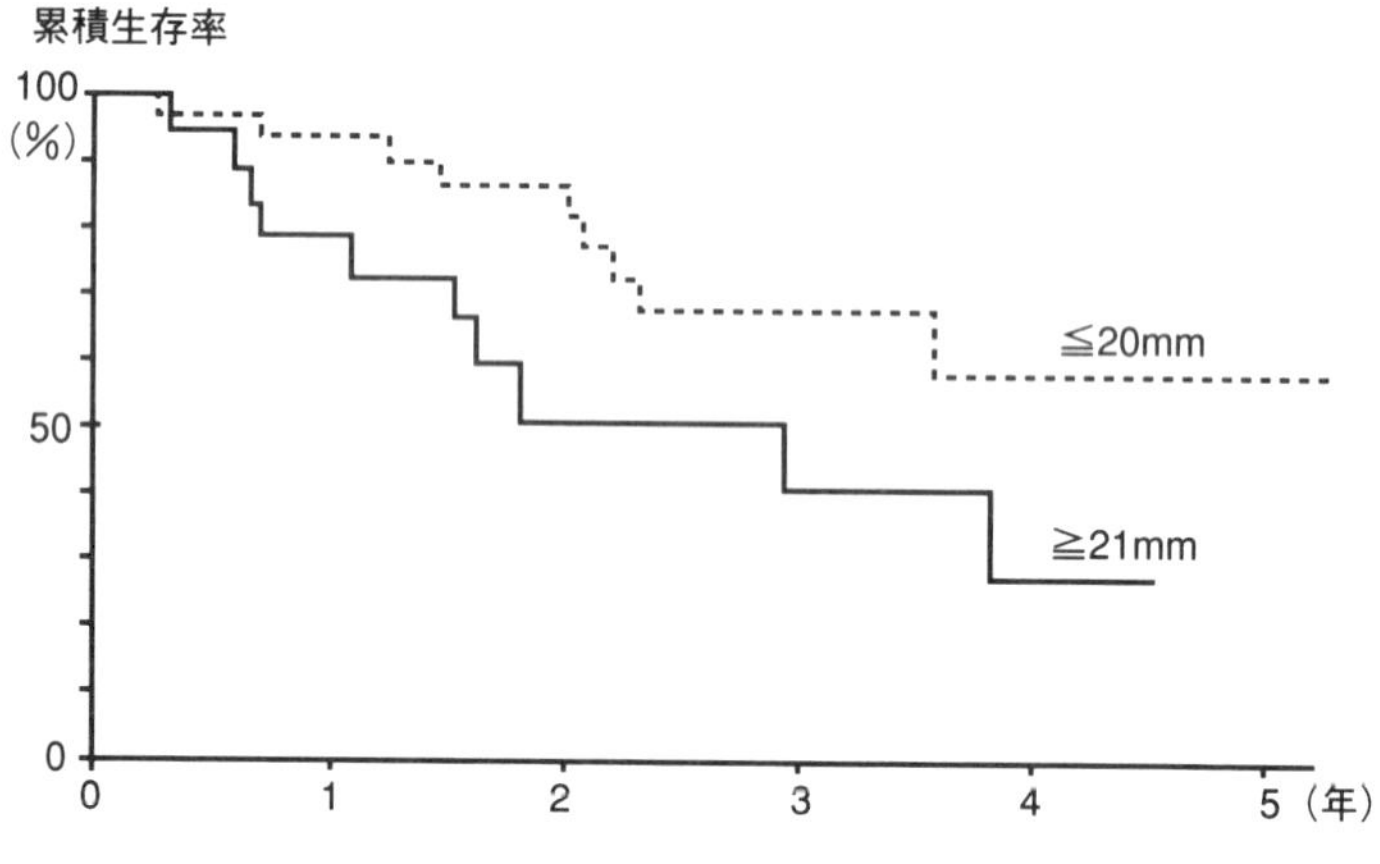

図43　腫瘍径別にみたPEI開始後の生存率

変の重症度」（代償期なら生存期間が長い）と「腫瘍多発性」（単発なら生存期間が長い）という二要因が、もっとも影響が大きいことが判明しました。

③肝動脈塞栓術（ＴＡＥ）

日本における肝細胞がんの特徴は、ほとんどが肝硬変を合併していること、また、発見当初から多発性が少なくないこと、などです。そのため、外科切除やエタノール局注療法のような根治療法がおこなえない症例がかなりあります。そうした症例や、ある程度進行した段階の肝がんに有効性を発揮するのが、肝動脈塞栓術（ＴＡＥ）で、この療法の適応範囲は広いものです。

肝動脈塞栓術は、簡単にいえば、肝動脈の中に小さな栓をたくさん詰め込んで、肝臓に流入する固有肝動脈の血流を止めてしまう方法です。それによって、がん細胞をいわば「餓死」させる療法なのです。この方法がなぜ有効かというと、「進行した肝細胞がんは、肝動脈のみから栄養や酸素を得ている」からです。だから、肝動脈の末梢部を塞栓物質で詰まらせれば、がん細胞は壊死してしまいます。塞栓物質に抗がん剤を含ませておけば、もっと効果的です。

この方法で肝動脈の末端を一時的に詰まらせても、正常な肝細胞が壊死することはありません。なぜなら、肝細胞にはもう一つの血流、すなわち、門脈から流入する血液があるからです。正常細胞は、門脈血から栄養を受けることができます。

合併している肝硬変が重くて、肝予備能が悪い場合や、がんが進行していて腫瘍の数が多い場合、あるいは、外科切除後の再発例（再切除やエタノール局注療法には不適応の例）などの場合には、この肝動脈塞栓術か、スマンクス動注療法（後述）が適しています。

ただし、この肝動脈塞栓術の場合、一回だけの治療でがん細胞を壊死させるのは、簡単ではありません。反復しておこなうことで、治療効果を高めることができます。

虎の門病院でも、根治療法に適さない肝がんに対する内科的治療法として、肝動脈塞栓術をよく用いています。一九八〇～一九九二年の間に、肝動脈塞栓術だけで治療をほどこした肝細胞がんの症例は二百五十二例ありますが、これを対象に累

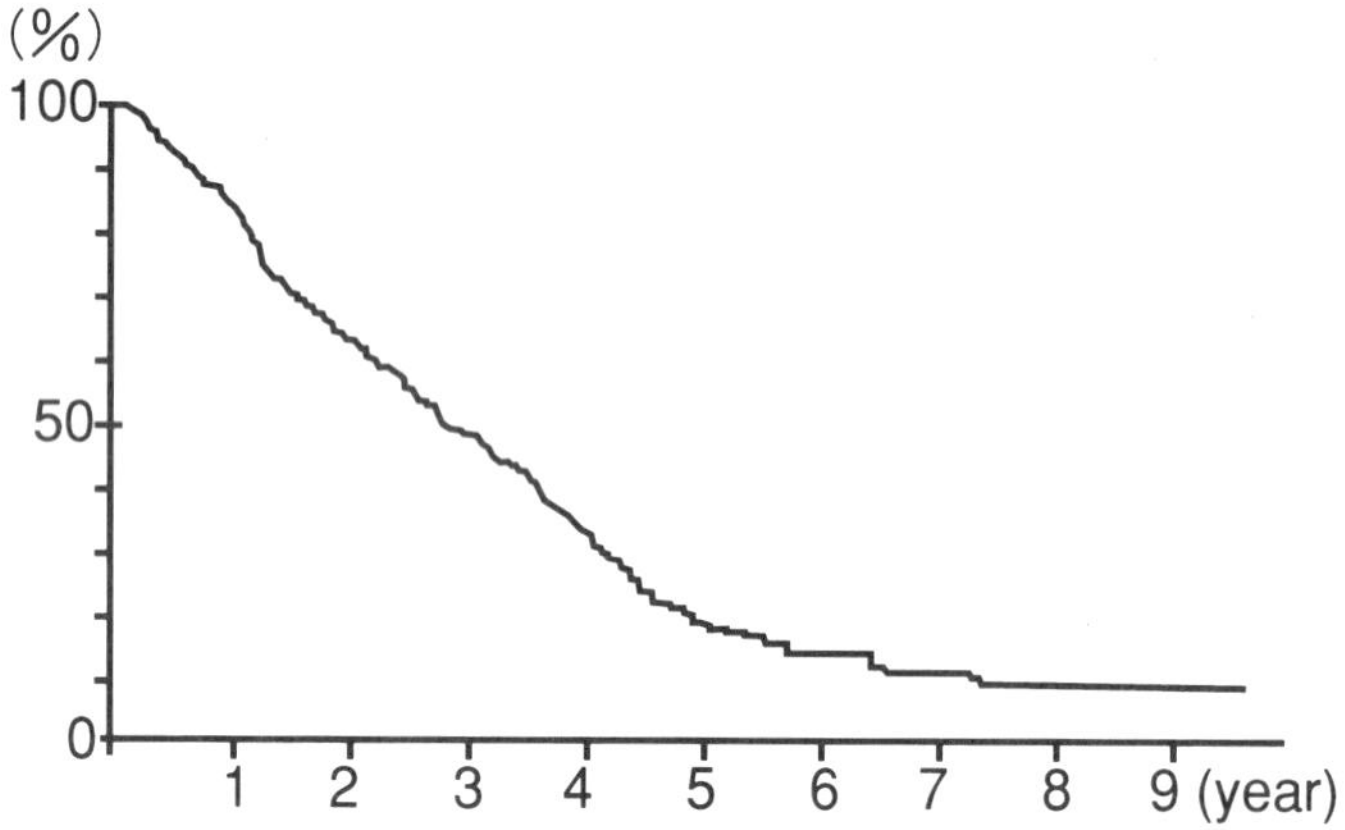

図44　TAE開始後の累積生存率

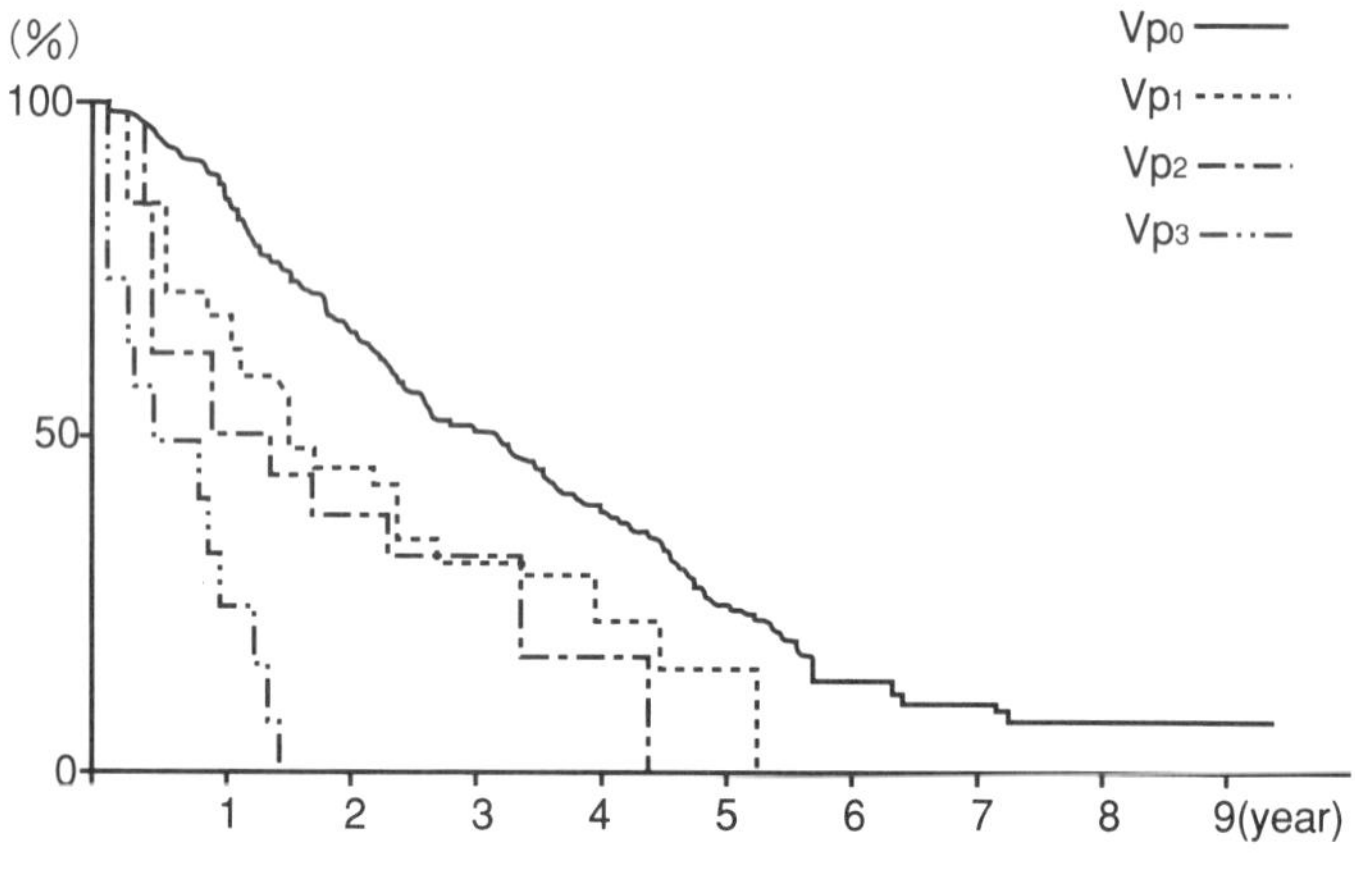

図45　門脈浸潤の有無別にみたTAE開始後の累積生存率

積生存率を算出しました。

この二百五十二例のうち、二百四十三例（九六％）は肝硬変を合併していました。肝硬変のうち四十一例は、腹水か肝性脳症の既往をもつ非代償期の肝硬変です。

腫瘍の大きさは、七〜二七〇ミリメートル（中央値四〇ミリメートル）で、単発が九十一例（三六％）、多発が百六十一例（六四％）でした。門脈浸潤のある症例は、五十六例（二二％）を占めています。全体に進行した肝がんであることがわかるでしょう（図43）。

初回TAE（肝動脈塞栓術）施行後の累積生存率は、次のとおりです（図44）。

一年後の生存率………八二・八％
二年後の生存率………五九・四％
三年後の生存率………四四・八％
四年後の生存率………三〇・一％
五年後の生存率………一八・八％
七年後の生存率………　七・三％

この二百五十二例についても、生存率に影響を与える独立要因を多変量解析で求めたところ、「門脈浸潤の有無」「臨床病期」「腫瘍の直径」の三要因が、生存率を左右することがわかりました（図45）。

肝細胞がんを肝動脈塞栓術で治療し、長期生存を得るための条件は、「①進行がんでないこと、②肝硬変が軽いこと、③肝動脈塞栓術を施行したときの反応性がよいこと」の三つにあるということができます。

ただし、肝動脈塞栓術には、次に述べるような「限界」もあります。

第一に、この療法では、一度でがん細胞をすべて壊死させることはできないことです。直径三〇ミリメートル以下の小型肝がんでは、良好な効果が得られますが、それ以上の肝がんでは効果が落ちます。したがって、この療法を繰り返しおこなう反復療法が必要となります。

第二に、反復治療をしても、必ずしも一〇〇％の肝がん壊死率が得られないことです。その点では、やはり根治的療法にはおよびません。

第三に、この療法の適応症例であっても、肝臓の右葉と左葉に散布したように広がる腫瘍（瀰漫（びまん）型肝がん）や、門脈内腫瘍栓、あるいは、境界不鮮明な浸潤性発育をする肝がんなど、著しく治療効果の劣る症例があることです。

第四に、三回以上の反復療法をおこなううちに、側副血行路が新たに生じ、塞栓効果が低下することです。

第五に、治療抵抗性が出現することです。治療の開始初期には、十分にがん細胞の壊死がみられていたのに、途中のある時点から、急にこの療法が効かなくなる例が、約半数（五六・五％）にみられます。わたしたちは、これを「変曲点」（ターニングポイント）と呼んでいますが、これは、がん細胞が門脈に侵入してしまうからではないかと考えられます。

第六に、血管造影に映らないような直径二〇ミリメートル以下の小さな腫瘍には、肝動脈塞栓が効かないことです。なぜなら、まだ早期の小さながん細胞は、門脈血からも酸素や栄養を受けているからです。

第七に、肝不全に近い重症肝硬変や、門脈完全閉塞をともなう進行肝がんなどは、肝動脈塞栓術でも治療がおこなえないことです。これは、もともと非適応例です。

これらの限界をわきまえ、その弱点をおぎなう総合的（集学的）な治療法を確立すれば、肝がん患者の長期生存率を、いっそう高めることも可能になるはずです。

④スマンクス（ＳＭＡＮＣＳ）動注療法

スマンクスは抗がん剤で、油性造影剤のリピオドールに溶けることが特徴です。

従来のほかの抗がん剤は水溶性でしたので、種々の工夫でその難点をおぎなってはきましたが、油剤であるリピオドールとの混合にはいろいろと難点がありました。リピオドールは、肝動脈に注入すると肝腫瘍（肝がん）内に長く停滞する性質があるので、抗がん剤の「運び屋」としては最適なのです。これまでは、この運び屋と相性のいい抗がん剤がありませんでしたが、そこへスマンクスが登場したわけです。

スマンクスの適応症例は、ほぼ肝動脈塞栓術の適応と同じです。ということは、どちらの療法も同じ患者さんに使えるということにほかなりません。これは、進行した肝がんをもつ患者さんにとって、がんと戦う有力な武器が一つ増えたことを意味します。

肝動脈塞栓術は、カテーテルを通じて肝動脈に送り込んだ塞栓物質で、肝動脈末梢部を「阻血」する方法です。それに対して、スマンクスは、油剤（リピオドール）に混ぜて肝腫瘍へと送り込まれ、そこにとどまって腫瘍をたたく、「化学療法」のための薬剤（抗がん剤）です。

スマンクスの特徴は、①塞栓物質などを使わないため、血管の損傷や側副血行路が生じる心配がないこと、②ねらいを定めたところに抗がん剤を送り込んで、化学療法の効果を高めることができることです。この二つの特徴は、肝動脈塞栓術にないものであり、前述の肝動脈塞栓術の「限界」をおぎなうこともできます。

スマンクス動注療法には、次の二つの利点があります。第一に、固有肝動脈から注入する治療法であっても、スマンクス（抗がん剤）は肝がん部分に強くとどまるため、小型肝がんに対してはもとより、肝臓全体の多発がんに対しても良好な治療効果を上げられる点です。第二に、この療法では塞栓物質を使わないため、側副血行路の新生がほとんどないこと、したがって、長期的には、反復投与が肝動脈塞栓術より容易である点も挙げられます。

今後は、症例に応じて、肝動脈塞栓術とスマンクス動注療法を適宜使い分けることができるようになりました。

集学的治療の必要性とその症例

● 集学的治療の必要性

肝がんの治療は、その方法によって担当科が違ってきます。外科切除となれば消化器外科（外科）の担当ですし、放射線療法となれば放射線科が担当します。エタノール局注療法や肝動脈塞栓術、スマンクス動注療法ならば消化器科（内科）の担当となります。

同じ内科的治療法でも、エタノール局注療法のほうが効果が高いとか、肝動脈塞栓術のほうが有効だとか、とかく比較してみたくなるのが人情かもしれませんが、これらは、たとえ担当科が違おうが、使用する薬剤や技術系統が違おうが、「一般的に」優劣を比較すべき性格のものではありません。比較検討は必要ですが、それには、前提条件があります。それは「この患者さんには何が最適な治療法か」という前提です。

技術的な検討をするにあたっても、がんという困難な病気をかかえた患者さんの立場からものごとを考えることが基本でなければなりません。医師は「病気」を治すことに専念するあまり、つい技術的な迷路にはまり込んで、肝心の「病人」が見えなくなる、という批判が世にあることを思い起こしていただきたいと思います。

わたしたちは、多くの治療法という選択肢の前に立ったとき、担当科や技術系統の垣根というものに目をさえぎられがちですが、それはまちがいです。そうした垣根をまず取り払い、「患者さんにとって」何がベストの選択か、ということをこそ問うべきでしょう。

そうした問題意識のもとに、虎の門病院の消化器科では「集学的治療」の必要性を唱えています。

たとえば、外科的な切除が可能な患者さんの場合でも、術前に肝動脈塞栓術をおこなって「根治切除」の効果を高めることができる場合も考えられます。

また、切除後の再発に関してはすでに述べたように、肝動脈塞栓術が有力な治療法となっています。さらに、肝動脈塞栓術の効果を高めるために「非治癒切除」が有効なこともあります。

進行した多発肝がんの症例では、肝動脈塞栓術が第一選択となることが多いのですが、この療法の結果、二〜三個の腫瘍だけが生き残っている場合、本来は多発肝がんに不適応のエタノール局注療法を併用することで、肝がん全体の観点から有効ながん抑制効果を得ることもできます。

大型の肝がんや門脈腫瘍塞栓合併の症例では、肝動脈塞栓術の効果が不十分なため、放射線療法や温熱療法を併用して効果を高める試みもおこなわれていますが、これらも、選択肢の一つとして考慮に入れておくべきでしょう。

要するに、肝がん治療にはどの治療法が優れているかという「一般的な」ことではなく、「患者さんの個々の病態」にもっともふさわしい、適切な治療法とは何か、ということを基準に、さまざまな方法を柔軟に取り入れる積極性が必要であると思われます。このような集学的治療法で、患者さんが肝がんを克服するための後押しをしてあげることが、わたしたち医師の務めでしょう。主役は、患者さんなのです。

なお、本書の肝がん診療に関する解説の多くは、虎の門病院消化器科の池田健次医長の研究に負うところ大です。あえて付言して、その努力を多としたいと思います。くわしくは、池田健次著『肝細胞癌の予知・診断・治療――集学的治療の考え方とノウハウ』（メディカルレビュー社刊）を参照していただければ幸いです。

次に、集学的治療の症例を紹介しておきます。

●各種の肝がん治療法を組み合わせた症例

◆六十七歳・男性Hさんの症例（肝細胞がん）

Hさんは一九八五年、近所の病院で検査を受けた際、肝機能障害があることを指摘されました。

翌一九八六年六月、その病院の検査で、肝左葉外側区域に腫瘤性病変が発見されたため、虎の門病院を紹介されました。

一九八六年七月に虎の門病院でおこなった血管造影で、その部分に直径五〇ミリメートルに成長した単発の肝がんが確認されたので、肝動脈塞栓法による治療をおこないました。

その後、X線CTや腹部超音波検査を繰り返しましたが、ほかに副病変らしきものはありません。これなら肝がんの切除が可能であると判断されたので、同年十月、手術のため入院することになりました。

手術にそなえて確認するため、血管造影をおこなったところ、肝がんは完全壊死の状態です。これでは外科切除の必要はありません。そこで手術をいったん見合わせ、しばらく経過観察することになりました。

その後、肝左葉外側区域の肝がんは、完全壊死の状態がそのまま持続し、やがて完全に消失したのです。ただし、その後も定期的な経過観察がつづけられたことはいうまでもありません。

三年後の一九八九年五月、肝右葉S８区域に新

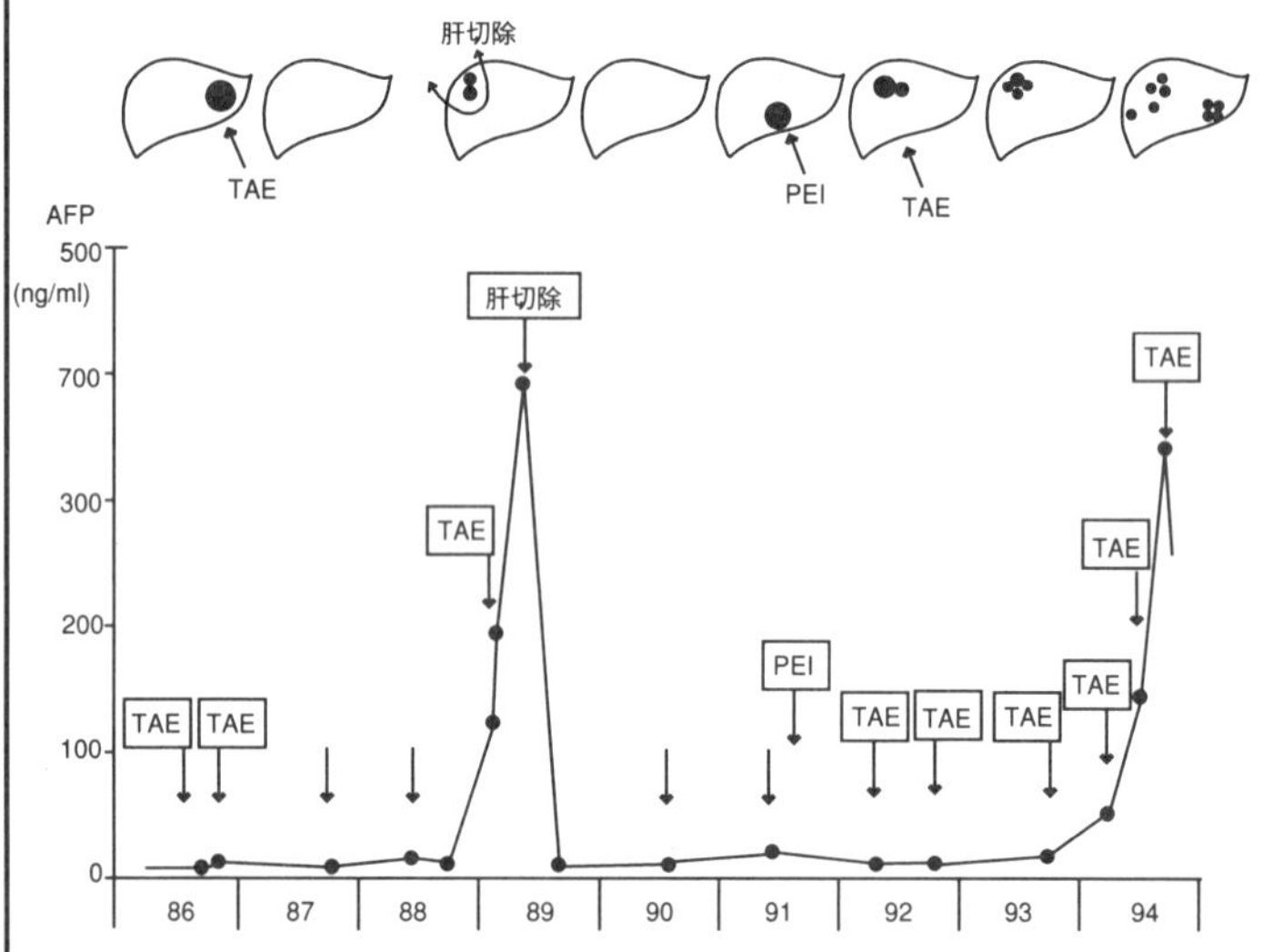

図46　Hさんの臨床経過（67歳男性）

たな肝がんの出現を発見しました。直径は二〇ミリメートルです。そこで、これに対して肝動脈塞栓法を一回おこないました。

同年六月、治療効果確認のためにおこなった血管造影によれば、この新しい肝がんは十分な壊死に陥っていません。そこで、肝切除術をおこなうことになりました。

同年八月、肝右葉Ｓ８の肝がんに対する根治療法として、肝切除術がおこなわれました。術後の経過は順調で、九月には退院することができました。

しかし、それから二年後の一九九一年六月になると、肝右葉後下区域にまたも直径二〇ミリメートルの肝がんが再発したのです。前回は、肝動脈塞栓法があまり効果がなかったこともあって、今回は、エタノール局注療法で治療に臨むことにしました。合計三回、エタノール局注療法を施行したところ、この腫瘍は完全壊死の状態になりました。その後も、この部位からの再発は認められていません。

ところが、さらに一年後の一九九二年四月には、肝右葉横隔膜下に直径二四ミリメートルの肝がんが新たに再発しました。これに対しては、肝動脈塞栓法で治療をおこなうことになりました。以後、肝動脈塞栓法を反復して治療しています。

最初の発がんから八年以上たった一九九四年現在も、なお大きな支障はなく、Hさんは虎の門病院に外来通院中です。

このHさんの場合、しばしば肝がんの再発を繰り返したにもかかわらず、「腫瘍径」「腫瘍存在部位」「初回治療による奏功程度」などに応じて治療法を柔軟に選択し、肝切除、エタノール局注療法、肝動脈塞栓法などを組み合わせて適用した結果、長期の生存が得られました。

このように肝がんも、患者さんの病態と治療方法を見極めながら適切な対処をすれば、長期生存をはかることができるのです。

第六章　肝臓にいい食事

本章では、肝臓病の患者さんが心がけるべき食事の基本的な考え方について略説します。最近は、手軽な加工食品がたくさん出回っていますが、極力そのような食品を避け、本章の解説を参考に、できるだけ良質な自然の食品で栄養をおぎなっていただきたいと思います。

一　肝臓にいい食事の基本

肝臓にいい食事といっても、（ウイルス性）慢性肝炎とアルコール性肝炎・脂肪肝とでは違いますし、肝硬変の代償期と非代償期も食事の内容が違っていなければなりませんので、肝臓病すべてにあてはまる食事法というものはありません。

ただし、一般的にいえば、「高蛋白、高ビタミン、適性カロリー」が基本といえます。よくいわれる「栄養バランスのとれた食事を」ということは、それ自体は当然のことですが、病期や症状に応じて、適宜バランスをとるべきことを理解しておく必要があります。

ここでは、入院中や通院中の食事ではなく、家庭生活で注意すべき食事法ということを想定しています。入院中の人は当然、病院食で必要な栄養がまかなわれるはずです。通院中の人なら、自分が心がけるべき食事法を、主治医から個別指導してもらったほうがよいでしょう。

さて、比較的安定している慢性肝炎や軽い肝硬変（代償期）の場合は、肝臓食の基本である「高蛋白、高ビタミン、適性カロリー」を守ることが大切です。当然ながら、偏食をせず、少量・多品種の食品をとるように努め、太りすぎや痩せすぎに注意しなければなりません。

一日あたりの摂取量は、次の①～③の数字を参考にしてください。

①蛋白……体重一キログラムあたり一・五グラムが必要です。体重六〇キログラムの人なら一日九〇グラムになります。半分は動物性蛋白で摂取するようにしましょう。（なお、蛋白は一グラムあたり四キロカロリーのエネルギー量がありますから、九〇グラムで三六〇キロカロリーと

なります）

②脂質……一日五〇グラム前後。（脂肪は一グラムあたり九キロカロリーのエネルギー量がありますから、五〇グラムで四五〇キロカロリーとなります）

③糖質（炭水化物）……一日の必要エネルギー総量から、蛋白と脂質の合計エネルギー量を差し引き、残りのエネルギー量を糖質グラム数に換算します。たとえば、成人男子で一日の必要エネルギー総量が二、二〇〇キロカロリーの場合、次のように計算します。

二、二〇〇キロカロリー－（三六〇キロカロリー＋四五〇キロカロリー）＝約一、四〇〇キロカロリー

糖質は、一グラムあたり四キロカロリーのエネルギー量がありますから、一、四〇〇キロカロリーをグラム数に換算すると、一、四〇〇キロカロリー÷四キロカロリー／グラム＝三五〇グラムで、糖質の摂取量は三五〇グラムとなります。

成人女子なら、一日の必要エネルギー総量を一、八〇〇キロカロリーとして、糖質の摂取量は二五〇キロカロリーとなります。

④ビタミン、ミネラル……果物など糖質の含有量の大きいものは、一日の必要エネルギー総量のうち、③糖質エネルギー量の一部として計算します。野菜などは、エネルギー量の少ないものが多いです。野菜や果物は後述する「六つの基礎食品群」「ビタミン食品群」の中から偏りなく摂取します。

ところで、肝臓食といえば「高蛋白」が常識のようになっていますが、それにはわけがあります。肝臓病では繰り返し肝細胞が破壊されるため、その修復材料を補給してやらなければなりません。細胞構造の主成分は蛋白です。また、肝細胞内で各種の代謝作用の主役として働く二〇〇〇種類の酵素群も蛋白であり、ウイルスと戦う抗体や補体などの免疫物質も、また蛋白なのです。蛋白が不足すると、肝細胞の再生も、各種の代謝作用も、免疫調整能力もままならなくなります。ですから、その材料補給のため高蛋白食が欠かせないのです。

とはいえ、蛋白もとりすぎると高脂肪・高カロリーになりやすいので、過食はよくありません。

また、「高ビタミン」も肝臓の働きを理解していれば当然わかることでしょう。第一章でも説明したように、肝臓は、各種のビタミンの活性化や合成、貯蔵をおこなっています。肝臓病で肝細胞が破壊されるということは、ビタミン貯蔵庫が破壊されるということですから、当然ビタミン不足をきたしやすく、これを毎日の食事でおぎなう必要があります。

ところで、食事の内容だけでなく、食べ方にも注意しなければなりません。たとえば、朝食抜きで、昼食はソバ程度の軽食、夕食でやっと本格的な食事をとる、などという食べ方は肝臓によくありません。朝食をとらないと午前中の活動エネルギーは、肝臓に蓄えられたグリコーゲンを取り崩して使うことになります。肝臓のグリコーゲンは、肝臓自身の再生のためのエネルギー源でもありますから、これでは回復にいいわけがありません。

そこで、朝食や昼食でも「蛋白性食品・穀物・野菜（果物）」という基本的な食品群をきちんととることが大切です。また、夕食の時間にも配慮しましょう。夕食は、就寝より三時間以上前に食べるようにしたいものです。なぜなら、夕食で食べた物がまだ消化しきれないうちに寝ると、眠りも浅く、翌朝なんとなく睡眠不足ぎみで起きることになり、朝食がすすまないからです。とくに、動物性脂肪の多い食品（ステーキ、バターなど）は、胃での滞留時間が四時間以上といわれていますので、夕食は消化のよい物にするか、早めにとるようにしたほうがよいでしょう。

二　注意すべきこと

症状による食事の違い

次のような症状がある場合、必ずしも基本どおりの食事というわけにはいきません。症状によって食事法を変えるべきです。ただし、このような場合は、医師の指示にしたがうことが原則です。

●黄疸がある場合

急性肝炎で黄疸が出ているときは、胆汁が消化管へと正常に排泄（分泌）されておらず、脂肪が消化されにくくなっています。こんなときは、脂肪分を制限した食事内容にしたほうがよいでしょう。実際には、黄疸が出ている時期は食欲がないのがふつうですから、脂肪分のとりすぎを心配するより、流動食や点滴などで、蛋白やビタミンをおぎなうことが多いものです。黄疸のピークが過ぎたら、制限は必要ありません。

●肝硬変で黄疸や腹水がある場合

これは、すでに非代償期に入った重い肝硬変ですから、ふつうは、医師の管理下にあると考えられますが、いちおう簡単に説明しておきます。

肝臓の機能が極度に低下した肝不全に近い状態では、肝臓の解毒機能も弱まり、アンモニアが発生しやすくなっています。したがって、食事面では蛋白が制限されます。ただし、肝硬変の進行度にもよるし、便秘の有無にもよります。便秘していると、腸内でインドールやスカトールが大量に発生するため、肝臓の解毒機能に負担がかかります。便秘を防止し、腸内細菌の繁殖を抑制できれば、インドール、スカトール、アンモニアなどの発生を抑えられますから、蛋白の制限も軽くてすみます。腹水がある場合は、水分摂取量も制限されます。

●脂肪肝の場合

これは、肥満やアルコールの飲みすぎが原因ですから、カロリー制限が必要となります。ただし、蛋白やビタミンは制限しません。糖質と脂質の摂取量を適宜調節して、肥満解消をめざします。運動療法も有効です。

なお、脂肪肝には肥満などの過栄養型とは逆に、低栄養による脂肪肝もあります。この場合は、高蛋白・高カロリー食となります。

要注意食品

近年、加工食品の消費量がいちじるしく伸びています。食品メーカーにはありがたいことでしょうが、肝臓にとってはありがたくないことです。

加工食品やインスタント食品、スナック菓子には、さまざまな添加物が含まれています。保存料、着色料、発色剤、防腐剤、酸化防止剤などです。これら添加物は、肝臓にとっては毒物と同じ有害物質ですから、肝臓の解毒機能はフル回転しなければなりません。その負担は想像以上に大きいものです。即席ラーメンに使用されているカン水も、大量に摂取すると肝臓に悪いといわれています。

加工食品などに含まれる添加物は、個々の食品においては、厚生省の基準値以内に抑えられているでしょうが、食べる側は、一種類だけでなく、何種類もの加工食品を摂取しています。その相乗的な人体への影響などは未解明です。肝臓はただ黙々と、あるいは四苦八苦しながら、解毒に力を注いでいるわけです。

したがって、慢性肝炎などで肝臓を傷めている人は、必要以上に肝機能に負担を加重すべきではありません。できるだけ加工食品などを食べないように努めるべきでしょう。

ちなみに、インスタント食品、スナック菓子をはじめとして、ハム、ソーセージ、ベーコン、いくら、すじこ、ジャム、かまぼこ、ちくわ、紅しょうが、たらこ、たくあんなどの加工食品には、ほとんど人工着色料や保存料などの添加物が使用されています。果物でも、残留農薬の可能性があり、安心できません。皮は捨てたほうが安全でしょう。

三　六つの基礎食品群

肝臓にいい食事の基本は「高蛋白、高ビタミン、適性カロリー」だと前述しましたが、これは、良質の蛋白と豊富なビタミンを中心として、多品種の食品からまんべんなく栄養を摂取することを基本にすべきだ、ということを意味しています。といっても、具体的には何をどう食べればいいのか、わかりにくいかもしれません。

そこで、ふつうに食べる食品を六群に分けて、次に示します。毎日（できれば毎食）、六群の全体にわたって合計三〇品種以上を摂取するようにしたいものです。
◎第一群〔おもに蛋白の供給源〕……卵・魚肉・鶏肉・大豆（豆腐・納豆など大豆製品を含む）・牛肉・豚肉など。
◎第二群〔おもにカルシウムの供給源〕……牛乳・乳製品・小魚（骨ごと食べる魚）・のり・わかめ・ひじきなど。
◎第三群〔カロチン・ビタミンC・ミネラルの供給源〕……緑黄色野菜（にんじん・パセリ・ほうれん草・トマト・カボチャなど）。
◎第四群〔ビタミンC・ミネラルの供給源〕……果物（いちご・みかんなど）と淡色野菜（キャベツ・白菜・きゅうり・カリフラワーなど）。
◎第五群〔おもに糖質の供給源〕……穀類（米・パン・めん類）・いも類（じゃがいも・さつまいも）・砂糖類など。
◎第六群〔おもに脂質の供給源〕……バター・植物油（オリーブ油・紅花油・大豆油・キャノーラ油・コーン油）・マヨネーズなど。
なお、第二群はカルシウムだけでなく、それ以外のミネラルも豊富に含む食品群です。第三群はカロチンを含むのが特徴です。カロチンは体内でビタミンAに変わります。これは、肝臓にもっとも多いビタミンです。同じ野菜でも、第三群と第四群はどちらか一方ではなく、できれば、両方とも摂取していただきたいと思います。

四　蛋白・糖質・脂質のとり方

●蛋白

肝臓病にもっとも欠かせないのが、蛋白であることはすでに述べました。

わたしたちが食べた蛋白性食品は、小腸でアミノ酸にまで分解され、門脈をへて肝臓へと運ばれます。肝臓では、人体に利用できるアミノ酸は体の蛋白へと合成され、その他は、アミノ基がはずされて、カロリー源とされたり、脂肪に変えて貯蔵されます。

人体の蛋白に利用されやすいということは、人体の蛋白にアミノ酸組成がよく似ているということで、このように利用効率のよい食品を、「蛋白価（プロテイン・スコア）」の高い食品といいます。人体にとっては、「良質の蛋白」ということになります。

蛋白価という点でみれば、動物性蛋白のほうが植物性蛋白より蛋白価の高い食品が多いのですが、蛋白価の違う食品を組み合わせて食べることで、それぞれのアミノ酸組成の偏りがおぎなわれます。

たとえば、蛋白価のもっとも高い食品（蛋白価一〇〇）は卵です。次が牛乳で、魚肉や鶏肉がそれに次ぎます。

大豆の蛋白は、アミノ酸組成が動物性蛋白に似ていますが、蛋白価は卵よりずっと低いものです。米飯にも蛋白が含まれていますが、蛋白価でいうと卵と大豆の中間ぐらいです。そこで、米飯に卵と納豆を混ぜて食べると、全体の蛋白価がほぼ卵のレベルにまで上昇するのです。

蛋白は一度にたくさん摂取しても、人体の新陳代謝に必要な分だけしか利用されません。アミノ酸のままで貯蔵されることはなく、余剰分は、エネルギー源とされたり、脂肪として蓄えられたりします。ですから、多すぎると肝臓には負担となりますが、少なすぎても、もちろん肝臓に良くありません。

できるだけ毎日（毎食）、動物性蛋白と植物性蛋白を、バランスよく摂取することが大切です。

● 糖質

糖質は、わたしたちの主食である米飯やパンなどの主成分です。いも類も糖質の供給源です。糖質は、体内ではおもにエネルギー源とされ、一部はグリコーゲンの形で貯蔵されます。肝臓においても、糖質は重要なエネルギー源であり、肝細胞の活動に欠かせません。

肝臓病に高蛋白は必須ですが、蛋白ばかりで糖質が不足すると、体は蛋白をエネルギー源に変えて利用しますから、せっかくの高蛋白も効果が半減してしまいます。

しかも、蛋白を分解してエネルギー源にする際にアンモニアが生成され、これを解毒するために肝臓の負担が増える結果になります。糖質不足は、その意味でも高蛋白の効果を減殺します。糖質もまた適量が必要なのです。

糖質の摂取量は「一日の必要エネルギー総量から蛋白と脂質のエネルギー量を差し引いた残り」として決めることを前述しました。もし、エネルギー量を制限する必要があるときは、蛋白や脂質の量を変えず、糖質の量を減らして調整します。

●脂質

肝細胞の膜の主成分は、リン脂質（レシチン）です。細胞膜が正常に働くかどうか、細胞膜が破壊されにくいかどうかは、肝病変の進行度と関係が深く、肝細胞の再生のためにも、膜の成分であるリン脂質は欠かせません。

そのレシチンの有力な供給源となるのが、卵黄と大豆です。卵と大豆は、良質な蛋白源でもありますが、同時に良質な脂肪源でもあります。

肝臓病が進行すると、多価不飽和脂肪酸が減少し、飽和脂肪酸が増加する傾向がみられます。牛肉などの動物性蛋白は、蛋白価の高い良質な蛋白食品で、摂取は欠かせませんが、動物性蛋白食品につきものの脂肪（ラード・ヘットなど）は、ほとんどが飽和脂肪酸です。そこで、不飽和脂肪酸をおぎなうためにも、他の脂肪源が求められます。

多価不飽和脂肪酸（リノール酸、リノレン酸、EPA、DHAなど）を多く含む食品は、魚肉と、大豆その他の植物油です。

ただし、マーガリンやクッキーなどの脂肪は、植物油から人工的につくられた「トランス型」脂肪酸であり、本来の植物油などの「シス型」脂肪酸にくらべると、肝臓がこれを分解するためにはたいへんな労力を必要とします。ですから、同じ多価不飽和脂肪酸でも、マーガリンなどの人工的な脂肪酸を避け、魚肉や大豆油・紅花油などの植物油で摂取することをお勧めします。

五　ビタミンのとり方

人間の肝臓にかぎらず、他の動物の肝臓も「ビタミンの宝庫」です。たとえば、牛の肝臓すなわちレバーは、牛の他の部分の肉とくらべて、ビタミンAは千倍以上、ビタミンB群でも数倍～十数倍、ビタミンCは数十倍も多いといわれています。

肝臓に障害が生じると、このビタミン貯蔵庫が破壊されます。とくに、ビタミンA、C、Eが欠乏しがちになるといわれます。ビタミンもまた、豊富にまんべんなく摂取し、不足を毎日おぎなわなければなりません。

次に、「一三種のビタミン群とその食品例」を示します。

◎ビタミンA（β―カロチンを含む）……緑黄色野菜（にんじん・カボチャ・ニラ）・レバー・うなぎ・卵黄・バターなど。

◎ビタミンB群

①ビタミンB₁……米ぬか・胚芽・豚肉・ごま・にんにく・枝豆類など。

②ビタミンB₂……レバー・卵黄・干し椎茸・チーズ・牛乳・納豆など。

③パントテン酸……肉類・レバー・魚・大豆・牛乳など。

④ナイアシン……肉類・レバー・魚・豆類・きのこ・のり・穀類など。

⑤ビタミンB₆……牛肉・レバー・魚・牛乳・卵・大豆など。

⑥葉酸……緑葉野菜（ほうれん草）・じゃがいも・えび・レバーなど。

⑦ビオチン……レバー・酵母・胚芽・えんどうなど。

⑧ビタミンB₁₂……レバー・魚介類（かき）・肉類・牛乳・チーズなど。

◎ビタミンC……緑黄色野菜（芽キャベツ・パセリ・ピーマン）・淡色野菜（キャベツ・白菜）・果物（いちご・レモン）・緑茶など。

◎ビタミンD……レバー・煮干し・しらす干し・いわし・さば・椎茸など。

◎ビタミンE……アーモンド・ピーナツ・大豆油・ごま油・紅花油・穀類・大豆・緑葉野菜など。

◎ビタミンK……納豆・緑葉野菜（ブロッコリー）・チーズ・レバーなど。

以上のビタミン群一覧からもわかるように、レバー（肝臓）は、さまざまなビタミンを豊富に含んでいます。といっても、レバーだけを食べていればよいなどと考えてはいけません。とくに、緑の野菜はビタミンだけでなく、ミネラルも豊富に含んでいますから必須です。

また、野菜や果物は、食物繊維の供給源でもあります。食物繊維は、消化器がんを防ぐだけでなく、有害な汚染物質などを排除する作用もありますから、その点でも、肝臓の負担を軽減してくれます。

ビタミンには、脂溶性と水溶性の二種類があります。

ビタミンA・D・E・Kの四つは脂溶性ビタミンで、油脂や脂肪によく溶け、水には溶けません。したがって、調理の際、油を加えると体に吸収されやすくなります。脂溶性ビタミンは過剰にとると、体に蓄積される傾向があります。ビタミン過剰症は、肝臓病ではあまり心配することはないが、一般的には、ビタミンAとDに過剰症が報告されています。必要量の何十倍も大量に摂取した結果です。

なお、ビタミンAは、動物のレバーや乳製品にしか含まれていません。緑黄色野菜に含まれているのはカロチン（β—カロチン）です。カロチンは、小腸でビタミンAに変わります。ビタミンAのとり方としては、三分の一はビタミンAで、三分の二はカロチンで摂取するのがよいでしょう。

ビタミンB群（八種類）とビタミンCの九つは、水溶性ビタミンで、水によく溶け、油脂には溶けません。水によく溶け、調理の際に失われやすいので、汁（スープ）ごと食べるような調理法が最適でしょう。

なお、ビタミンB群の多く（とくにビタミンB1）とビタミンCは、アルカリ性に弱いため、食品で使われるアルカリ性化合物は少なく、クッキーを焼くときのベーキングパウダーやラーメンのカン水ぐらいしかありません。これらの加工食品では、ビタミンB1は分解され、すでに失われているとみてよいでしょう。

ビタミンの摂取を禁止・制限しなければならない病気というものはありませんが、薬剤との関係で注意すべきことがあります。それは、脳血栓など血栓症の患者さんが「ワーファリン」という抗凝血剤を服用している場合です（市販の頭痛薬「バファリン」は無関係です）。

ワーファリンは、血液凝固に関与するビタミンKの体内合成を阻害することによって、血液凝固（血栓の形成）を防止する治療薬です。だから、この薬を使っている患者さんが、ビタミンKの豊富な納豆やチーズ、レバー、ブロッコリーなどを食べると、ビタミンKが大量に補給されて、薬剤の効果がなくなってしまいます。この場合は、納豆などを食べること（ビタミンKを補給すること）が禁止されます。

肝臓病の場合、とくに肝硬変などでは、逆に、血液凝固の機能が低下していて出血傾向があるので、このような配慮は無用です。むしろ、ビタミンK（納豆など）は十分に摂取したほうがよいでしょう。

第七章　肝臓のQ&A

本章では、肝臓病に関してよく受ける質問をとりあげ、Q＆Aの形で疑問に答えることにします。質問は、感染・症状・検査・治療・生活についての代表的な質問をあげて、それに答えていますので、参考にしていただきたいと思います。

一　感染について

Q　肝炎はセックスで感染しますか?

A　昔は、肝炎になったというと、「アルコールの飲みすぎだろう」と誤解されるケースが多かったようですが、最近では、とくに、エイズが世の関心を集めてからは、HIV感染がB型肝炎ウイルス（HBV）感染とよく比較されたせいもあってか、慢性肝炎までが「セックスによる感染ではないか」と誤解されるケースがあるようです。ひどい場合には、キャリアというだけで、就職差別を受けたという例があるとも聞きました。

ご質問に対して、ごく簡単に答えれば、セックスによる感染が原因となって起こりうるのは「B型の、しかも急性肝炎だけ」です。B型急性肝炎だけが「セックスで感染する可能性がある」ということです。あくまでも可能性であって、B型急性肝炎がすべてセックス感染とはかぎりません。

その他、A型・E型の急性肝炎は、糞便を介した経口感染ですから関係ありませんし、C型の急性肝炎も、性的感染はごく少数例に認められるものの、気にするほどではありません。D型は血液を介しての感染、新しく発見されたG型も血液感染が有力です。

したがって現在のところ、セックスで感染する肝炎は、「B型急性肝炎だけ」といっても大過ないでしょう。

もちろん、慢性肝炎はすべて、セックスとは関係ないと思ってさしつかえありません。G型肝炎はまだ発見されたばかりで、疫学的調査などは今後の課題ですが、わたしたちが調べた範囲でも、輸血などによる血液感染の可能性が大きいと思われます。

なお、結婚相手がＨＢＶキャリアの場合、パートナーに感染する可能性がありますが、事前にわかっていれば、いまでは、ＨＢワクチンやＨＢＩＧ（抗体）で免疫をつけることができますので、パートナーに感染することはありません。また、職場での日常的接触や風呂・食器の共用などで感染することもありませんから、就職差別や結婚差別などは論外です。

病気は治療で治せますが、誤った偏見を治すのはたいへんです。偏見をいだいている人には、正しい知識を伝えてください。

二　症状について

Ｑ　肝炎になると、黄疸は必ず出ますか？

Ａ　黄疸が出るのは、おもに、急性肝炎（および劇症肝炎）と肝硬変、あるいは、胆道系疾患がある場合です。慢性肝炎の場合、キャリアからの発症時に黄疸が出る例がありますが、急性肝炎より軽いのがふつうです。慢性肝炎の増悪期に黄疸を呈する例もあります。しかし、すべての肝炎で黄疸がみられるわけではありません。むしろ、急性肝炎でもＣ型などは、約半数の患者さんは黄疸を発現しません。

黄疸が出る理由を、簡単に説明しておきましょう。

古くなった赤血球は、脾臓や肝臓で壊されます。このとき、赤血球の中の血色素へモグロビンが分解されて、ビリルビンという黄色い胆汁色素ができます。これは水に溶けないので、肝細胞内でグルクロン酸という物質に包まれ、水に溶けやすい形に変わって胆汁の中へ排泄されます。これが、抱合型（直接型）ビリルビンです。

グルクロン酸で包まれる以前のものは、非抱合型（間接型）ビリルビンと呼ばれます。

抱合型ビリルビンが胆汁の一部となって正常に排泄されていれば問題はないのですが、肝炎で肝細胞が障害されたり、胆道が結石や腫瘍で詰まってしまうと、胆汁が胆管に流れず、血液中へと逆流します。胆汁色素であるビリルビンが血中に増えてくると、皮膚を通して黄色い色素が見えるようになり、黄疸があらわれます。

黄疸が出たから、肝炎とはかぎりません。黄疸が出たら、その原因の究明が大切です。とくに、血中に抱合型ビリルビンが多いか、それとも、非抱合型ビリルビンが多いかで、原因が異なります。

黄疸の原因としては、次のように多くの可能性があります。

●抱合型ビリルビンが多い場合

〔抱合処理を受けたビリルビンが多いのは、ビリルビンが肝細胞を経由した証拠です〕

①肝細胞性黄疸

(a)ウイルス性の急性肝炎　(b)劇症肝炎　(c)慢性肝炎　(d)肝硬変　(e)自己免疫性肝炎　(f)アルコール性肝炎　(g)薬剤性肝障害　(h)ウイルソン病など。

②胆汁鬱滞性黄疸

(a)肝内胆汁鬱滞（薬剤性肝障害・胆汁性肝硬変）

(b)肝外胆汁鬱滞（胆管炎・総胆管結石・胆道がん）

(c)体質性黄疸（Rotor症候群など）

●非抱合型ビリルビンが多い場合

〔ビリルビンが、なんらかの理由で抱合処理を受けられなかったことを示します〕

①肝ビリルビン代謝異常による黄疸

(a)輸送・取り込み障害（Gilbert症候群）

(b)ビリルビン抱合能障害（Gilbert症候群など）

②溶血性黄疸

③無効造血亢進による黄疸

④機序不明の高ビリルビン血症など

以上のように、さまざまな原因が考えられますが、実際には、黄疸の多くは肝細胞性黄疸、つまり、肝炎や肝硬変によるものです。

三　検査について

Q　肝炎になると、必ず肝生検を受けなければなりませんか?

A　必ずというわけではありません。ふつう肝生検(バイオプシー)は、腹腔鏡とセットでおこないます。慢性肝炎や肝硬変の最終的な診断(確定診断)をくだすには、いまでも優れた診断法として重用されています。

ふつう、診断の基礎になるのは、まず、GOT・GPTなどの血清学的検査ですが、検査の数値が正常でも、肝病変が進行している場合もあります。

最近では、超音波検査やX線CT検査などの画像診断法が進歩してきましたので、かなりのところまで、画像診断法でおぎなうことができるようになりました。

ちなみに、超音波検査とX線CT検査のそれぞれの特徴を説明しておきましょう。それを理解しておけば、肝生検との違いも理解しやすいでしょう。

●肝炎などの瀰漫性疾患を調べる場合

超音波検査は、部分的な微細形態の変化の様子を調べるのに向いています。肝臓の表面から辺縁、実質、血管、胆管などの変化を、かなり明瞭に描き出してくれます。たとえば、肝表面が平滑(正常)か、不整か、凹凸か、波状か、などの形状の違いがわかります。

これに対してX線CT検査は、肝臓全体の形態変化の様子を検出するのに優れています。大きさや形、あるいは、位置などの変化を明瞭に描き出してくれます。たとえば、肝表面を見る場合、全体像がどの程度変形しているか(変形度)で、病変が推定できます。

●肝がんなどの腫瘤性疾患を調べる場合

超音波検査は、微小な病変を検出することができますので、肝がんの早期診断に向いていいます。健康診断などで、肝がんのスクリーニングをおこなうのに適しているといえるでしょう。

ただし、嚢胞、血管腫、膿瘍などの良性病変がよく検出されるので、これと肝がんとの鑑別が重要です。

Ｘ線ＣＴ検査は、全体像を描き出すのに優れていますので、多発性の病変や進行した病変を検出して、がんなどの進展度を診断するのに向いています。小さな病変を検出する場合は、造影剤を投与しておこなう造影ＣＴという方法もあります。

●その他、どちらの検査も、肝臓内の血行動態を調べることができます。血流の方向・速度・流量を計測したり（超音波検査）、造影剤によって血行状態を描出したり（Ｘ線ＣＴ検査）、ということが可能です。

以上からもおわかりでしょうが、画像診断法は、肝炎・肝硬変・肝がんなどの診断に大いに役立ちます。

しかし、第五章の「慢性肝炎の進行度」でも詳述しましたように、慢性肝炎の進行度（ＣＰＨ（Ｆ１）、ＣＨ２Ａ（Ｆ２）、ＣＨ２Ｂ（Ｆ３）など）の最終判断は、肝小葉を顕微鏡下で調べる組織学的所見によります。これによって、確定診断がくだせるのです。

残念ながら画像診断では、顕微鏡下で初めて判明するような肝小葉や肝細胞の病変まで描き出すことは不可能です。その意味で、肝生検は、どこまでも検査の意義を失うことはないでしょう。

ただし、肝生検をするまでもない軽微な病変もありますし、ＧＯＴやＧＰＴなどの血清学的検査で判断がつく症例もあります。

逆に、プロトロンビン合成能の低下で多量の出血が予想される患者さんや、肝硬変で黄疸や腹水の症状が重い患者さんの場合、肝生検をおこなうと危険なので、画像診断までにとどめざるをえないこともあります。

腹腔鏡と肝生検は、とくに、慢性肝炎の炎症の程度を判断し、進行性の予測をおこなうためには、もっとも正確な判断材料を提供してくれる検査です。専門医が、肝生検が必要と判断した場合は、そのような判断材料を求めているときです。患者さんがどうしても嫌だといわれれば、医師は肝生検をあきらめるでしょうが、腹腔鏡・肝生検に優る検査法は、いまのところ存在しない、ということだけは理解していただきたいと思います。

四　治療について

Q　インターフェロンの副作用は避けられませんか?

A　どんな治療薬にも、副作用があることは残念ながら事実です。もちろん、インターフェロンにもあります（インターフェロンの副作用については、第五章で説明していますので、そちらも参照してください）。

副作用は、すべての患者さんに出るわけではありません。個人によってかなり違いがあります。ここでは、副作用が出る頻度についてのデータを紹介しておきます（ただし、この一覧表はいくつかの統計の寄せ集め数字で、厳密なものではありません。あくまでも、参考程度に見てください）。

データの数値からもおわかりのように、大半の人にみられる副作用は、発熱だけです。次いで多いのは、頭痛や全身倦怠感です。

患者さんたちがもっとも恐れるのは精神症状、とくに、抑鬱症状です。自殺にもつながりかねないので、恐れはよく理解できます。しかし、これは二％以下でしかありません。しかも、九八％以上の患者さんは大丈夫なのです。主治医はこのことをよく心得ているはずですから、患者さんに精神症状があらわれないかどうかを観察しながら、インターフェロンの投与をおこないます。もし、その徴候がみられたら、ただちに投与を中止することはいうまでもありません。

患者さんとしては、むやみに副作用を恐れることなく、治療に専念していただきたいと思います。

「インターフェロンの副作用と出現頻度一覧」

①初期（一～二週）

(a)全身症状……発熱　九〇％以上
全身倦怠感　五〇％以下

(b)神経・筋症状……頭痛　六〇％以下
筋肉痛　四〇％以下
関節痛　四〇％以下
神経痛　五％以下

(c)消化器症状……食欲不振　二〇％以下
悪心　一〇％以下
嘔吐　一〇％以下
腹痛　一〇％以下
下痢　五％以下

(d)皮膚症状……発疹など　〇・一五％

(e)腎障害……蛋白尿　五～四〇％
ネフローゼ等〇・〇七％

(f)血液障害……白血球減少二〇～四〇％
血小板減少二〇～四〇％

②中期（三週～三か月）

(a)精神症状……鬱病・痴呆など一・二八％

(b)神経症状…顔面麻痺・知覚異常〇・二〇％

(c)内分泌障害……甲状腺機能異常〇・八五％

(d)自己免疫性疾患…自己免疫性肝炎など　〇・二五％
間質性肺炎　〇・一八％

(e)心血管系疾患……不整脈など　〇・一二％

(f)糖尿病（悪化を含む）　〇・二六％

(g)眼疾患……眼底出血など　〇・三四％

(h)感染症……肺炎・膀胱炎など　〇・〇八％

③後期（三か月以後）

(a)脱毛　三〇％以下

【（注）以上の数字は、いくつかの統計の寄せ集めなので、厳密さを欠きます。あくまでも、参考程度に見てください】

五　生活について

Q　治療後は運動をしてもいいですか？

A　肝臓病の治療中は、医師から「安静」を要求されることが多いため、治療後も「どの程度の運動ならしてもいいのだろうか？」という問題で悩む人がけっこう多いようです。

肝臓病の治療中に医師が「安静」を求めることには意味があります。肝炎などで傷めつけられた肝臓を修復するには、肝臓に十分な血液を供給する必要があるためです。

肝臓の修復は、薬剤の力ではできません。わたしたちにできることは、肝臓が自力で再生するのを応援することだけです。その最大の支援物資が、栄養たっぷりの血液なのです。

ヒトが横になっている状態から、立った状態になると、肝臓へ流入する血液量は三〇％以上も減少します。さらに、全力疾走など激しい運動をすると、血液流入量は八〇％以上も減ってしまうのです。これでは、肝臓修復のための支援物資が足りるはずがありません。だからこそ、安静が必要なのです。

では、肝炎がいちおうの安定に達したら、どの程度の運動が可能なのでしょうか。

まず、急性肝炎の場合です。インフルエンザ様症状や消化器症状、黄疸などがあるときは、全身倦怠感のために何もやる気がしないという患者さんが多いものです。全身倦怠感は、まさしく体が安静を要求している状態ですから、こんなときに運動などできるはずもありませんし、また、すべきでもありません。

しかし、発症から3週間ほどたって急性肝炎の極期を過ぎたら、たいていは、医師が運動制限をゆるめてくれるはずです。GOT・GPTがまだ正常値にもどっていなくても、一〇〇前後の数値であれば、軽い運動（散歩など）はさしつかえありません。退院後は、徐々にふつうの生活にもどします。

問題は、慢性肝炎や肝硬変でしょう。治療が必要だったのは、慢性肝炎や肝硬変が急性増悪したからでしょうが、治療後、急性増悪以前の状態にもどったら、GOT・GPTなどで肝機能障害の状態をみながら、適度な運動を開始します。

トランスアミナーゼが一〇〇前後なら、軽い運動はOK。散歩はもちろん、サイクリングも疲れが残らない範囲でなら大丈夫です。性生活も支障はありません。ゴルフも、キャディーがついてゴルフクラブを運んでくれるか、電動カートで運べる状態なら、さしつかえないでしょう。

ただし、遠距離のゴルフ場まで、早朝から自分で車を運転して行くとか、真夏の炎天下でプレーするなどの場合は、健康人でも消耗するのですから、慢性化状態の患者さんは避けるべきです。

また、エネルギー消費量の大きいスポーツ、たとえば、テニスや水泳などは、トランスアミナーゼが五〇前後にまで下がってからが無難でしょう。とくに、水泳は全身運動ですので、運動強度はかなり強いほうです。体の負担が大きいので、肝硬変の人は、いかにトランスアミナーゼが安定していても無理は禁物です。

肝硬変で食道静脈瘤のある患者さんは、激しい運動や腹圧を高めるような力仕事はやめるべきです。静脈が鬱滞、破綻して、大出血するようなことにでもなれば、生命を危うくしかねません。

いずれにしても、運動後は必ず横になって休息することが大切です。三〇分～一時間は休みましょう。また、日常生活の中でも、食後は三〇分～一時間程度、横になることを心がけたいものです。

肝炎の治療後は、精神的なストレスにも気をつけなければなりません。慢性肝炎や肝硬変になっていること自体が大きなストレスですので、それに加えて人間関係上、仕事上のストレスを受けることは、できれば避けたいところです。

身体的なストレスだけでなく、精神的なストレスでも、肝臓への血流量は減少することが実験で確かめられています。ですから、病気のことでくよくよせず、仕事も人間関係も「プラス（ポジチブ）思考」で、おおらかに考えることが、よい結果をもたらすと思います。それが、体にもプラスになって返ってくることでしょう。

［著者略歴］

熊田　博光（くまだ・ひろみつ）

1947年　岐阜市生まれ
1972年　岐阜大学医学部卒
　同年　虎の門病院病理学科
1977年　虎の門病院消化器科
1980年　厚生省難治性肝炎班員
1986年　虎の門病院消化器科医長
1989年　虎の門病院消化器科部長
　　　　現在に至る

［主な役職］
日本肝臓学会評議員・指導医
日本消化器病学会評議員・指導医
日本内科学会指導医
日本緩和医療学会評議員
その他多数

まるごと１冊肝臓の本　（定価はカバーに明示してあります）

1998年 11月 10日　第1刷発行
2003年 7月25日　改訂第2版

著　者　熊田　博光

発行人　今村栄太郎
発行所　㈱日本プランニングセンター
〒271－0066　松戸市吉井町6－10
電話 047（361）5141番
FAX 047（361）0931番
振替 00100－6－87590

ISBN4－931197－64－7 C2047　印刷所　三美印刷株式会社

元・国立国際医療センター
ＡＩＤＳ医療情報室専門官　青木　眞　著

まるごと一冊エイズの本

ISBN4－931197－45－0　C2047

四六判／273頁
定価　1,529円

著者は、アメリカでの感染症（エイズ）診療の経験を生かし、現在は国立国際医療センターで、エイズ医療に取り組んでいる。本書は、エイズ診療の最先端を歩む著者が、エイズの基礎知識から、カウンセリング・最新治療・感染防止対策に至るまでを、分かりやすく述べている。

島根医科大学教授　小林　祥泰　著

まるごと一冊　脳の本

ISBN4－931197－47－7　C2047

四六判／210頁
定価　1,529円

21世紀は脳の研究が解明される時代といわれている。本書は、現時点の最新かつ最高の脳の臨床医学の状況を、一般人や在宅療養者・家族にも理解できるように書き下ろした。脳の形態と機能、神経伝達の仕組み、脳の画像診断法から、脳の病気とその治療法、脳の病気Ｑ＆Ａ等について解説。

名古屋市立大学医学部
第一外科教授　真辺　忠夫　著

まるごと一冊　膵臓の本

ISBN4－931197－51－5　C2047

四六判／256頁
定価　1,575円

膵臓の仕組みから膵臓の働き、膵臓の疾患、それらに対する治療法までを網羅した、膵臓病の全てがこれ一冊で理解できる本。膵臓病に関する、臨床医学の第一人者の書き下ろし。豊富な図やイラスト、グラフなど、全て著者が執筆した、一般人向けの決定版である。

元・三井記念病院
副院長　清瀬　闊　著

健康検査数値の見方

ISBN4－931197－53－1　C2047

四六判／284頁
定価　1,500円

動脈硬化の原因物質としてのコレステロールまでは分かるが、ＧＯＴ、クレアチニン、ウロビリノーゲンとなると、ハテと首をかしげる一般人のための解説書。五十検査項目にわたり、その意味や数値の読み方を平易に教えてくれる自分のからだの健康管理のための入門書。